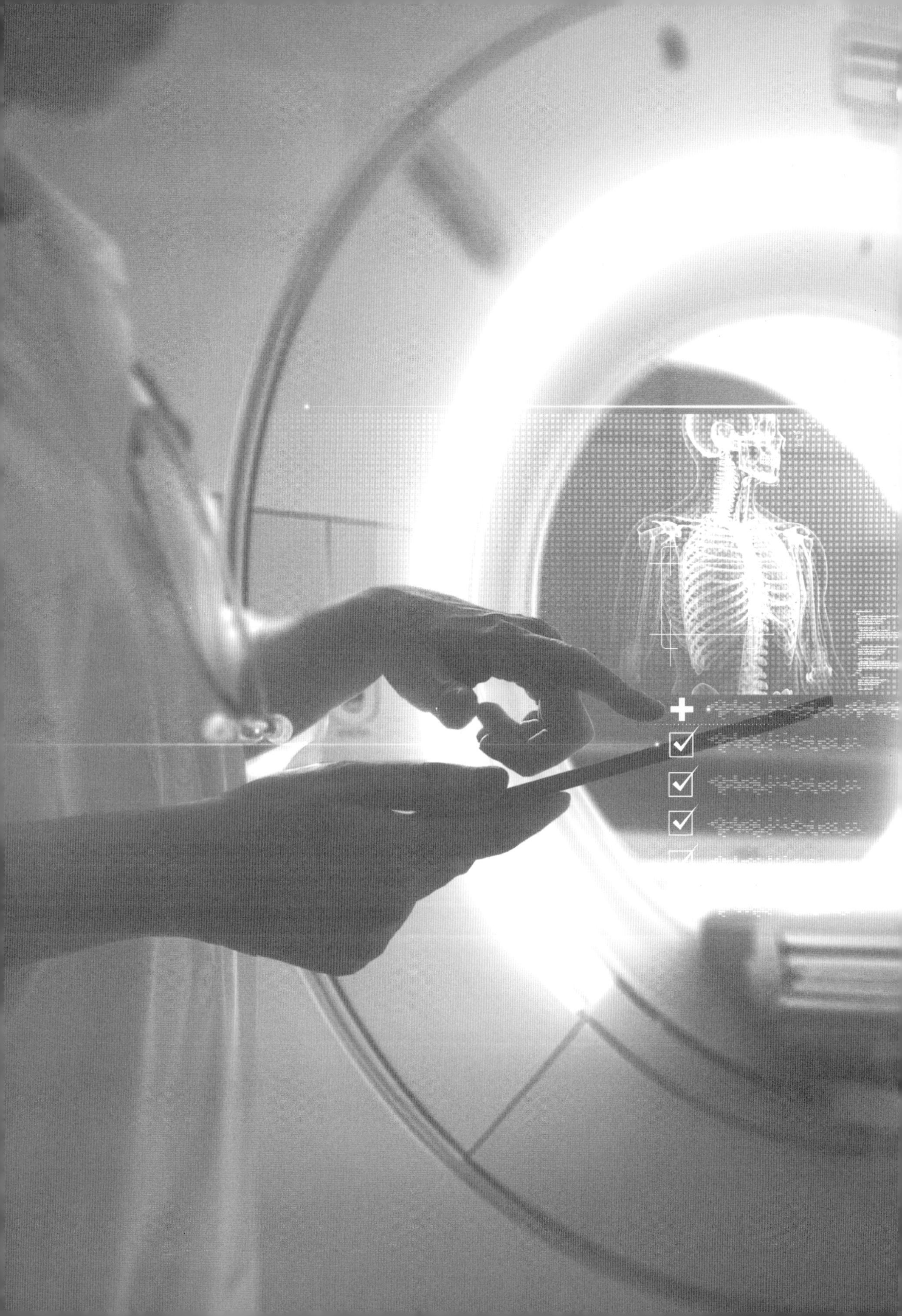

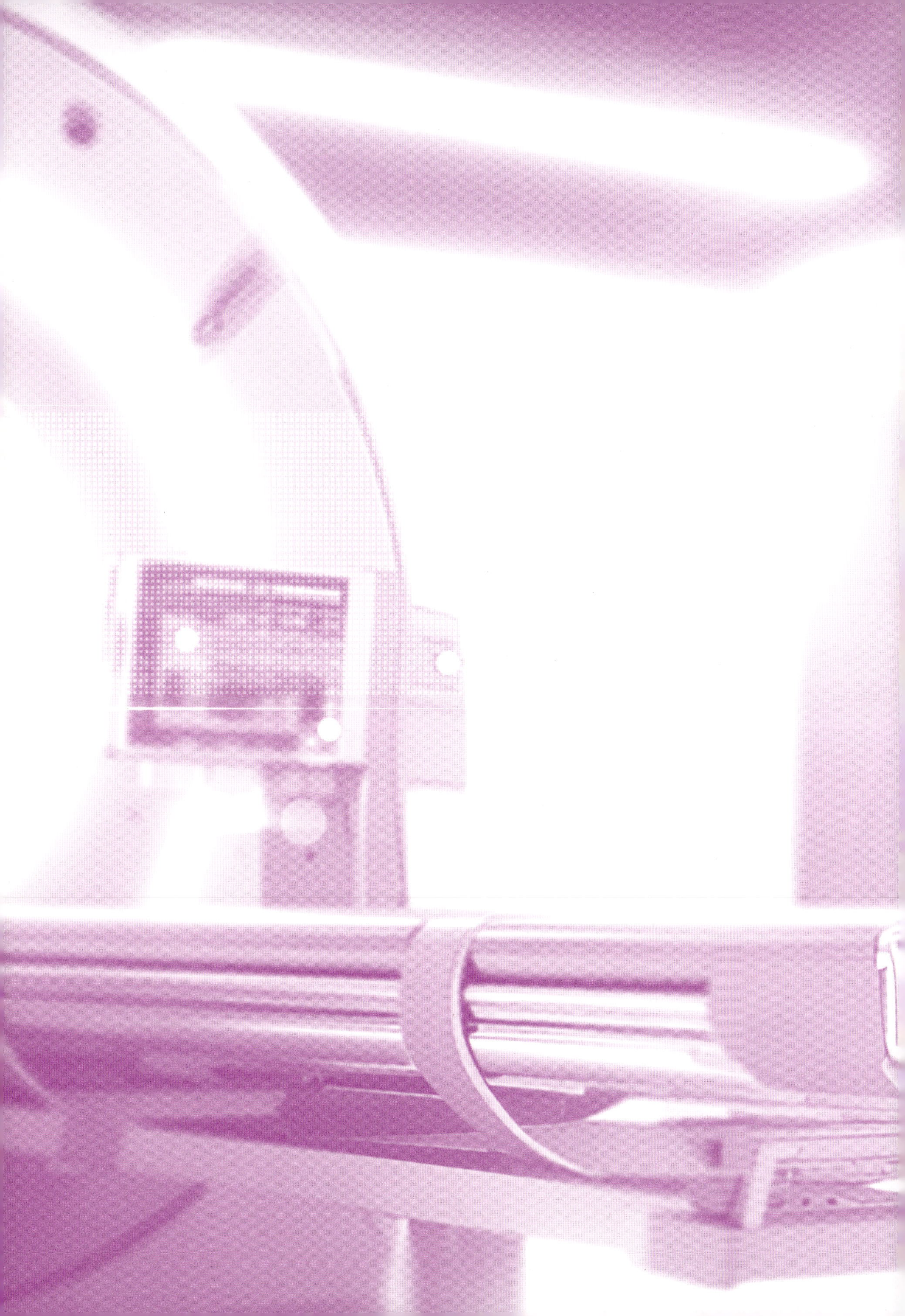

Quality Management
In Health Care

에센스 의료의 질 관리

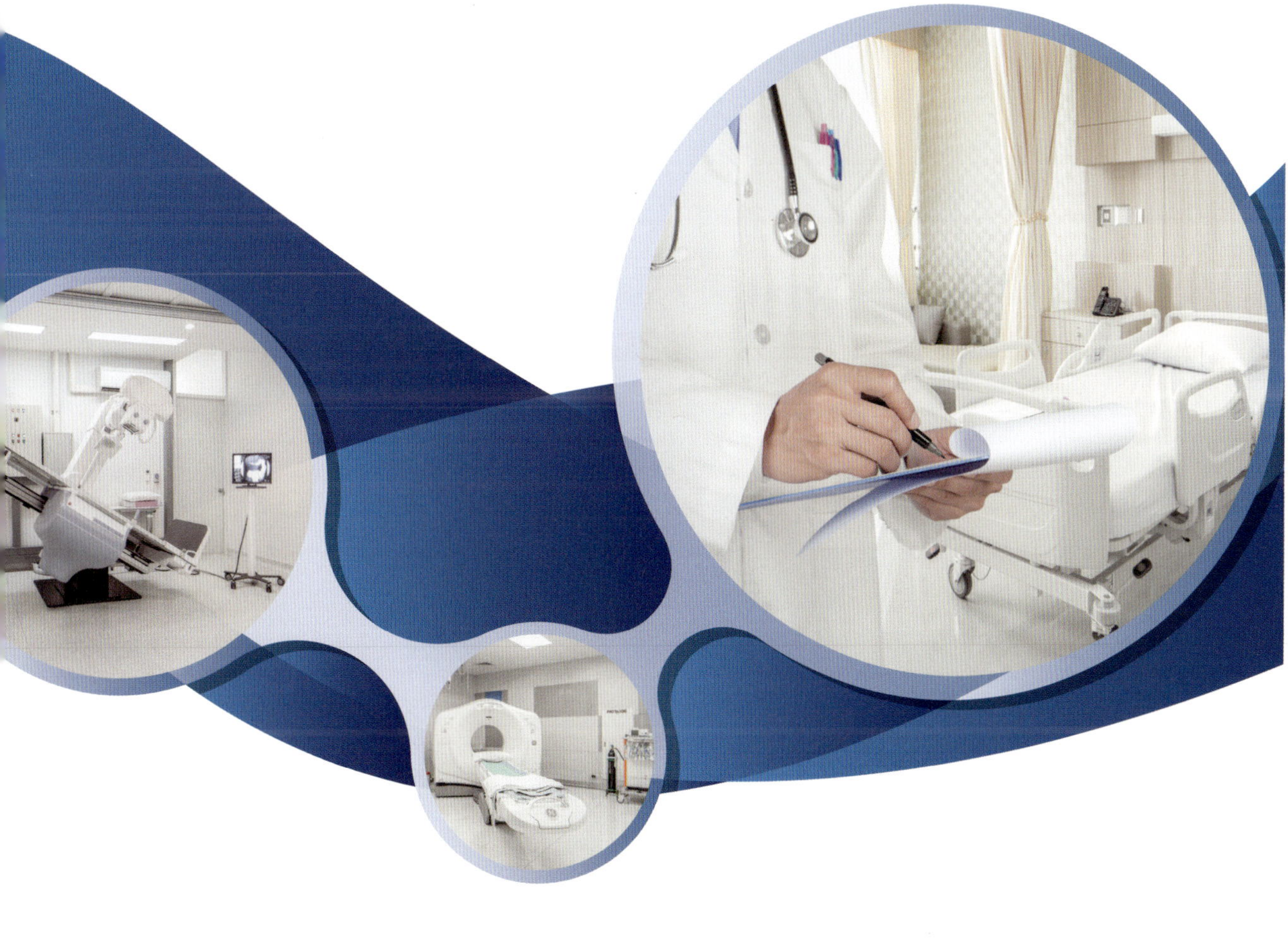

메디시언

머리말

오늘날 의료기술이 발달하면서 각종 의료기관 평가 및 고객 만족도 평가 등으로 이제 의료기관의 질 관리 활동은 선택이 아닌 필수적인 업무가 되었습니다. 특히, 보건의료분야는 인간의 생명을 다루는 무형의 의료서비스가 주된 업무로 질 관리가 더욱 강조되고 있습니다. 따라서 질 관리 활동은 특정인의 업무가 아닌 조직구성원 모두가 함께 문제점을 찾고, 해결하기 위한 팀워크가 요구됩니다.

이 책은 보건의료 관련 분야로 진출하고자 하는 예비 보건인 누구나가 숙지하여야 할 학문으로 의료의 질 관리의 기초적인 용어의 개념과 수행방법 등을 간결하게 제시하고 있습니다.

이 책의 대분류는 I. 의료의 개념, II. 의료의 질 관리 접근 방법, III. 의료의 질 관리 도구, IV. 의료의 질 관리 활동, V. 의료의 질 평가 활동 및 제도 등 총 14개 장으로 구성하였습니다.

이 책의 주요 특성은 다음과 같습니다.

1. 보건의료 정보관리교육 인증에 맞추어 구성
2. 스스로 학습할 수 있는 요약식 기술
3. 의료의 질 관리 도구를 주제, 원인, 개선(안)으로 세분화하여 제시
4. 장별 주요 내용정리와 학습정리 수록
5. 질 관리 활동을 체계적으로 수행할 수 있는 실습절차와 사례 수록

이 책은 빠르게 변화하는 의료분야의 질 관리 활동의 최신 버전을 담고자 노력하였고, 추후에도 지속해서 업그레이드된 내용을 빠르게 반영할 것입니다. 혹시, 최신 내용을 담고자 노력하였음에도 불구하고 미흡한 부분이나 오류 등에 대해서 언제든지 아낌없는 조언을 주셔서 더 좋은 보건의료 정보관리서로 거듭날 수 있도록 많은 관심과 격려를 부탁드립니다.

이 책을 교재로 선택해 주신 질 관리 담당 교수님 및 모든 학생들에게 도움이 되기를 진심으로 바랍니다.

끝으로 미흡하나마 의료의 질 관리 교재를 출판할 수 있게 많은 도움을 주신 메시디언 주민기 이사님과 편집부에 깊은 감사의 말씀을 전합니다.

계묘년 입추에

저자 씀

차례

Contents

PART Ⅱ 의료의 질 관리 접근방법

Chapter 03 적정성 평가제도

차례

Contents

PART Ⅲ 의료의 질 관리 도구

Chapter 05 주제선정 도구

Chapter 06 원인분석 도구

차례

Chapter 07 개선안 선정 및 관리 도구

Chapter 08 질 향상 활동 실습

Contents

PART IV 의료의 질 관리 활동

Chapter 09 표준진료지침과 임상진료지침

Chapter 10 임상의 질 지표

차례

Contents

Chapter 12 환자만족도 관리

PART V 의료의 질 평가 활동 및 제도

Chapter 13 의료의 질 평가 활동

차례

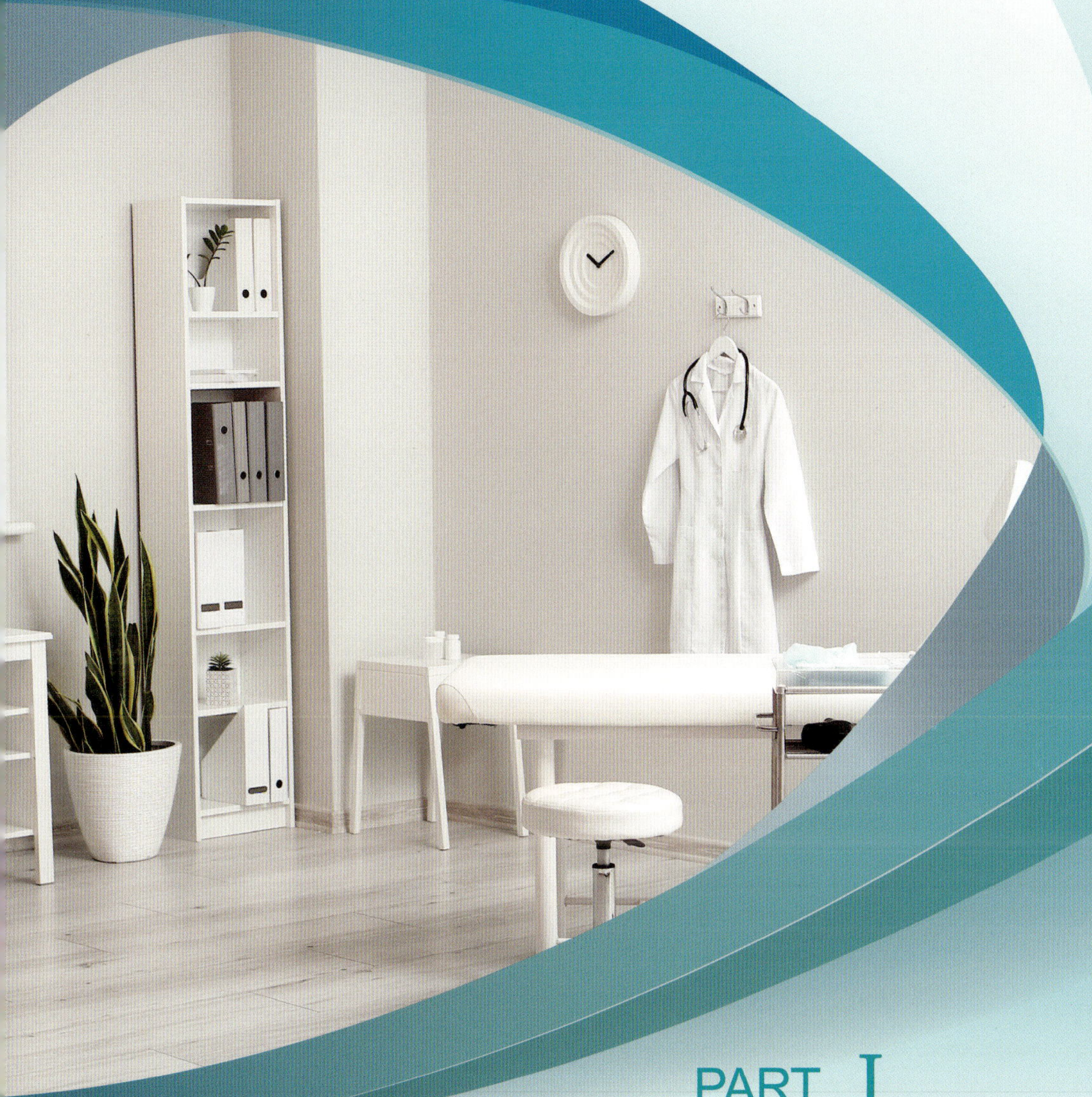

PART Ⅰ

의료의 질 개념

Chapter 1. 의료의 질 개념

2. 의료의 질 관리 역사

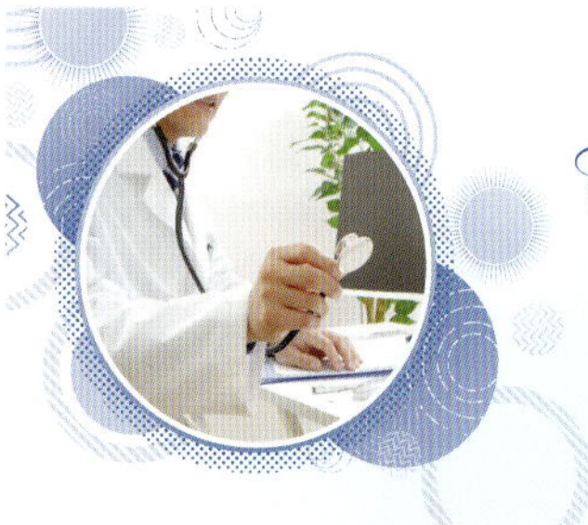

Chapter 1

의료의 질 개념

학습목표

1. 의료의 질 관리 개념(QA, QI, CQI)을 이해한다.
2. 의료의 질 관리 목적과 필요성을 이해한다.
3. 양질의 의료개념을 주장한 학자별로 특성을 이해한다.

1. 정의

1. 의료의 질 보장(QA, quality assurance)

우리나라의 의료의 질 보장(QA, quality assurance)은 1980년대 초반부터 거론되기 시작하였다. 1982년 대한병원협회에서 병원표준화사업을 위한 지침서의 Quality Assurance를 '적정진료보장'으로 번역하면서 질 보장이란 용어가 등장하였다. 그러나 내용 면으로 볼 때 Quality Assurance가 적정진료를 보장하는 것과는 개념상 일치하지 않으므로 '양질의 의료관리'라는 표현을 사용하거나 '의료의 질 관리', '의료의 질 보증' 등 다양한 의견이 있어 왔다.

1950년 무렵부터 공업화에 따른 대량생산의 보편화로 산업기반의 질 관리는 제품 생산에 따른 품질관리(QC, quality control) 방안들이 개발되기 시작하였다.

품질관리(QC)

고객에게 만족을 줄 수 있는 품질의 제품을 가장 경제적으로 생산할 수 있도록 조직 내 각종 집단의 품질유지와 품질개선을 위한 노력을 통합·조정하는 하나의 순환과정으로 제2장 의료의 질 관리 역사에서 상세히 다루도록 한다.

의료서비스는 일정 규격의 생산품이 아닌 환자 개개인에 대한 서비스로서 인간의 생명과 사망에 직접적인 관련이 있으므로 더욱더 서비스의 질 관리가 필요하므로 의료기반의 질 관리는 QC가 아닌 QA로 사용하게 되었다.

우리나라에서 의료의 질 관리 개념이 막연하게나마 싹트기 시작한 것은 1977년 의료보험이 시행된 이후부터이다.

의료보험심사기관(현 건강보험심사평가원)은 의료기관이 제출한 진료비 청구명세서에 기재된 내용을 심사하면서 같은 종류의 질병에도 불구하고 각 의료기관 및 의료인에 따라, 진료내용에 차이가 있었다. 또한, 동일인의 같은 종류의 질병 치료에도 그 진료내용에 차이가 있다. 그 진료내용의 차이가 의료의 특성을 감안하더라도 너무 큰 경우가 종종 있어, 이렇게 큰 차이를 어디까지 인정해야 하는지에 대한 의문을 품게 되면서부터 질 관리가 시작되었다.

의료보험자가 인식하는 의료의 질 개념은 "양질의 의료제공을 위해서는 불필요한 의료서비스 즉, 불필요한 진단검사, 방사선 촬영, 수술·처치 및 입원, 그리고 과잉 고가 투약 등의 제공이 없어야 하고 같은 진료 효과를 얻는 데 가장 저렴한 비용을 투입하여 진료하는 것"이다. 즉, 어떤 질병의 치료에서 과하지도 부족하지도 않으면서 필요한 진료만을 가장 경제적으로 실시하는 것이다. 따라서 이 개념 속에는 의료의 질이 타당성 및 경제성을 포함한다고 할 수 있다.

의료기반의 QA는 의료인과 의료기관이 하는 의료서비스에 대하여 주기적으로 자체평가를 하고 문제점과 개선방안을 찾아서 교육프로그램을 수행하여 의료서비스의 수준을 향상하고자 하는 의료계 내부의 노력이다.

2. 의료의 질 향상(QI, quality improvement)

의료의 질 향상은 환자 진료와 의료서비스의 질을 지속해서 향상하기 위한 목적으로 전체 의료기관 구성원들이 계획적이고 체계적인 방법으로 질을 측정하고, 평가하여 개선방안을 모색하는 지속적 시도이다. 전체 구성원들의 태도, 의료기관 병원 내부·외부사업에 대한 사항들을 포함한다.

의료의 질 향상은 현재 제공되고 있는 의료의 질적 수준이 어떠한지를 파악하는 활동과 사전에 설정한 기대수준(목표)에 도달하지 못한 경우 이를 개선하는 활동을 수행하는 것이다.

즉, 의료의 질 평가를 기반으로 평가결과에서 나타난 문제점을 개선하는 의료의 질 향상 활동을 통하여 지속적·체계적인 예방 활동, 비용 절감, 의료서비스 전달체계의 효율성 극대화를 포함하는 전향적인 관점의 개념이다.

① **의료의 질 향상 목적** : 양질의 진료를 제공하며, 환자만족도를 증진하고, 의료기관의 자원을 적절하게 배치하여 효율성을 높이는 것과 효과적으로 의료기관 재정을 운영하는 것, 병원 감염률을 감소시키는 것, 의료기관에서 발생하는 사고를 즉시 파악하여 적시에 대처하는 것, 다양한 용도로 사용되는 의무기록의 질을 향상하는 것 등이다.

② **의료의 질 활동 영역** : 조직 내 핵심 목표 전개를 위한 부서별 세부목표의 수립은 조직 변화를 위한 가장 기본적이고 중요한 단계이다.

- 조직의 목표를 '질 향상'에 두고 QI 활동을 할 때 다양한 영역이 강조된다.
- 의료기관의 질 향상 활동에 있어서 해당 기관의 중요도 관점에 따라 고객 만족(customer satisfaction) 부분이 강조될 수도 있고 위험관리 영역이 강조될 수도 있다.

표 1-1 QA와 QI의 특성 비교

구분	의료의 질 보장(QA, quality assurance)	의료의 질 향상(QI, quality improvement)
개념	• 자체 평가기반 • 최소한의 질적 수준 유지 • 소극적인 질 관리	• 체계적 평가기반 • 지속적 질 개선 • 적극적인 질 관리
초점	• 결과 중시	• 과정과 결과 모두 중시
목적	• 범위를 벗어난 결과에 대한 규명	• 특별한 것과 일반적인 것 모두에 대한 원인 규명
관점	• 후향적(retrospective, 결과적) 관점	• 전향적(prospective, 예방적) 개념

3. 지속적 질 향상

지속적 질 향상(CQI, continuous quality improvement)은 총체적 질 관리(TQM, total quality management)와 동시에 쓰이는 용어로 질 평가와 질 향상이 일시적인 활동이 아니라, 지속해서 수행해야 함을 강조하는 것이다.

(1) 총체적 질 관리(TQM, total quality management)

TQM은 과정, 결과, 서비스 전반에 지속적인 질 향상을 추구하는 관리 기법으로 질 향상추구 시 조직 내 분야별 계층의 전 직원 참여, 변화와 관리를 강조하며 의료 이용자 중심의 서비스를 제공하는 것이다.

TQM의 조직 변화를 추구하는 두 가지 방법

① 점진적인 변화로 기존의 업무를 발전시켜 품질을 향상하고 효율성을 높이려는 것

② 혁신적인 변화로 기존의 업무를 고려하지 않고 조직의 목표를 달성할 수 있는 새로운 방안을 모색하는 것

TQM은 산업기반 프로그램(industry based program)으로 일반 제조업분야에 근거를 두고 있다.

TQM 어휘적 개념

Total : 조직의 모든 부서·구성원의 전원참여에 의한 모든 역할과 활동
Quality : 모든 기능·시스템·산출결과에 대해 고객이 만족하는 품질개선
Management : 모든 활동에 적용되는 원칙·기법과 관련된 시스템관리

(2) 지속적 질 향상(CQI, continuous quality improvement)

보건의료서비스에 대한 가치는 의료소비자에 의해 결정되고 의료소비자가 질을 평가하는 주체라는 소비자 중심적 사고이다.

의료기반 TQM(즉, CQI)은 고정된 목표의 달성이 아니라 지속적인 개선 및 향상에 초점을 두고 있다. 모든 조직구성원이 적극적으로 참여함으로써 문제해결과 개선에 기여한다. CQI는 주로 의료분야(clinical setting)에서 사용되고, 최근에는 직접적인 업무수행 향상(PI, performance improvement)까지 강조하고 있다.

(3) TQM의 보건의료분야 적용 10원칙

TQM을 보건의료분야에 적용하는 Berwick 등의 원칙

① 구성원이 각자의 역할(업무)을 잘 이해한다면 다른 관련 업무의 질 향상을 도울 수 있다.

② 건전한 질 관리를 위해서는 건전한 소비자–공급자 관계가 필수적이다.

③ 질적 결함의 주요 원인은 대부분 과정(process)에 있다.

④ 잘못된 수행이나 낮은 질에는 관리비용이 부과된다(cost of poor quality).
⑤ 과정의 변이를 파악하여 표준에서 벗어난 변이를 줄이는 것이 질 향상에 필수적이다.
⑥ 가장 핵심적인 과정에 질 관리의 초점을 맞춰야 한다.
⑦ 과학적·통계적인 사고로 자료에 기초한 조사 설계와 측정에 초점을 두어야 한다.
⑧ 조직구성원 전체의 참여가 이루어져야 한다.
⑨ 새로운 조직구조(팀, 위원회, 외부자문가 등)가 질 향상을 이루는 데 도움이 될 수 있다.
⑩ TQM은 질 계획(quality planning) → 질 관리(quality control) → 질 개선(quality improvement)의 3단계 과정으로 이루어져야 한다(juran trilogy).

COPQ(cost of poor quality)

[질적 수준이 낮을 경우]
① 내부적 결함비용(internal failure costs) : 업무 반복· 불량생산품·원가상승 등이 발생
② 외부적 결함비용(external failure costs) : 의료분쟁·환자만족도 저하·평판악화·이용자감소 등도 감수
③ 결함예방비용(prevention costs) : 질 향상 계획비·자료분석비·교육훈련비·모니터링비 등
④ 평가비용(appraisal costs) : 질 평가비·조사비 등이 있음

[이상적인 의료의 질 관리 비용구조]
외부적 결함비용 10%, 내부적 결함비용 20%, 결함예방비용 45%, 평가비용 25%

표 1-2 QA와 TQM(CQI)의 중요 특성 비교

특성	의료의 질 보장(QA)	총체적 질 관리(TQM)
목적	• 환자 진료의 질 향상	• 환자와 고객들을 위한 모든 서비스와 진료에 대한 질 향상
목표	• 특정 범위를 벗어난 결과를 초래한 개인과 특정한 원인 규명	• 특별한 것과 일반적인 것 모두에 대한 원인 규명
영역	• 임상의료의 결과 : 환자에게 취해진 활동	• 모든 체계와 과정들 : 임상, 비임상을 포함한 프로세스 개선을 위해 취해진 모든 활동
초점	• 임상 진료과별 수직적인 검토 • 표준에 미달하는 사람들 교육 • 감사 • 결과 중시	• 진료뿐 아니라 모든 진행과정 향상을 위한 수평적인 검토 • 모든 사람의 업무수행 개선 • 과정 향상을 위한 예방과 계획 • 과정과 결과 모두 중시
리더십	• 임상부서장	• 모든 임상과 비임상 부서장
방법	• 의무기록 감사 • 명목 집단 기법 • 가설 검정 • 지표 모니터링	• 지표의 모니터링과 자료이용 • 명목 집단 기법 • 브레인스토밍 • 흐름도, 체크리스트, 히스토그램/파레토 차트, 런 차트/관리도 • 지도/감시
참여자	• QA프로그램, 임명된 위원회 • 제한된 참여	• 과정과 관련된 모든 사람 • 전체 직원 참여 : 팀 강조
결과	• 측정과 모니터링 포함 • 지적된 소수 개인의 업무수행 개선 • 방어적 대응	• 측정과 감시 • 과정에 참여한 모든 개인의 성과 향상 • 예방적 대응
지속적인 활동	• 역치/표준에서 이탈한 것 감시	• 지속적인 표준 개선

(4) 업무수행 향상(PI, performance improvement)

1990년대 말에는 의료의 질은 조직 내에 있는 개인들의 업무수행과 밀접하게 관련되어 있다는 중요한 사실을 인식하게 되었다. 제조업의 생산품과는 달리 의료기관의 생산품은 의료전문인에 의해 제공되는 서비스이므로, 이러한 전문인들의 업무수행이 서비스의 질을 결정하게 된다.

업무수행이란 다차원적 개념으로써 시행된 일과 그 일들이 잘 수행되었는가 하는 성취 정도라고 할 수 있으며 다차원적인 접근으로 평가될 수 있다.

업무수행 향상은 진료를 수행할 때 체계와 과정들을 개선하여 진료를 향상하는 것이다.

업무수행의 다차원적 접근은 다음의 9가지를 기준으로 하여 성취 정도를 평가한다.

① **효능성**(efficacy) : 치료나 중재적 시술이 예상한 결과의 성취도
② **적절성**(appropriateness) : 치료나 중재적 시술이 임상적 요구와 연관된 정도
③ **이용가능성**(availability) : 적절한 중재적 시술을 이용할 수 있고 접근 가능한 정도
④ **효과성**(effectiveness) : 치료, 자원, 중재적 시술이 예상한 결과의 성취 정도
⑤ **적시성**(timeliness) : 치료나 중재적 시술이 가장 효과적인 시간에 수행된 정도
⑥ **안전성**(safety) : 주변 환경, 중재적 시술과 관련된 위험이 최소화된 정도
⑦ **효율성**(efficiency) : 성취된 결과 간 관계와 이용된 자원이 최대화된 정도
⑧ **지속성**(continuity) : 치료나 중재적 시술이 의료기관 사이에서 조정되는 정도와 시간의 경과에 따라 조정되는 정도
⑨ **존중과 돌봄**(respect and caring) : 치료 방향의 결정에서 환자의 참여도와 환자 개개인의 요구와 기대를 보여주는 민감도

업무수행 향상을 위한 단계

① 계획(planning)
② 설계(designing)
③ 측정(measuring)
④ 평가(assessing)
⑤ 진료 향상(improving patient care)

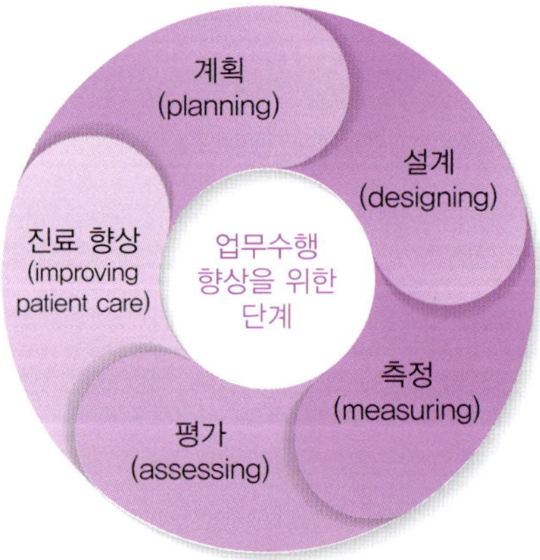

업무수행의 주요 측정 대상

① 임상적, 비임상적 진료과정 및 그 결과
② 업무수행 측정의 포괄적 지표
③ 고난이도 수술이나 특수 검사나 시술같이 위험성이 높거나 과다한 노력이 필요하고 문제가 발생할 요인이 많은 진료
④ 약품이나 혈액의 사용

2. 의료의 질 관리 필요성

의료환경의 변화에 따른 의료의 질 관리의 필요성은 크게 다음의 3가지 측면으로 요약해 볼 수 있다.

- 의료공급자 측면, 의료수요자 측면, 사회제도적 측면

1. 공급 측면의 의료환경 변화에 따른 질 관리

(1) 의학지식 및 IT기술 융합에 따른 의료기술의 혁신

① 의학논문, 도서 등 다양한 의학지식의 출현으로 새로운 의학지식 습득이 의료종사자의 필수적인 과제로 부각

② 첨단 의료장비 및 의료기술의 발달로 인해 진료내용 및 진료형태의 변화

③ 새로운 의료기술을 수용하는 방향으로 의료기관 운영구조와 경영환경의 변화

④ 의학적 타당성과 효율성을 고려한 근거 중심 의료서비스 제공이 필요함

(2) 보건의료인력 다양화 및 공급과잉에 따른 의료기관 경쟁 심화

① 의사 인력의 양적 증가로 인해 의사 간 경쟁력 심화

② 의료제도 및 의료기술의 발달로 인해 다양한 보건의료인력(직종) 등장 및 수평적 의료분업의 확대

③ 의료기관 대형화·전문화·계층화로 수도권 및 지방소재지 대형병원으로의 환자 쏠림현상 가중

④ 의료기관 간 경쟁 심화, 지방병원 부실화 우려, 의료시장 개방 및 해외환자 유치에 대한 국제경쟁력 확보 경쟁이 더욱 심화

2. 수요 측면의 의료환경 변화에 따른 질 관리

(1) 인구 및 질병 구조의 변화

① 저 출산·인구 고령화로 인해 세계에서 가장 빠른 속도로 고령화 진행

② 만성 퇴행성질환, 신종 감염병 등 질병 구조 다양화 및 자가 건강관리의 중요성이 증대하고 있으며, 새로운 의료기술의 요구

③ 생활수준 향상으로 일반인의 웰빙·미용·고급의료 욕구 증대 및 질 높은 보건의료서비스 요구와 취약계층의 미충족 기본의료수요 현상으로 건강관리서비스 요구 및 의료수요의 다양화·양극화 현상 심화

(2) 의료소비자 권익 신장 및 기대수준의 상승

① 소득증가에 따른 건강과 의료에 대한 요구 증대 및 다양화

② 교육수준 향상 및 정보통신기술 발달에 따른 의학지식 접근성 향상

③ 의료소비자(환자) 중심의 의료서비스로 요구가 증대되어 의료소비자는 의료의 질·의료기관·의료인·의료가격 등에 대한 정보제공 요구가 증가 → 의료기관인증평가 결과·진료비 공개 및 가감지급제도의 시행, 의료분쟁 및 사회적 비용 증가에 따른 의료분쟁조정 및 피해구제에 관한 법률 시행 등 이러한 변화에 일익 담당

④ 지식독점에 기초한 수직적 의사—환자 관계에서 지식공유에 기초한 상호협력적 의사—환자 관계로 관계 재정립 필요

3. 사회제도적 측면의 의료환경 변화에 따른 질 관리

(1) 국민의료비 증가 및 국가 재정적 압박

① 국민의료비 지출 적정화에 대한 사회적 요구 증대 → 국민의료비 증가세는 연 10%로 OECD 국가 중 최고 수준

② 국민건강보험 비용지출 증가가 국가 재정적 압박요인으로 작용하여 공적재원(건강보험요율)과 민간재원(민간의료보험)의 적절한 이용이 요구되며, 보수지불제도의 개편 등이 필요

(2) 보건의료산업의 국제경쟁력 제고 및 보건의료산업화 요구

① 의료서비스산업 비중은 명목 GDP의 수준이 주요 선진국 대비 현저히 낮음

② 의료기기산업은 주요 선진국 대비 60% 수준으로 보건의료산업의 국제경쟁력 제고 필요

③ 국가 간 또는 지역 간 자유무역협정(FTA)으로 의료기술의 국가 간 이동이 확대되어 의료관광, 해외환자 유치, 의료 인력의 해외 진출 등 활성화

(3) 헬스케어 패러다임의 변화

① IT기술의 발달로 기술융합에 따른 원격의료·유헬스케어와 같은 새로운 의료형태의 등장
② 전통적으로 의사 중심의 진료에서 가정간호, 건강정보 관리 기업 등 의료공급자의 확대로 헬스케어 산업구조 및 패러다임의 변화

4. 병원경영환경과 의료의 질과의 관계

국내·외적으로 공급, 수요, 사회제도 측면에서 의료환경이 급격하게 변화하고 있어 '지속가능한 병원경영'을 위한 다음의 3가지 요소가 상호 보완적·유기적으로 작용하고 있다.

(1) 의료품질경영(TQM, total quality management)

의료의 질을 향상시켜 질병의 치료 완치율을 높이고 의료과실과 같은 부적합치료를 낮추는 것을 병원의 기본목표로 삼고 있다.

(2) 고객만족경영(CSM, costumer satisfaction management)

높은 수준의 의료품질뿐만 아니라 의료소비자 중심의 맞춤형 의료서비스 제공이 필수적이다.

(3) 이익추구경영(PM, profit management)

국가의 수가통제정책 아래에 고자본·저수익, 고비용·저 효율적인 의료서비스산업의 특성상 적정 비용 투입에 따른 효율적인 성과를 유지하지 못하면 병원운영을 위한 재투자가 불가능하다.

특히, 오늘날 병원경영의 필수요소 중 하나가 바로 의료의 질 관리로 그 필요성은 다음과 같다.

① 의료의 목적과 윤리
② 고객(환자)의 인식변화

③ 병원경영의 효율화
④ 의료기관 간 경쟁 심화
⑤ 국가보건의료정책 변화

3. 양질 의료의 개념

1. 메이어스(Myers)

의료체계의 궁극적인 목표는 지역 내 모든 주민이 이용할 수 있는 좋은 의료를 만드는 것이라는 전제하에 메이어스(B.A Myers, 1969)는 양질의 의료 구성요소를 접근성(accessibility), 질(quality), 지속성(continuity), 효율성(efficiency)으로 정의한다.

(1) 접근성(accessibility)

환자가 의료를 필요로 할 때 쉽게 의료를 이용하는 것을 말한다.

개인은 어떻게 치료를 받아야 할지 모르고, 또한 전문화된 의료환경에서 어느 의사에게 가야 할지 결정하기 어렵다.

그러므로 소비자가 필요로 하는 시간에 그가 필요로 하는 장소에서 합리적인 가격으로 충분한 양의 의료서비스를 받을 가능성이 어느 정도인가 하는 것이 접근성이다.

여기에는 지리적인 접근성, 경제적인 접근성, 문화적인 접근성이 포함되며, 그 질병을 위하여 가장 적절한 의사를 찾을 수 있는 용이성까지 포함한다.

(2) 의료의 질(quality)

환자 치료에 필수적으로 요구되는 전문적인 능력(professional competence)을 말한다.

의사는 지식과 기술을 충분히 갖추기 위하여 최신 트렌드를 반영한 각종 연수교육, 학술지 발간, 학술 모임 등을 통하여 나날이 발전하는 의료기술을 습득하여야 한다.

1950년대부터 미국, 캐나다, 영국 및 유럽을 중심으로 의료인의 면허를 유지하기 위한 조건으로 지속적 의학교육(CME, continuing medical education) 프로그램을 운영하고 있다.

즉, 현재 가능한 의학지식과 기술을 진료에 적용하는 정도를 말한다.

(3) 지속성(continuity)

전인적인 치료(person centered care)를 위하여 통합적인 치료(coordinated care)를 하는지를 말한다.

예방, 치료, 재활, 사회로의 복귀가 연결되어야 하며 육체적 치료뿐만 아니라 정신적 안도감을 느끼게 하는 전인적 서비스가 이루어져야 한다.

예를 들면, 환자가 어느 지역병원에서 진료를 받다가 전문의료기관으로 이송되는 경우, 그동안 진료기록을 첨부하면 전문의료기관에서 중복된 서비스를 배제하고 신속·정확한 환자관리가 수행되어야 한다.

이러한 협조는 의료분야에 국한된 것이 아니라 관련자들의 유기적인 참여도 필요한데 폐결핵을 진단받은 학생의 담당 의사, 담임교사, 보건교사, 보건소 결핵 담당자 등 각 분야 사람들이 공동 참여함으로써 효과적인 치료가 가능해야 한다.

(4) 효율성(efficiency)

의료자원의 불필요한 소모를 지양하면서 최대의 치료 효과를 달성하는 것을 말한다.

투입량 대비 산출량은 하나의 서비스나 프로그램의 생산비에 대한 관계로서, 건강에 실제적 또는 예상되는 호전과 이에 대한 비용의 비율로 표현된다.

효율성은 치료 효과(effectiveness)를 높이거나, 비용을 줄임으로써 더 나아질 수 있다.

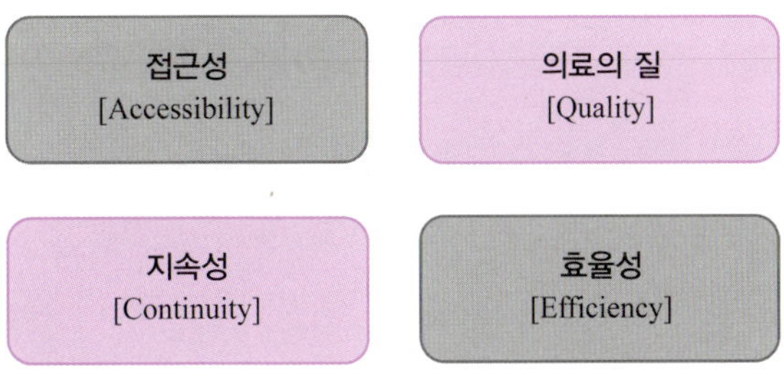

그림 1-1 B.A. Myers의 양질의 의료 요소 4가지

2. 도나베디언(Donabedian)

도나베디언(Donabedian, 1980)은 근대적 의미에서 의료의 질 관리에 대한 개념과 이론을 정립하였다.

양질의 의료는 진료의 모든 과정에서 예상되는 이익과 손해의 균형을 맞춘 상태에서 환자의 복지를 가장 높은 수준으로 높일 수 있을 것으로 예상되는 의료로 정의하였다.

이에 따라 양질의 의료는 기술적 요소(technical domain), 대인관계 요소(interpersonal domain), 환경적인 편의와 쾌적함(convenience & amenity)으로 구성한다.

① 기술적 요소(technical domain) : 진단, 진료 등의 의학적인 기술을 개인의 건강 문제에 적용하는 것

② 대인관계 요소(interpersonal domain) : 환자와 치료자 간의 의사소통, 친절한 태도, 환자에 대한 이해 등과 같은 사회적, 심리적 상호작용을 관리하는 것

③ 편의와 쾌적함(convenience & amenity)

- 의료서비스를 제공하는 시설이나 제공의 편안함을 말하며, 쾌적한 대기실, 편안하고 안락한 진찰실, 깨끗한 입원실 침대 및 침상 곁의 편의시설, 좋은 음식 등이 해당
- 이러한 쾌적함은 의료의 질을 결정하는 독립된 구성요소이기보다 대인관계의 한 부분으로 보는 것이 타당함

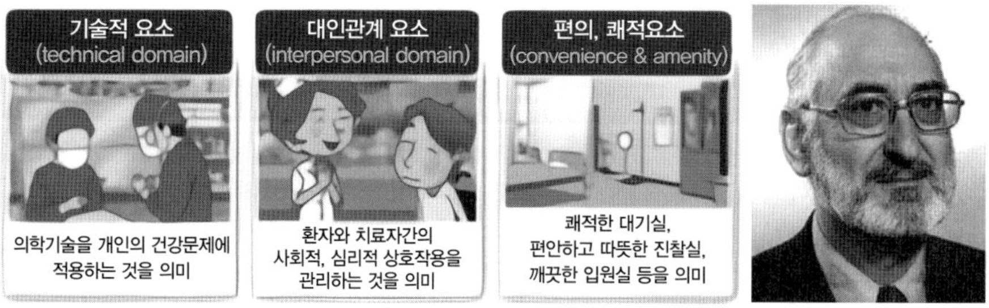
기술적 요소
(technical domain)
의학기술을 개인의 건강문제에 적용하는 것을 의미
대인관계 요소
(interpersonal domain)
환자와 치료자간의 사회적, 심리적 상호작용을 관리하는 것을 의미
편의, 쾌적요소
(convenience & amenity)
쾌적한 대기실, 편안하고 따뜻한 진찰실, 깨끗한 입원실 등을 의미

그림 1-2 Donabedian's 양질의 의료 3요소

3. 뷰리(Vuori)

뷰리(Vuori, 1982)는 양질의 질 구성요소를 효과성, 효율성, 적합성, 과학·기술적 질로 규정하였다.

① 효과성(effectiveness) : 한 서비스가 이상적인 상황에서 잠재적 영향을 모두 발휘했을 경우와 비교하여 운영체계 내에서 실제로 영향을 미친 정도
② 효율성(efficiency) : 한 서비스가 생산비에 미치는 실제적인 영향 관계
③ 적합성(adequacy) : 인구집단의 요구와 이용 가능한 서비스와의 관계로서 수적(numerical) 요소와 분배적(distributional) 요소, 두 가지 측면이 있음
④ 과학·기술적 질(scientific technical quality) : 현재 이용 가능한 의학지식과 기술을 실제에 적용하는 정도

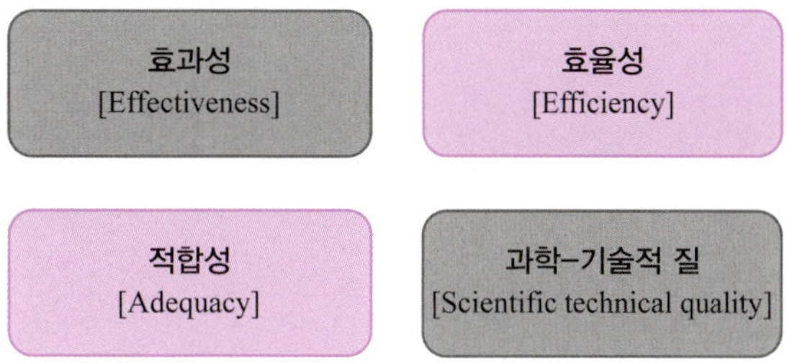

그림 1-3 Vuori's 양질의 의료 4요소

Vuori's 성공적인 QI 활동을 위한 기본 전략

① 질 향상사업의 필요성 제시

질이 떨어지는 의료가 존재한다는 증거(data)를 제시하여 보여주어야 함

예) 수술 후 창상 감염률의 데이터를 제시, 타 병원과 비교 등을 통한 현실성 제시

② 작은 것부터 출발

크고 어려운 것보다는 해결 가능한 것부터 시작함

③ 전문가들이 주도하고, 관련된 모든 사람이 참여

예) 의무기록 미비율 개선 QI활동 시 의무기록 미비 담당자를 반드시 팀에 포함하는 등 실제 개선하고자 하는 업무에 관련된 사람이 질 향상 활동에 참여하는 것이 중요

④ 처벌보다는 보상

의료의 질 향상의 결과에 대해서는 처벌하고 규제하는 것보다는 보상하는 방식으로 이루어져야 함

예) 의무기록 미비율이 높은 진료과 담당의사를 처벌하기보다는 현재의 미비율이 개선되었을 때 보상을 통하여 미비율을 최소화할 수 있게 해 줌

⑤ 기구나 규정 제정에 서두르지 않음

포괄적이고 체계적인 질 향상 활동을 하려면 의료인들을 중심으로 자발적인 활동을 하는 데서 출발해야 함. 흔히 어떤 사업을 하기 위하여 기구부터 만드는 예를 쉽게 찾아볼 수 있는데 이것은 바람직한 접근법이라 보기 어려움

4. 리와 존(Lee & Jones)

리와 존(Lee & Jones, 1933)는 "양질의 보건의료란 그 시대의 사회, 문화 및 전문지식의 발전 정도에 따라 내용이 결정된다."고 정의하였다.

양질의 보건의료를 위한 조건으로 의과학에 근거한 합리적인 의료행위, 예방의 강조, 의료제공자와 소비자 간의 긴밀한 협조, 각 개인에 대한 전인적인 치료, 환자와 의사 간에 긴밀하고 지속적인 인간관계의 유지, 사회복지사업과의 연계, 다양한 보건의료서비스의 통합·조정, 주민의 필요 충족에 요구되는 모든 보건의료서비스의 제공 등을 제시하였다.

5. 미국 국립의학원(IOM)

미국 국립의학원(IOM, institute of medicine, 1990)은 의료의 질을 '현재의 의학적 지식수준에 맞으면서 바라는 결과의 가능성을 높일 수 있는 의료서비스의 정도'로 정의하였다.

① 안전성(safety) : 진료과정에서 상해를 피하는 것

② 효과성(effectiveness)

- 과학적 지식에 근거한 의료서비스를 제공하는 것
- 환자에게 해가 되는 의료서비스를 하지 않는 것

③ 환자중심(patient centered)

- 환자의 선호도, 요구도 및 가치를 존중하는 진료
- 환자의 가치가 진료의 모든 의사결정 과정에서 우선시 됨

④ 적시성(timely) : 대기시간 감소 및 위해가 되는 진료지연 감소

⑤ 효율성(efficiency) : 장비, 물자(소모품), 아이디어, 에너지 등의 낭비를 피하는 것

⑥ 형평성(equity) : 성별, 인종, 지역, 사회경제적 수준과 같은 개인특성에 의해 제공되는 의료의 질을 차별화하지 않는 것

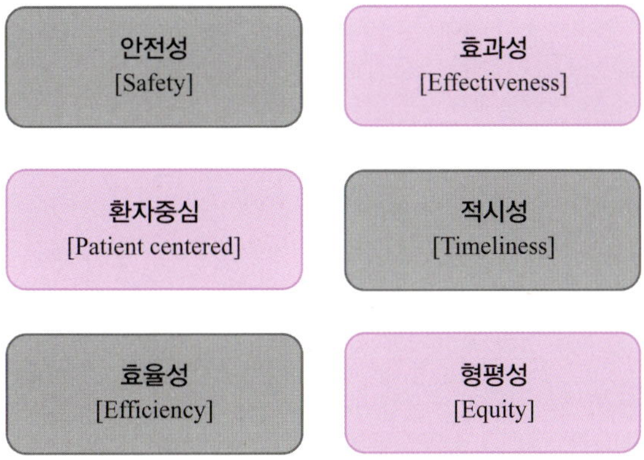

그림 1-4 IOM 양질의 의료 6요소

효율성과 효과성의 개념 비교

■ 개념

효율성 : 투입대비 얼마만큼의 산출물을 얻었는지를 나타내는 용어
Output / Input 또는 Benefit / Cost로 표현
사례) 100만 원의 돈을 투자했을 때 20만 원의 이익을 얻었다면 20%만큼의 효율성이 발생

효과성 : 목표달성 정도를 표시하는 용어
정해진 목표(기대된 결과)를 얼마만큼 달성했나(성취된 결과)를 나타내는 지표
사례) 치료를 위한 약값이 10만 원이든 20만 원이든 금액에 상관없이 그 약으로 인해 질병이 완치되었다면 효과적이었다는 이분법적인 개념으로 결과만 중시함

■ 효율과 효과의 극단적 사례

벽에 붙어있는 파리를 잡는 경우를 가정했을 때

① **방법** 1 : 공사장에서 벽을 부술 때 쓰이는 해머로 때려서 잡았다면 파리를 잡는다는 목표는 100% 달성하였으므로 효과적이다.

② **방법** 2 : 파리채를 휘두르는 힘만 투입해도 잡을 수 있었던 파리를 자신이 쓸 수 있는 최대의 힘을 쏟아부어 힘껏 해머를 휘둘러 잡았으므로 효율적이지 못하다.

주요 내용

① 의료기반에서 의료인과 의료기관이 제공하는 의료서비스에 대하여 주기적으로 자체평가를 하고 문제점과 개선방안을 찾아서 교육프로그램 등을 적용하여 의료서비스의 수준을 향상하고자 하는 내부적 노력이다.

② QI는 의료의 질 평가를 기반으로 평가결과에서 나타난 문제점을 개선하는 의료의 질 향상 활동을 하여 지속적·체계적인 예방활동, 의료의 비용절감, 의료서비스 전달체계의 효율성 극대화를 포함하는 전향적인 관점의 질 관리이다.

③ CQI는 점진적인 변화로 기존의 업무를 발전시켜 품질을 향상시키고 효율성을 높이려는 것, 혁신적인 변화로 기존의 업무를 고려하지 않고 조직의 목표를 달성할 수 있는 새로운 방안을 모색하는 것이다.

④ 의료의 질 향상 목적은 양질의 진료를 제공하며, 환자만족도를 증진시키고, 병원의 자원을 적절하게 배치하여 효율성을 높이는 것과 효과적으로 병원재정을 운영하는 것, 병원감염률을 감소시키는 것, 병원에서 발생하는 사고를 즉시 파악하여 적시에 대처하는 것, 다양한 용도로 사용되는 의무기록의 질을 향상시키는 것이다.

⑤ 양질의 의료개념을 주장한 학자는 Myers, Donabedian, Vuori, Lee & Jones 등이 있다.

⑥ 의료의 질 관리는 공급 측면, 수요 측면, 사회제도적 측면으로 필요성을 살펴볼 수 있다.

⑦ 의료 환경과 질은 의료품질경영, 고객만족경영, 이익추구경영과 관계가 있다.

학습 문제

1. Myers가 주장한 양질의 의료요소가 아닌 것은?
   ① 접근성(accessibility) ② 의료의 질(quality)
   ③ 효율성(efficiency) ④ 지속성(continuity)
   ⑤ 적합성(adequacy)

2. IOM의 양질의 의료요소로 옳은 것은?
   ① 효율성(efficiency) ② 형평성(equity)
   ③ 지속성(continuity) ④ 적합성(adequacy)
   ⑤ 과학 기술적 질(scientific technical quality)

3. 의료의 질 관리의 필요성 중 공급자 측면의 의료환경에 대한 설명이 아닌 것은?
   ① 보건의료 인력의 다양화
   ② 의학지식을 습득하여 의료서비스 제공
   ③ 국민의료비 증가 및 국가 재정적 압박
   ④ 의료전달체계에 따른 의료기관 역할 재정립 요구
   ⑤ 첨단의료장비 및 의료기술의 발달로 인해 진료형태 변화

4. 의료의 질 관리 영역이 아닌 것은?
   ① 감염관리 ② 약품사용평가
   ③ 이용도관리 ④ 재정운영
   ⑤ 위험관리

5. 미국국립의학원의 의료의 질에 대한 설명으로 옳지 않은 것은?
   ① 진료과정에서 상해를 피하는 것
   ② 환자의 선호도, 요구도 및 가치를 존중하는 진료
   ③ 대기시간 감소 및 위해가 되는 진료의 지연 감소
   ④ 개인특성에 의해 제공되는 의료의 질을 차별화하지 않는 것
   ⑤ 환자와 치료자 간의 사회적, 심리적 상호작용을 관리하는 것

6. Vouri의 의료의 질에 대한 설명으로 옳은 것은?
① 쾌적하고 만족감을 강조
② 진료과정에서 상해를 피하는 것
③ 대기시간 감소 및 위해가 되는 진료의 지연 감소
④ 환자에게 의료가 필요할 때 쉽게 의료를 이용할 수 있음
⑤ 이용 가능한 의학지식과 기술을 실제에 적용하는 정도

7. 총체적 질 관리(TQM)에 대한 설명으로 옳지 않은 것은?
① 팀 정신을 강조함
② 지속적인 질 향상
③ 역치/표준에서 이탈한 것에 대한 감시
④ 임상 및 비임상 영역을 모두 포함한 개선조치 행동
⑤ 업무과정을 향상시키기 위한 예방과 계획에 초점을 둠

8. 의료의 질 향상 목적으로 적절하지 않은 것은?
① 의료의 질을 평가하는 것이다.
② 환자만족도를 증진시키는 것이다.
③ 병원감염률을 감소시키는 것이다.
④ 병원의 자원을 적절하게 배치하여 효율성을 높이는 것이다.
⑤ 병원에서 발생하는 사고를 즉시 파악하여 적시에 대처하는 것이다.

9. 의료의 질에 대한 관심으로 옳지 않은 것은?
① 환자는 의료 기술적인 면에 관심
② 의료제공자는 진료의 내용에 관심
③ 정부는 의료비 상승요인 억제에 관심
④ 보험자는 의료서비스의 효율성에 관심
⑤ 수혜자는 쾌적한 병원시설과 치료결과에 관심

10. 병원경영에 의료의 질 관리가 필수요소인 이유는?
① 고객의 인식변화
② 병원경영의 효과성
③ 병원의 목적 달성
④ 의료기관간 벤치마킹
⑤ 보건의료산업의 발전

[정답] 1. ⑤ 2. ② 3. ③ 4. ④ 5. ⑤ 6. ⑤ 7. ③ 8. ① 9. ①
10. ①

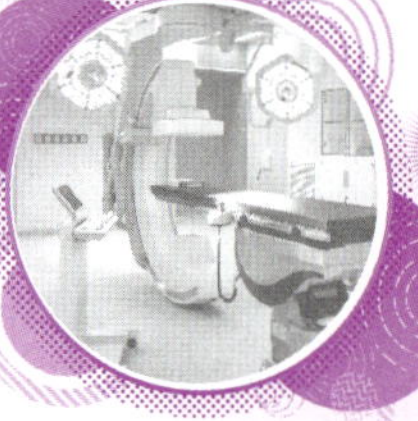

Chapter 2

의료의 질 관리 역사

학습목표

1. 품질관리(QC)의 개념에 대해 이해한다.
2. 의료의 질 관리 역사를 시대적 흐름에 따라 정리할 수 있다.
3. 우리나라 의료의 질 관리 역사에 대해 이해한다.

1. 품질관리(quality control)의 개념과 역사

1. 개념

품질관리(QC, quality control)는 제품을 생산하는 기업에서 일정한 조건에서 최저 비용으로 가능한 고품질의 제품을 획득할 수 있도록, 생산 활동을 통계적인 값으로 관리 및 통제하는 경영관리방식이다. 즉, 과학적 원리를 제품 생산 시스템에 응용하여 고품질을 유지·향상하기 위한 관리 활동 또는 시장성이 높은 제품을 가장 경제적으로 생산하기 위한 일련의 체계적 조치이다.

초기에는 기업이 생산하는 전체 제품에 대해 치수·중량·용적·재료 성분 등을 측정하고 그것을 미리 정해 놓은 품질표준과 비교하여 적합, 부적합을 판정하는 방법을 사용하였다.

현재는 품질의 표준설정 즉, 소비자 요구를 만족하는 품질표준과 품질검사를 사용한다. 예를 들면, 전품검사, 발취검사, 보정(품질보고에 기초한 불량원인 발견 시정조치를 하는 방법)을 사용한다.

2. 과정

PDCA cycle에 따른 품질관리(QC) 과정은 다음과 같다.

① 설계(plan) : 소비자의 요구도에 부합하는 제품의 품질을 경제성을 고려하여 설계

② 제조(do) : 적정수준의 제품 생산을 위해 작업표준을 정해 제조

③ 검사 및 판매(check) : 제조한 제품이 설계한 수준에 부합하는지를 검사하고 판매하는 단계

④ 조사 및 서비스(action) : 생산된 제품이 시장에서 소비자의 만족도, 추가적인 요구도 등을 조사하여 소비자를 위한 사후서비스(AS)를 하는 단계

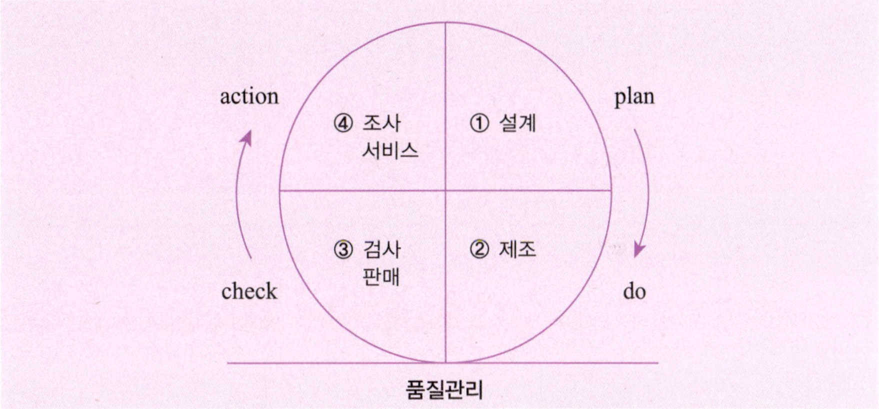

그림 2-1 PDCA cycle에 따른 품질관리 과정

3. 역사적 변천

품질관리(QC)의 시대적 변천 과정은 다음과 같다.

① 1차 산업시대 : 무 검사시대

- 생산자가 곧 소비자로 품질검사 자체가 없었음

② 산업혁명 전·후 : 장인 또는 조장검사 시대(foreman QC)

- 산업혁명 이전 : 고객의 개별적인 주문 생산, 장인의 기술과 노력에 의한 품질 결정과 관리
- 산업혁명 이후 : 분업과 생산의 전문화와 대량화, 품질에 대한 책임이 조장에게 있음

③ 20세기 초 : 감독자 검사시대(supervisor QC)

- 생산량 증가에 따른 과학적 관리 기법이 대두
- 제조업의 활성화로 제조원들을 통제할 감독자가 필요하고 감독자에 의한 품질관리

④ 1920년대 이전 : 품질전문가 검사시대(inspection QC)

- 생산시스템이 복잡해지고, 감독자에 의한 품질검사의 한계로 조직 내 품질검사부서가 등장

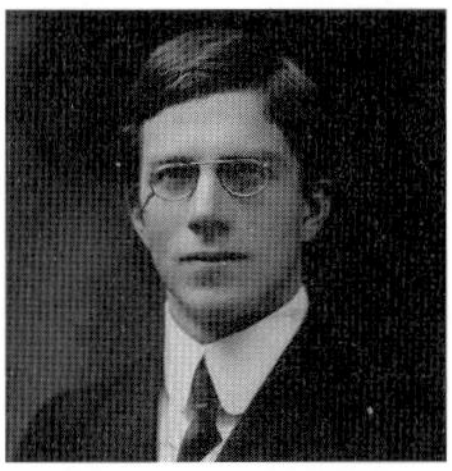
피셔

⑤ 1920~1940년 : 통계적 품질관리 시대(statistical QC)

- 1920년 피셔(Ronald A. Fisher)는 소수표본에 의한 추측통계학 방법의 품질관리(QC, quality control) 기초 형성
- 1924년 슈하트(Walter A. Shewhart)는 품질관리의 변이를 관찰하기 위한 관리도(control chart) 고안, 통계적 방법을 생산공정에 응용
- 1935년 피어슨(E. S. Person)은 품질관리와 공업 표준화에 대한 통계적 방법을 응용하여 영국규격 BS600을 제정

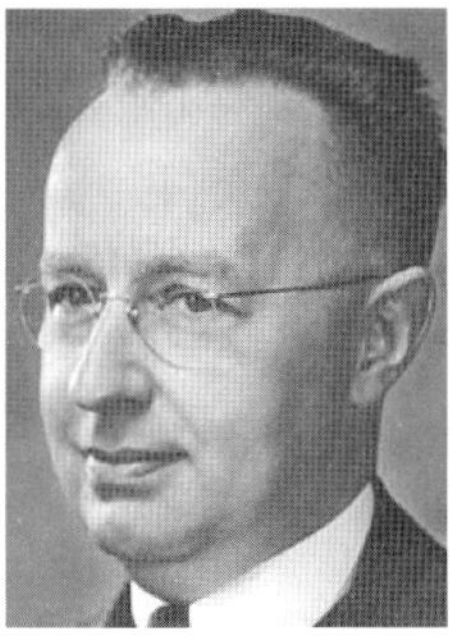
슈하트

⑥ 1950년대 : 통합적 품질관리 시대(total QC)

- 조직 내 품질에 관련된 모든 부서가 품질에 대한 책임을 짐
- 1950년 데밍(W. Edwards Deming)은 통계적 품질관리의 원리(theory of statistical quality control)를 발표
- 일본은 2차 세계대전 이후 품질에 관한 관심 고조
- 1950년대 말 데밍(Deming)과 쥬란(Juran)에 의해 TQC가 일본에 전수

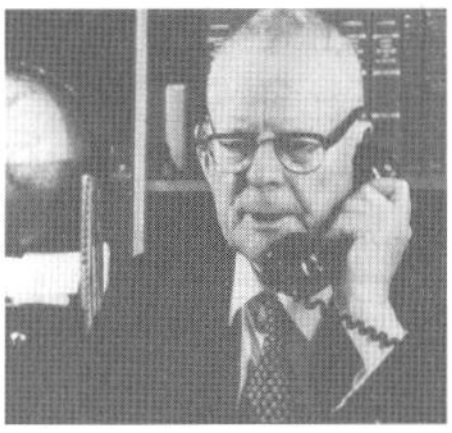
데밍

⑦ 1960~1970년대 : 전사적 품질관리 시대(enterprise QC)

- 제품 생산 과정의 무결점 목표에 도달하려는 무결점운동(zero defect), 소비자 제품 보호 활동
- 1961년 파이겐바움(A. V. Feigenbaum)은 통계적 품질관리이론(theory of statistical quality control)을 발표
- 1961년 카오루 이시카와(Kaoru Ishikawa)는 품질관리 소그룹 창안, 인과관계도(cause and effect diagram or fish-bone diagram) 제시

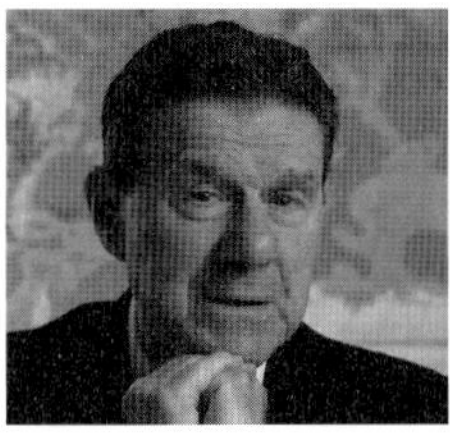
파이겐바움

⑧ 1980년대 : 총체적 품질경영 시대(TQM)

- 1980년 후반에 총체적 품질경영(TQM, total quality management) 개념 탄생
- 품질의 초점을 기술적, 총체적 방법에서 관리적 측면으로 전환
- 경영자의 강력한 리더십과 모든 구성원의 적극적인 참여 필요
- 고객 중심, 고객의 요구도를 파악하고 만족하는 방향으로 전환

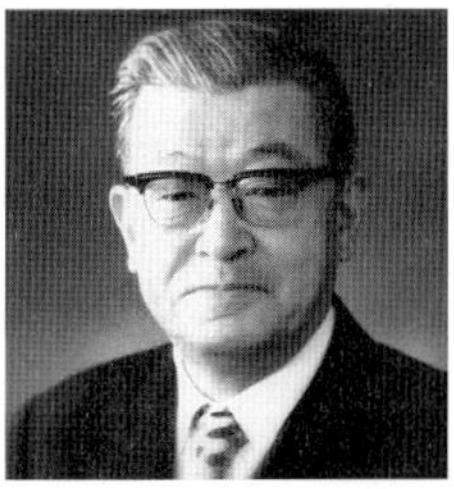
카오루 이시카와

- 1987년 하나의 동일한 제품에 대해 여러 나라에서 중복검사를 하는 불편을 해소하기 위해 품질관리 및 품질보증규격인 국제표준화기구(ISO) 9000시리즈 제정

2. 의료의 질 관리(medical quality control)의 역사

기업의 품질관리 개념을 의료의 질(MQC, medical quality control) 개념에 도입하여 실제 의료기관의 질 관리 활동에 연계하여 사용하였다.

의료의 질 관리 개념은 고대 이집트의 파피루스, 바빌로니아의 함무라비 법전에 기록된 내용에서 그 기원을 찾을 수 있다.

1. 함무라비 법전(Code of Hammurabi)

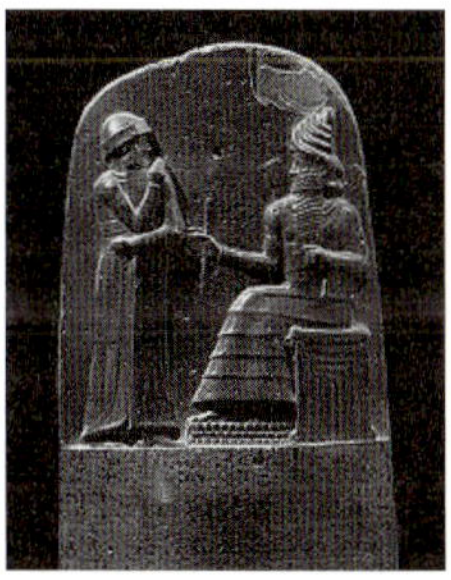

함무라비 법전은 고대 바빌로니아 제6대 왕인 함무라비 왕(B.C 1792~B.C 1750)이 B.C 1750년경에 제정한 성문법이다.

현재로부터 약 4000년 전 의사의 의료행위에 대한 보상뿐만 아니라 의료 과실의 형벌 내용을 담고 있다.

예를 들면, "심한 상처가 있는 사람을 수술하다가 죽거나 눈에 고름을 제거하다가 눈을 멀게 하면 수술한 의사의 손가락을 절단한다."라고 되어 있다. 이는 치료자는 치료비에 합당한 치료와 책임질 수 있는 진료를 해야 한다는 당위성을 강조하고 있다.

2. 히포크라테스 선서(Oath of Hippocrates)

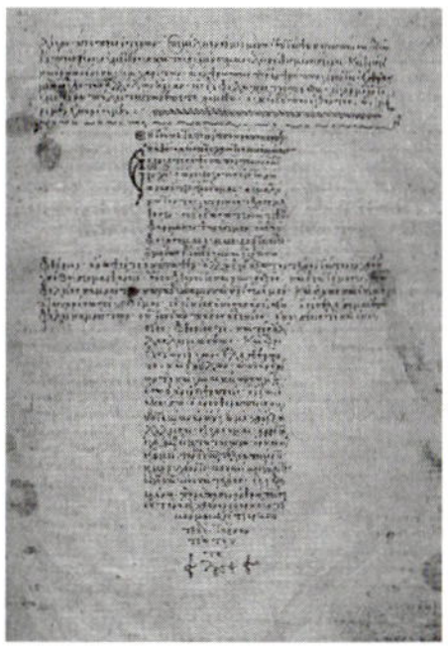

히포크라테스(Hippocrates, B.C 460~377)는 의학의 아버지로 이 선서문은 기원전 5세기에서 4세기 사이에 기록된 것으로 알려지고, 의사의 윤리를 담은 가장 대표적인 문서 중 하나이다.

히포크라테스 선서에서 의사의 전문직업성(professionalism)과 관련된 행동에 관한 규정을 문서화하였다. 선서 중 "나는 환자의 건강을 최우선으로 고려할 것이다"는 환자 권리의 중요성을 인식하는 계기가 되었다.

이처럼, 조직화한 체계를 적용하여 의료의 질을 평가하고 향상하려는 노력은 고대부터 있었다.

히포크라테스 선서(Oath of Hippocrates)

- 나는 인류에 봉사하는 데 내 일생을 바칠 것을 엄숙히 맹세한다.
- 나는 마땅히 나의 스승에게 존경과 감사를 드린다.
- 나는 양심과 위엄을 가지고 의료직을 수행한다.
- 나는 환자의 건강을 최우선으로 고려할 것이다.
- 나는 알게 된 환자의 비밀을 환자가 사망한 이후에라도 누설하지 않는다.
- 나는 나의 능력이 허락하는 모든 방법을 동원하여 의료직의 명예와 위엄 있는 전통을 지킨다.
- 나의 동료는 나의 형제며, 자매다.
- 나는 환자를 위해 내 의무를 다하는 데 있어 나이, 질병, 장애, 교리, 성별, 국적, 정당, 종족, 성적 지향, 사회적 지위 등에 따른 차별을 하지 않는다.
- 나는 위협을 받더라도 인간의 생명을 그 시작에서부터 최대한 존중하며, 인류를 위한 법칙에 반하여 나의 의학지식을 사용하지 않는다.
- 나는 이 모든 약속을 나의 명예를 걸고 자유의지로서 엄숙히 서약한다.

3. 나이팅게일(Florence Nightingale)

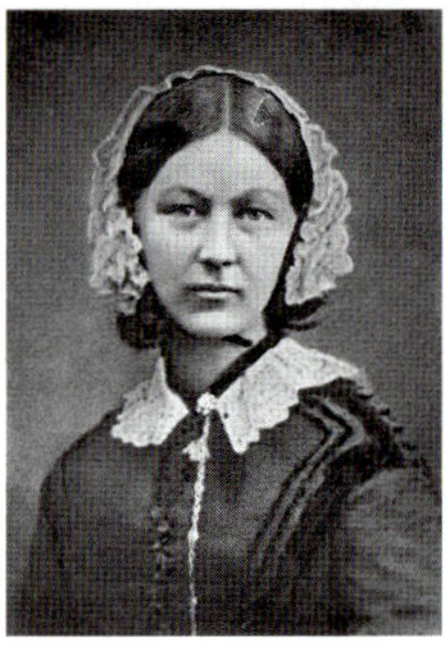

전문 간호의 창시자인 나이팅게일을 근대 의료의 질 관리자의 시조로 보고 있다. 영국의 간호사이자 병원 개혁자였던 나이팅게일은 1854년 크리미아 전쟁 발발 후 부상자들의 사망률이 높은 이유로 감염을 지적하였고, 이는 나쁜 환경에서 온다고 생각하였다.

그리하여 좋은 채광, 신성한 공기, 따뜻한 온도, 깨끗한 환경 등을 제공하여 감염률과 사망률을 감소시켰다.

1855년 불결한 병원 환경을 개선하여 환자 사망률이 100명당 42명에서 2.2명으로 감소하였고, 재원일수는 49일에서 24일로 감소하였다. 또한, 상병 및 사망에 관한 자료를 수집하여 진단별 사망률을 산출하고 병원간 사망률의 차이를 비교하였다.

그 밖에도 의료의 질을 향상시키고자 노력했으며, 정부의 지원을 받아서 질 평가와 질 향상 활동을 전개하였다.

4. 플렉스너(Abraham Flexner)

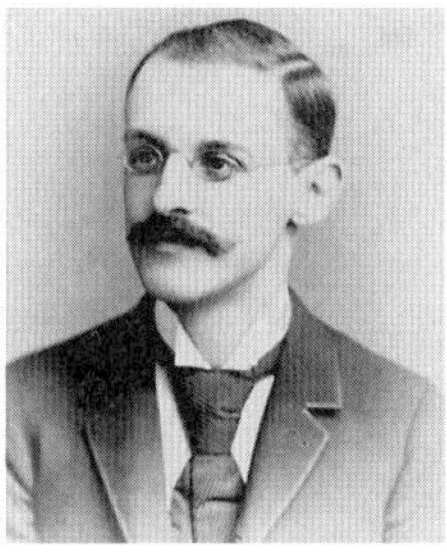

플렉스너는 1905~1910년 카네기재단 후원을 받아 미국과 캐나다 의과대학을 조사하여 1910년 플렉스너 보고서를 발표하였다.

플렉스너 보고서에는 대학의 위치, 입학조건, 학생 수, 교수의 학위와 수, 검사실, 실습실 등 구조적인 부분과 의학교육의 질적인 부분의 현황을 파악하여 의학교육의 개선점을 제시함으로써 의학교육의 개혁기를 마련하였다.

플랙스너는 미국 내 의학교육기관의 질 평가의 표준을 제안하고 의학 교육기관의 질 평가를 시행하였다. 그 결과를 플랙스너 보고서(1910년)에 담아 부실 교육기관의 정화 및 교육기관의 질적 수준 향상의 계기를 마련하였다.

5. 코드만(Ernest Avery Codman)

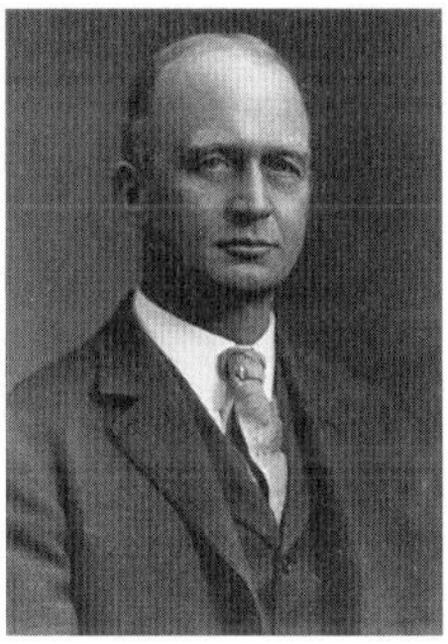

코드만은 질 관리 활동의 주요 과제 중의 하나인 결과평가(outcome assessment)를 개척한 선구자로 현대 QA의 기본 틀을 마련하였다.

미국 메사추세츠 종합병원(Massachusetts General Hospital)의 외과 의사였던 코드만은 1916년에 수술을 받고 퇴원한 환자를 1년 후 추적하여 '최종 결과(end result)'를 발표하여 결과평가의 중요성과 방법을 제시하였다. 즉, 치료의 편익과 위험 및 부작용을 평가하는 진료감시체계를 구축하였다.

또한, 의사의 능력만으로 의료의 질이 결정되지 않는다고 하였으며, 그 밖에 의사와 병원의 신임제도, 질병의 중증도, 의료제공의 경제적 장애 요인 등을 연구하였다.

6. 미국외과학회(ACS, American college of surgeons)

1913년 미국의 외과학회(ACS, American college of surgeons)가 설립되었고, 1914년 fellowship 지원자들은 적어도 50개 이상의 대수술에 대한 자세한 보고서를 제출하도록 규정을 강화하였다.

이러한 규정은 의무기록이 조직화, 표준화되어 있지 않았던 당시 상황으로서는 대단히 지키기 어려웠다.

1917년 외과학회는 5개 부문의 최소기준(minimum standard)을 만들게 되었고 공식적으로 병원표준화 프로그램을 수립하게 됨으로써 자발적인 의료기관 신임제도의 효시가 되었다.

5개 부문의 최소기준

① 의사의 정의
② 의사들의 윤리적인 소양과 자격 기준
③ 조직과 활동
(최소한 한 달에 한 번 회의, 규칙적인 간격으로 임상경험에 대해 재검토)
④ 정확하고 완전한 의무기록
⑤ 진단 및 치료시설의 기준

7. 미국 의료기관 인증평가기구(the joint commission)

1952년 병원표준화사업이 미국 의과학회에서 병원신임합동위원회(JCAH, joint commission on accreditation of hospitals)로 이관되면서 병원표준화에서 병원신임 여부를 심사하는 등 JCAH는 질의 관점에서 의료를 평가하는 데 있어 선구자적 역할을 하였다.

JCAH의 병원신임제도는 성격상 독립적인 전문가 단체의 자율적 질 관리 사업으로 강제사항은 아니지만 강력한 법적, 경제적 요인이 존재한다.

신임을 받지 못한 병원은 메디케어(medicare) 요양 취급기관이 되지 못하고, 의과대학의 졸업생들은 주정부가 학위인정을 하지 않을 뿐만 아니라 각종 보험자 단체나 정부도 병원신임제도에서 승인되지 않은 병원과는 계약하지 않으므로 고객들도 신임을 받은 병원을 신뢰하게 된다.

1980년대에 들어와 의료조직이 더욱 다양해지고 사업영역이 넓어짐에 따라 보건의료기관신임위원회(JCAHO, joint commission on accreditation of health care organization)로 이름을 변경하고 조직을 개편하였다.

2007년도에는 미국 의료기관 인증평가기구(TJC, the joint commission)로 공식 명칭을 다시 변경하면서 미국 내 병원뿐만 아니라 보건의료조직(health care organization)에 대한 심의프로그램으로 확대되었다.

장기요양기관, 정신지체와 성장프로그램, 정신보건서비스, 알코올중독프로그램, 약물남용프로그램, 지역사회 정신보건프로그램, 호스피스 간호프로그램, 가정간호프로그램 등을 추가하면서 지속적 확대와 성장과정을 통해 오늘날의 TJC로 발전하였다.

TJC는 보건의료조직을 평가하고 승인하는 규제기관으로 임무는 공공성의 성격을 가진 보건의료기관의 안전과 질 향상에 있다.

8. 미국 NCQA위원회(national committee for quality assurance)

미국의 NCQA는 관리의료(managed care)조직의 질 보증을 위하여 1991년 설립된 조직인데, 이 기구는 선불제방식을 채택하고 있는 관리의료 기구 내에서 의료의 질 보증 프로그램을 인증하고 의료서비스 질 평가 프로그램을 개발하여 조정하는 활동을 한다.

건강계획 공용주 데이터정보 세트(HEDIS, health plan employer data information set)와 같은 의료서비스 질 측정 도구를 사용하고 있다.

미국에서 개별의료 기관의 의료의 질 보증 프로그램에 대해서는 TJC가 담당하고 미국 건강관리기구(HMO, health maintenance organization) 등의 관리의료조직 단위의 의료의 질 보증 프로그램에 대해서는 NCQA가 담당한다.

이처럼 미국 정부의 의료비 절감정책이 HMO나 선호 제공자 조직(PPO, preferred provider organization)과 같은 의료전달조직의 가입자 수를 증가시키는 결과를 초래함에 따라 진료내용을 관리하는 방안에 대한 관심이 증가하게 되었다.

관리의료(managed care)

① 대규모의 사보험 기관에서 인두제의 형식으로 관리하는 보건의료서비스이다.

② 고용주(민간 혹은 공공) 및 공공기관에서 일정 기간(대개는 한 달) 단위로 해당 인원에 대하여 합의된 만큼의 비용을 미리 지불하는 형태이며, 피보험자도 함께 비용을 부담한다.

③ 현재 미국 내 대부분의 의료서비스는 관리의료기구(managed care organization)에 의해 관리된다.

배경

- 미국은 전체 의료보험을 사설 보험회사에 맡기고 국민이 원하는 보험 서비스를 선택하여 쓸 수 있는 사보험 정책으로 미국인 20%(5천만 명) 이상이 아무런 의료보험 혜택이 없다.
- 메디케어(medicare), 메디케이드(medicaid)가 있으나 이런 정부주도 의료보험체계에서 벗어난 학생, 저소득 자영업자, 비정규직 근로자는 연간 수백만 원의 사 보험료를 부담하게 되며, 이 중 상당수가 보험가입을 포기하고 의료보험 없이 불안한 나날을 보내고 있다.
- 그러나 미가입자만 문제가 있는 것은 아니며, 직장 혹은 개인적으로 의료보험에 가입된 사람도 문제가 발생하였다.
- 행위별수가제에서 의료서비스 내용과 관계없이 환자의 수에 비례해서 일정한 액수를 병원에 지불하는 관리의료(managed care) 방식으로 전환하며, 행위별수가제에서 환자/보험회사 의견과는 관계없이 병원이 비싼 진료방식이나 약품을 사용하는 과잉진료를 선호함으로써 보험회사들이 병원에 지급해야 하는 금액을 지속해서 상승시키게 된다.
- 그로 인해 적자 부담이 커진 보험회사들이 보험가입자에게 더 많은 보험료를 요구하는 악순환을 해결하기 위해 관리의료(managed care)를 도입하였다.
- 관리의료 하에서 병원은 환자들에게 의료서비스를 제공하지 않으면 않을수록 돈을 벌 수 있게 되고 예방 차원의 각종 검사를 제대로 시행하지 않게 된다.
- 또한, 보험회사가 비용이 많이 들어가는 의료서비스에 대해 비용을 지불하지 못하겠다고 판단하는 경우가 많아 환자가 제대로 의료서비스를 받지 못하게 된다.

3. 우리나라 의료의 질 평가의 역사

1. 병원표준화심사

우리나라는 1977년부터 의료보험이 시행되면서 의료의 공급과 수요가 증가하여, 이에 따른 의료의 질 문제가 대두되었다.

대한병원협회에서는 병원의 윤리성 제고와 환자에 대한 의료의 질을 보장하기 위한 대책으로 병원 윤리강령의 제정과 함께 병원표준화사업에 대한 필요성을 제기하였다.

① 1980년 4월 제21차 정기총회 : 병원표준화심사 프로그램 도입을 의결하고 사업의 추진을 위하여 병원표준화추진위원회를 발족하였다.

- 보건복지부로부터 위탁받아 시행하여 온 수련병원실태조사 업무를 담당하고 있던 병원신임위원회에서 병원표준화사업을 추진토록 병원신임위원회 회칙을 개정
- 병원표준화추진위원회는 병원표준화심사에 필요한 심사요강과 심사반 구성 및 심사방법 등을 확정한 후 1981년 5월 보건복지부의 승인하에 1981년부터 수련병원실태조사와 통합하여 118개 수련병원을 대상으로 병원표준화심사를 최초로 실시

② 1981~1985년 : 병원표준화사업의 정착 기반을 조성하는 단계로써 교육과 홍보 중심으로 병원표준화사업에 대한 기본 취지와 필요성을 인식시키는 데 중점을 두었다.

③ 1985년 : 표준화연구위원회를 구성하여 그동안 표준화심사과정에서 노출된 문제점을 검토하여 심사문항에 대한 개정을 단행하였다.

④ 1991년 : 이때부터 심사결과 일정 수준에 도달한 병원에 대해서는 현지심사를 생략하고 서류심사로 신임인정제도를 적용하여 점수에 따라 2년과 3년을 차등하여 신임을 인정하도록 하였다.

⑤ 1995년 : 병원 스스로 환자만족도를 측정하여 병원 특성에 맞는 의료서비스를 제공할 수 있도록 서비스평가부문을 부록으로 신설하였다.

⑥ 1996년 : 응급의학과, 산업의학과 및 핵의학과가 신설됨에 따라 표준화심사 대상과목에 포함되었다.

⑦ 1997년 : 한국의료QA학회에 용역을 의뢰하여 QA부문을 전면 개정하는 한편 관련 단체에서 제출한 의견을 반영하여 각 부문별로 내용을 개정하였다.

⑧ 2003년 : '병원표준화심사'가 '병원신임평가'사업으로 변경되어 시행되었다.

⑨ 2017년 : '병원신임평가'는 다시 '수련환경평가'로 전환되었다.

- 수련환경평가는 의료의 질 향상을 위한 병원운영체계, 진료부서 체계, 수련행정체계 등 수련병원의 지정과 전공의 및 수련의 질 향상과 수련환경 개선을 위한 수련 규칙 이행 여부, 전공의 수련 교과과정 제공 여부 등을 평가항목으로 구성

2. 한국의료질향상학회

1994년 2월에 우리나라 양질의 의료서비스에 대한 사회적 요구를 충족하기 위해서 의료계의 다양한 직종이 참여할 수 있는 한국의료질향상학회(한국의료QA학회)가 발족되었다.

한국의료질향상학회는 회원연수교육 및 학술대회를 정기적으로 개최하여 의료계에 종사하는 많은 사람이 모여 교류하는 자리를 마련하였다.

① 매년 봄·가을로 진행되는 연수교육은 기초과정과 심화과정으로 구성

② 주요프로그램은 임상의 질 지표와 CP, 질 향상 활동과 환자안전으로 구성되어 있고 특별과정으로 통계(SPSS), 경영자QI 과정이 있음

③ 봄·가을 학술대회를 통해 최근 의료계의 쟁점이 되는 주제들을 다루며 각 분야 전문가의 강의와 활발한 토론 및 의견 교류

④ 연제발표의 주제는 고객만족도 향상, 환자안전, 진료과정 개선 등 다양하여 각 병원의 사례를 접할 좋은 기회가 됨

한국의료질향상학회는 의료의 질 지표 연구와 환자만족도 조사도구 등 다양한 질 향상 컨텐츠를 개발하고 있다.

3. 의료기관 평가인증제도

의료기관 평가인증제도는 1994년 의료보장개혁위원회에서 개혁과제의 일환으로 제기된 '의료기관서비스평가제도'에서 시작되었다.

2002년 '의료기관평가제도'로 명칭이 변경되었으나, 2011년 1월 24일부로 「의료법」 개정에 근거하여 기존의 '의료기관평가제도'가 '의료기관평가인증제도'로 다시 변경되었다.

- 의료기관평가인증원 주관 아래, 병원급 이상 의료기관이 대상(단, 요양병원 제외)
- 의료기관인증평가는 의료기관이 제공하는 의료서비스의 질을 개선· 촉진하기 위하여 마련된 자율적 평가제도

인증을 받은 의료기관은 전문적이고 객관적인 조사와 평가를 통하여 의료의 질과 환자 안전에 있어 적정수준을 달성하였다는 의미로 4년간 유효한 보건복지부장관 명의의 인증서를 받게 되며, 인증 결과는 인증원 홈페이지 등을 통해 공표한다.

또한, 평가결과 및 인증등급을 활용하여 상급종합병원 지정, 전문병원 지정 등 행정적· 재정적 지원을 받을 수 있다.

표 2-1 평가와 인증의 차이

구분	평가	인증
수단/목적 여부	수단, 과정	목적, 결과
행위 동기	타율	자율
주체	자체 또는 외부	외부 전문기관
수준	일정 수준	최고 수준 지향
목적	평가 기준과의 차이 해소	인증 수준의 지속적인 개선

〈출처 : 의료기관평가인증원〉

주요 내용

① 품질관리(QC)는 일정한 조건 하에 최저 비용으로 최고 품질의 제품을 획득할 수 있도록 생산 활동을 통계적 수치에 의해서 관리통제하는 경영관리방식의 하나이다.

② 의료의 질 관리 역사는 고대 함무라비 법전, 히포크라테스, 근대 나이팅게일, 20세기 이후 플렉스너, 코드만, 미국외과학회, TJC, 미국 NCQA 등이 있다.

③ 우리나라의 의료의 질 관리 역사는 병원표준화심사, 한국의료질향상학회, 의료기관평가인증제도 등이 있다.

학습 문제

1. 수술 받고 퇴원한 환자를 추적 관리하여 최종 평가하는 등 QA 기본 틀을 마련한 사람은?
   ① 리와 존(Lee & Jones)
   ② 플렉스너(Abraham Flexner)
   ③ 코드만(Ernest Avery Codman)
   ④ 나이팅게일(Florence Nightingale)
   ⑤ 히포크라테스(Hippocrates)

2. 의료기관 평가와 인증의 차이에 대한 설명으로 옳지 않은 것은?
   ① 인증수준은 최고 수준을 지향한다.
   ② 평가 주체는 항상 외부전문기관이어야 하다.
   ③ 평가는 타율적인데 반해 인증은 자율적이다.
   ④ 평가 목적은 평가기준과의 차이 해소를 위한 것이다.
   ⑤ 평가는 과정에 중점을 두고 인증은 결과에 중점을 둔다.

3. TJC에 대한 설명으로 옳지 않은 것은?
   ① TJC의 전신은 JCAH(병원신임합동위원회)이다.
   ② 보건의료기관의 안전과 질을 규제하는 역할을 한다.
   ③ 의료의 질을 평가하는데 있어 선구자적 역할을 하였다.
   ④ 2007년 TJC(the joint commission)로 명칭을 변경하였다.
   ⑤ 보건의료조직을 평가하고 승인하는 규제기관으로 임무는 공공성의 성격을 가진다.

4. 의료기관평가인증제도에서 의무적으로 인증신청을 하여야 하는 의료기관은?
   ① 전문병원 ② 상급종합병원
   ③ 요양병원, 정신병원 ④ 의원, 한의원, 치과의원
   ⑤ 한방병원, 종합병원, 치과병원

5. 대학의 위치, 입학조건, 학생 수, 교수의 학위와 수, 검사실, 실습실 등 구조적인 부분과 의학교육의 질적인 개선점을 제시하여 의학교육의 기틀을 마련한 인물 또는 기관은?
① 코드만(Ernest Avery Codman)
② 히포크라테스(Hippocrates)
③ 함무라비(Hammurabi)
④ 플렉스너(Abraham Flexner)
⑤ 미국외과학회(American College of Surgeons)

6. 병원신임평가가 수련환경평가로, 의료기관평가가 인증평가로 전환된 연도는?
① 2001년, 1995년
② 2002년, 2000년
③ 2009년, 2011년
④ 2017년, 2011년
⑤ 2017년, 2013년

7. 한국의료질향상학회가 창설된 해는?
① 1992년
② 1993년
③ 1994년
④ 1995년
⑤ 1996년

8. 해당년도와 시대적 특성을 맞게 연결한 것은?
① 1950년대 – Crosby 시대
② 1960년대 – 무결점 시대
③ 1970년대 – 품질경영 시대
④ 1980년대 – EWQC 시대
⑤ 1990년대 – 총체적 품질경영 시대

9. 의료의 질 지표연구와 환자만족도 도구조사 등 질 향상 컨텐츠를 개발하는 학술 기관은?
① 대한병원협회
② 보건복지부
③ 한국의료질향상학회
④ 대한의사협회
⑤ 대한보건의료정보관리사협회

10. 미국의 공식적인 병원표준화 프로그램 수립을 위해 자발적인 의료기관 신임제도의 효시가 된 기관은?
① 미국외과학회
② 동료심사기구
③ 미국보건의료정보협회
④ 미국병원합동신임위원회
⑤ 미국병원협회

[정답] 1. ③ 2. ② 3. ② 4. ③ 5. ④ 6. ④ 7. ③ 8. ② 9. ③ 10. ①

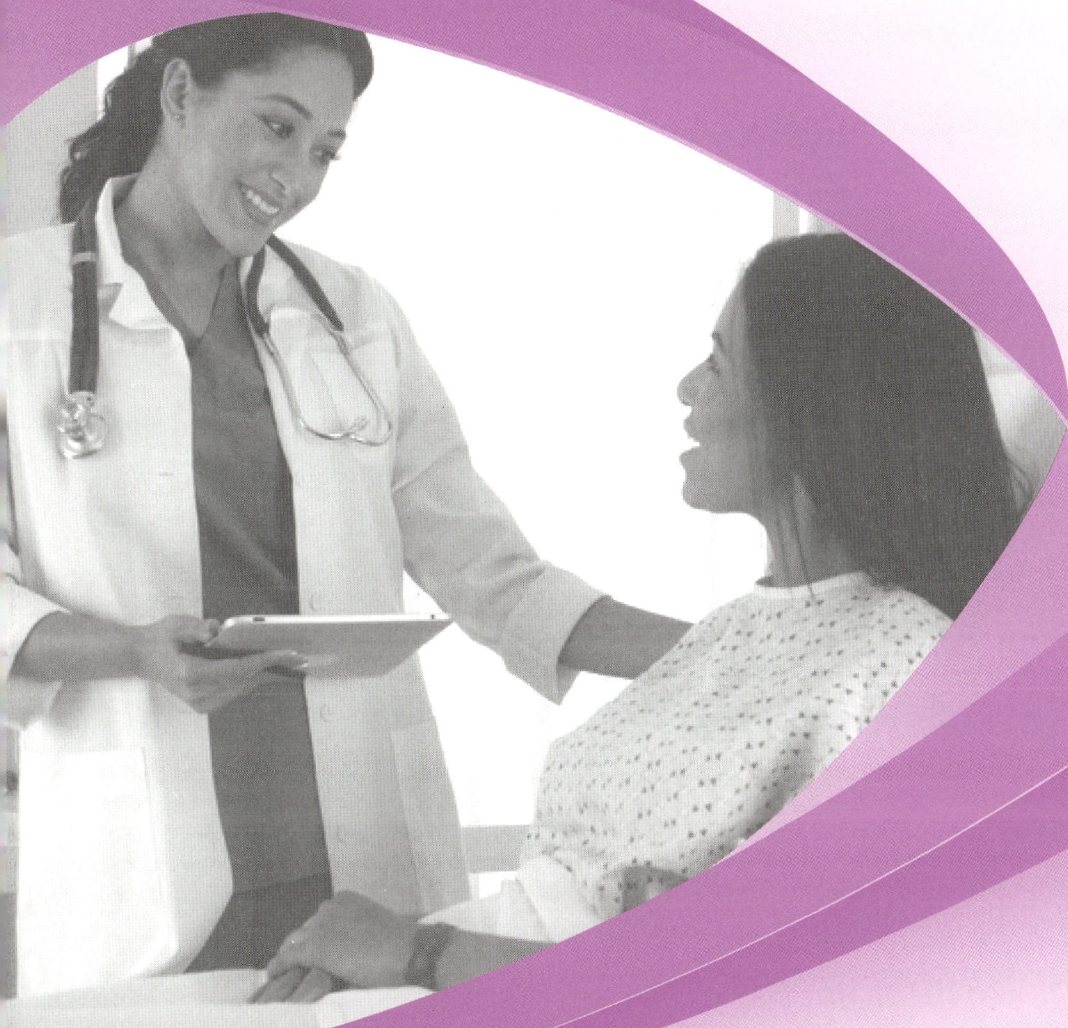

PART Ⅱ

의료의 질 접근방법

Chapter 3. 의료의 질 관리 모형

4. 환자 분류체계

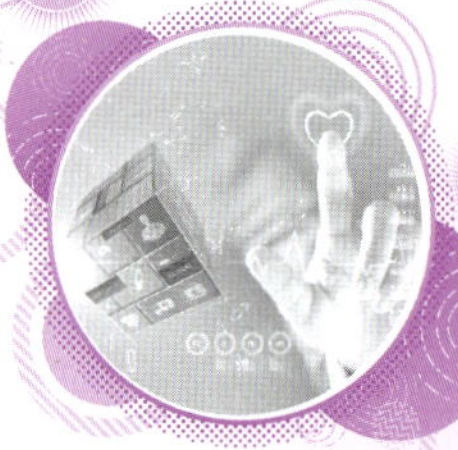

Chapter 3

의료의 질 관리 모형

학습목표

1. QI활동의 10단계 모형에 대해 이해한다.
2. TJC의 10단계 접근법에 대해 이해한다.
3. 도나베디언의 접근방법에 대해 이해한다.
4. 질 개선 모형의 종류와 내용을 이해한다.
5. 균형성과표(BSC)에 대해 이해한다.
6. 6-시그마(6-sigma)에 대해 이해한다.
7. 질 관리를 주장한 학자와 그 내용을 이해한다.
8. 환자중심진료(PFC)에 대해 이해한다.

의료의 질 관리의 과정은 의료의 질의 문제 평가와 파악된 문제를 개선하는 것이다. 질 관리 과정에서 파악된 문제는 현재의 사용 가능한 자원을 이용해 가장 적절하게 얻을 수 있는 결과와 실제로 얻게 된 결과 간의 차이로 이 차이를 줄이는 것이 의료의 질 관리의 목표가 된다.

1. QI 활동 모형

1. QI 활동의 10단계 모형

(1) 1단계 : 문제의 발견

① 문제 발견을 위한 팀 구성

의사·간호사·지원부서·행정부서 등 전체 병원 구성원들이 참여하는 것이 바람직하며, 더 이상적으로는 환자도 참여할 필요가 있다.

규모는 7~12명이 적당하며, 팀 리더(leader) 또는 팀 조정자(coordinator)의 역할이 매우 중요하다.

② 문제 발견을 위한 정보수집

정보의 수집은 병원 구성원들의 경험, 문헌(교과서, 학술지 등), 전국 통계자료, 환자/고객의 불평·불만 사항, 진료비청구 삭감 내역, 언론기사 등을 활용한다.

③ 발견된 문제의 우선순위 결정 : 브레인스토밍이나 명목집단기법 등 활용

브레인스토밍이나 명목집단기법 등을 통해 참가자들이 동등한 목소리로 아이디어를 내도록 하고, 강력한 구성원에 의해 그룹이 끌려가는 것을 막을 수 있다. 또한, 소극적 구성원들을 과정에 참여시키는데 유용한 방법이기도 한다.

(2) 2단계 : 개선주제의 우선순위 결정

병원 경영진의 요청으로 정책적 QI 개선과제가 우선순위에 해당할 수 있는데, 개선주제의 우선순위 결정에는 다음의 사항이 고려되어야 한다.

① 의학적 중요성 : 유병률과 건강에 미치는 의학적 영향이 큰 것

② 문제의 사회적 중요성 : 비용, 가족, 사회에 미치는 영향이 큰 것

③ 안전하고 효과적인 방법의 적용 가능성 : 안전하고 효과적인 방법이 존재하는 것

④ 실현 가능성 : 개선과제를 수행하는 데 성공 가능성이 큰 것

⑤ 효율성 : 현재 존재하는 비효율성의 개선 여지가 있는 것, 개선에 너무 오랜 시간이 소요되지 않는 것, 관련 자료를 구하기 쉬운 것

⑥ 문제의 확인 가능성 : 활동목표에 대한 구성원의 의견일치가 쉬운 것

개선주제의 우선순위 결정은 주로 명목집단기법(nominal group technique)을 사용한다.

(3) 3단계 : 문제분석

문제의 원인과 관련 영향요인을 파악할 수 있도록 문제를 체계적으로 정의하고 진단하는 과정이며, 이 문제에 누가 관여되어 있는지, 누가 영향을 받는지, 어디서 문제가 발생하는지, 왜 문제가 발생하였는지, 문제로 인해 어떤 결과가 생겼는지 등을 정의한다.

즉, 5W[누가(who), 어디서(where), 언제(when), 왜(why), 어떤 문제(what)]를 파악한다.

문제를 명확하게 하기 위해 문제 발생과정을 이해(업무과정 파악)하고 흐름도, 시스템모델링, 원인 결과도, 방법 등을 활용한다.

(4) 4단계 : 자료수집(자료조사)

분석된 문제를 중심으로 실제 현황을 조사하기 위한 자료를 수집하여 문제를 객관적으로 밝히는 과정이다. 이때, 문제의 구체적인 내용·현황을 표와 그림으로 제시한 다음에 조사방법을 결정한다.

조사방법에는 기록조사(의무기록, 행정기록, 전산기록 등), 면접조사, 설문조사, 직접관찰조사 등이 있다.

조사 시점은 후향적 조사, 동시적 조사, 전향적 조사 중에서 선택한다.

그 다음에는 조사대상을 선정하고, 조사표 등의 조사 도구를 준비해야 하며, 마지막으로 누가 조사를 할 것인지를 결정한다.

(5) 5단계 : 결과분석 및 비교

조사한 결과를 분석하고 바람직한 조직성과와 비교함으로써 문제의 성격·원인에 대한 결론을 제시하는 과정이다. 내용의 명확화와 간결화를 위하여 조사결과의 제시는 다음과 같은 방법을 사용한다.

① 발생빈도(frequency) : 막대그래프, 원 그래프, 파레토 차트

② 시간에 따른 추세(trend) : 런 차트, 관리도

③ 분포(distribution) : 히스토그램

④ 관련성(association) : 산점도

(6) 6단계 : 개선과제 규명(도출)

앞에서 제시한 문제의 연구결과를 근거로 가장 효과적인 개선과제를 규명(도출)하는 과정이다.

(7) 7단계 : 표준의 설정

조사결과를 바탕으로 바람직한 조직의 질적 수준(지표, 표준, 역치)을 정하는 단계이다.

① **지표**(indicator) : 질적 수준이나 목표달성 정도를 나타내는 측정 가능한 변수나 특성
예) 수술취소율, 계획에 없던 재입원율

② **표준**(standard) : 의료의 질을 평가하기 위해 사용하는 기준이 되는 것
예) 외래환자의 60%는 예약시간 30분 이내에 진료를 받을 수 있다.

③ **역치**(threshold) : 지표를 통해 모니터링한 결과가 일정수준 이상 또는 이하일 때 심각한 질적 문제가 있다고 보고 정밀검토를 하게 되는데, 이 정밀검토 여부를 판단하는 기준점. 대부분 표준보다는 역치가 낮음

④ 표준이나 역치의 설정 기준은 교과서나 문헌에 제시된 수준, 다른 병원의 참고치(벤치마킹), 과거의 자체 수준 등임

(8) 8단계 : 질 개선계획 수립

조사한 결과와 설정된 표준·역치·목표 등을 바탕으로 질 개선을 위한 계획을 수립하는 단계이며, 이때, 구체적인 질 개선계획이 제시되어야 한다. 질 개선 활동에 필요한 인력, 시설, 물자, 예산, 교육 등 모든 관련 요소를 포함하여 질 개선계획을 수립해야 한다.

(9) 9단계 : 개선과제(질 개선계획) 수행

개선 과제(질 개선계획)를 실행하는 단계로 계획단계에서부터 관련 구성원들의 참여가 가장 중요하다.

(10) 10단계 : 모니터링 및 결과평가

개선과제(질 개선계획) 수행 중 진행 상황을 모니터링하고 실행 상의 문제점이 발생되었을 때 문제를 분석하고 개선방안을 재수립하는 과정이다. 최종 개선결과(성과)를 표준과 비교하여 평가하고, 평가결과가 표준에 부합한다면 지

속될 수 있도록 하고, 표준에 부합하지 않는다면 적절한 교정(원인파악, 표준 재설정, 개선방안 수립)을 반복하게 된다.

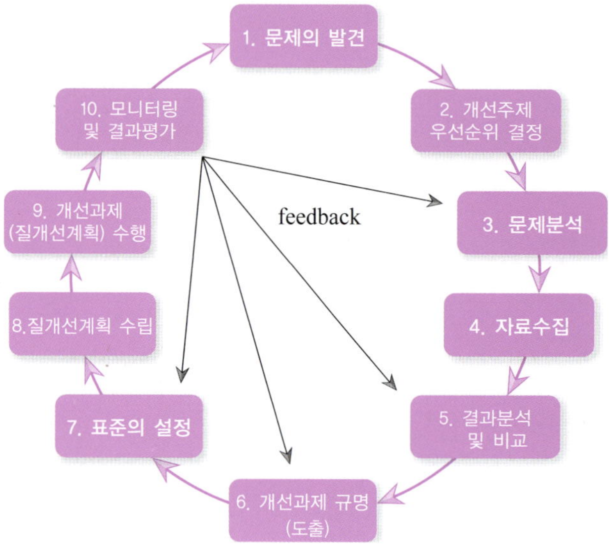

그림 3-1 QI 활동의 10단계

2. TJC의 10단계

1985년 의료기관신임합동위원단(JCAHO)는 의료기관 QA 프로그램의 기준을 설정하고 10단계의 평가모델을 제시하였다. JCAHO는 QA 프로그램은 과정, 결과 및 효율성이 문서화되어야 하고, TJC가 제시한 10단계 모델은 다음과 같다.

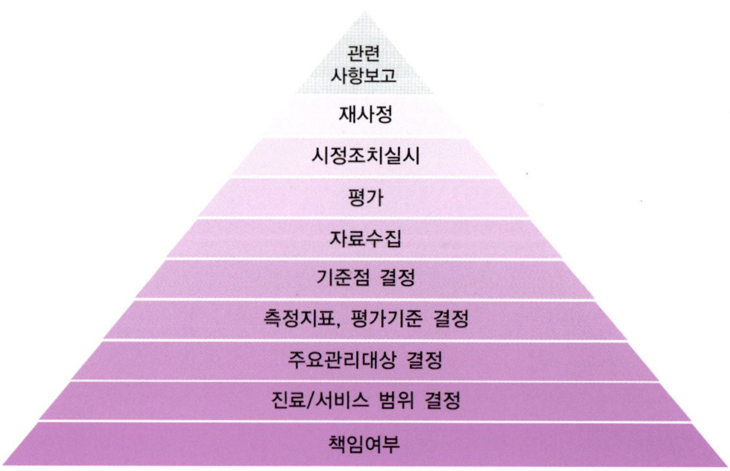
관련 사항보고
재사정
시정조치실시
평가
자료수집
기준점 결정
측정지표, 평가기준 결정
주요관리대상 결정
진료/서비스 범위 결정
책임여부

그림 3-2 TJC의 QA 10단계

(1) 1단계 : 책임 부여

병원조직의 구성원 각자에게 병원 업무와 질 개선에 대한 책임을 부여하는 단계이며, 다만 병원운영과 관리에 대한 최종책임은 병원장(운영위임) 또는 이사회(설립주체)에게 있다.

(2) 2단계 : 진료/서비스의 범위 설정

해당 부서가 병원 또는 고객을 위해 수행하고 있는 업무를 파악하는 단계이다. 크게 진료부서, 진료지원부서, 행정관리부서로 나누고, 각 부서에 해당하는 고객이 누구인지, 그 고객들에게 어떤 서비스를 제공하는지가 명확하게 표시되어 있다. 일종의 업무분장규정에 해당한다. 진료/서비스의 범위를 명확히 파악하기 위해 다음 사항을 고려해야 한다.

① 진료/서비스를 제공받는 고객의 유형(내부고객+외부고객 포함)
② 진료/서비스를 제공하기 위해 수행되는 활동
③ 진료/서비스를 제공하는 의료진/공급자의 유형
④ 진료/서비스를 제공하는 장소
⑤ 진료/서비스를 제공하는 시간

(3) 3단계 : 진료/서비스의 주요 관리대상 결정

각 부서의 업무 중 가장 중요한 일이 무엇인지 찾아내는 단계이다. 각 부서의 업무 중 의료의 질에 가장 큰 영향을 미치고 있거나 앞으로 영향을 미칠 가능성이 있는 일을 발견하여 지표를 설정하고 모니터링 한다. 발생빈도가 높거나 문제의 심각도가 높은 것들, 그리고 문제를 일으킬 확률이 높은 것 등 평가의 초점이 되는 주요 관리대상을 결정한다.

① **다빈도**(high volume) : 양적인 측면에서 환자나 병원에서 흔히 발생하거나 많은 수의 사람들에게 영향을 미치는 업무로, 다빈도 자체의 중요도보다는 진료과에서 환자의 진료결과에 큰 의미가 있을 때만 중요
② **고위험**(high risk) : 업무가 적절한 방법으로 수행되지 않았을 때 환자 또는 병원에 직접적인 해를 입히거나 수행 대가로 편익이 발생하지 않는 것
③ **문제 발생 가능성**(problem prone) : 과거에 환자나 병원에 문제를 발생시켰거나 앞으로도 그러한 경향이 있는 것
④ **고비용**(high cost) : 진료/서비스의 제공에 고가의 재료나 장비 등이 사용되거나 단위 항목당 비용은 적더라도 자주 사용되는 것

(4) 4단계 : 측정지표(indicator)와 평가 기준(criteria) 결정

진료행위에 소요되는 구조, 과정, 결과를 모니터링(측정)할 수 있는 측정지표/ 평가기준을 설정하는 단계로, 측정지표는 가능한 비율(ratio) 형태로 표시할 수 있도록 해야 하고, 분자와 분모를 명확하게 규정해야 한다. 측정지표는 객관적이고 측정 가능한 것, 타당성·신뢰성이 있는 것, 최신지식과 임상적 경험에 근거한 것 등이어야 한다.

측정지표의 종류는 다음과 같다.

① 적신호사건 지표(sentinel event indicator)

② 과정의 지표(process indicator)

③ 구조의 지표(structure indicator)

④ 결과의 지표(outcome indicator)

(5) 5단계 : 평가하기 위한 기준점(thresholds) 결정

평가 기준점은 진료 및 관련된 일들에 대한 정밀검토 필요여부를 결정하는 단계며, 이 단계에서는 각각의 경우에 맞는 기준점이 정해져야 한다. 평가 기준점(threshold: 역치, 한계치) 설정의 근거는 기존의 임상문헌, 질 관리에 관한 문헌, 해당 부서의 과거 경험사례 등이 될 수 있다.

(6) 6단계 : 자료를 수집하여 체계화

자료를 수집하고 체계화하기 위하여 미리 결정된 측정지표별로 해당하는 자료의 출처, 자료수집방법, 표본추출의 적절성, 자료수집빈도, 수집된 결과와 평가기준점(역치)의 비교 등을 결정하고 확인하는 단계로 다음 사항들을 고려한다.

① **자료출처** : 새로운 것보다는 병원 내에 존재하는 자료가 있는지 우선 고려(관련된 환자만족도조사, 의무기록조사, 위원회회의록, 보고서, 투약내용, 임상검사결과 등이 있음)

② **자료수집** : 일상업무 중 자료를 수집하거나 별도의 인력을 배치하여 수집하는 방법. 자료수집방법은 입원 전 전향적, 입원 중 동시적, 퇴원 후 후향적 방법이 있음

③ **표본추출** : 발생빈도가 낮거나 매우 심각한 합병증에 대한 지표는 전수조사가 바람직함. 발생빈도가 높은 지표는 표본추출을 하며, 표본 크기는 최소한 모집단의 5~30%가 적당

④ **자료수집빈도** : 비율로 표시되는 지표의 중요성과 분자·분모의 특성에 따라 결정
⑤ **수집된 결과와 기준점 비교** : 자료에서 산출된 지표는 사전에 설정된 각 지표의 기준점(역치)과 비교하여 정밀검토 여부를 결정

(7) 7단계 : 평가

수집되고 체계화된 자료를 조사하여 실수의 유형이나 과정의 개선방안을 도출해 내는 단계이다.

(8) 8단계 : 진료와 서비스 향상을 위한 시정조치(개선 활동)

문제점에 대한 개선 활동계획을 수립하고 이를 수행하는 단계에 해당하며, 확인된 문제를 해결, 시정하고 진료와 서비스 및 업무의 질 향상을 위하여 누가, 무엇을, 언제부터, 어떻게 할 것인가를 결정한다. 흔히 지식 부족, 처리절차나 제도의 결함 또는 관련 직원의 태만이나 부주의 등이 원인으로 밝혀지면 이러한 각각의 원인을 제거할 수 있는 시정조치를 취한다. 개선 활동계획에는 다음 내용이 포함된다.
① 개선 활동계획을 수행할 책임은 누구에게 있는가?
② 무엇이 바뀌어야 하는가?
③ 문제의 범위나 심각성을 고려할 때 가장 적절하고 효과적으로 개선하기 위해서는 어떤 활동이 수행되어야 하는가?
④ 개선 활동은 언제부터 시작할 것인가?
⑤ 개선 활동에 따른 변화는 언제쯤 나타날 것으로 예상하는가?

문제 유형에 따른 개선 활동 예는 다음과 같다.

문제 유형	개선 활동
지식의 부족	직무교육, 오리엔테이션프로그램 개선, 과거 결과를 환류, 참고문헌 제공, 지침서·매뉴얼·프로토콜·문서화 된 방침 제공
태도와 형태	보상과 제재, 과거 결과를 환류, 공식적/비공식적 상담, 과제의 변화, 감독, 부서이동
체계의 문제	의사소통체계 변화, 새로운 업무분담, 조직구조 변화, 물리적 환경 변화, 경영방식 변화, 자원의 추가, 장비사용 변화

(9) 9단계 : 시정조치의 효과를 검토, 평가, 유지

문제점이 개선 활동을 통해 개선되었는지 조사하고 개선된 사항이 지속적으로 유지되도록 감시·평가하는 단계이며, 사전에 설정된 각 지표를 통해 모니터링하여 자료상 개선 효과가 나타나야 한다.

(10) 10단계 : 해당 직원 및 관련 부서에 성과 공지 및 정보교류

개선 활동과 평가결과의 전체 과정을 관련자들이 알게 하여 보람을 갖게 하고 구성원들에게 공지하여 동기유발을 유도하는 단계이다. 관련자들이 평가활동의 시작부터 완료된 시점까지의 내용을 알게 함으로써 좀 더 긍지와 보람을 갖게 하고, 세심한 주의와 노력으로 더욱 높은 수준의 성과를 내도록 동기를 유발시켜 주어야 한다. 이때 공식적인 보고서, 게시판, 원내 SNS 등을 활용한다.

2. 도나베디언(Avedis Donabedian)

도나베디언(Avedis Donabedian, 1980년)은 의료의 질 관리의 개념적 접근방법을 구조(structure)−과정(process)−결과(outcome)의 평가방법을 제시하였다.

1. 구조적 접근(structure) : 투입요소 평가

구조란 진료의 수단과 여건을 말하는 것으로 시설, 장비 등의 물적 자원속성과 의료종사자의 수와 자질 등의 인적 자원속성, 신임제도, 면허제도, 의료기관평가 등의 조직구조 속성을 말한다.

보건의료과정에 투입되는 투입요소 즉, 자원(인력, 시설, 장비)이 표준을 만족하게 하는지를 평가하는 것으로 의료기관의 구조상태가 진료에 도움을 주어 양질의 의료제공을 가능하게 하는지, 해가 되는지를 판단하고자 하는 평가이다.

예를 들면, 병상수·의료장비·시설 등 물적 자원, 의료 인력의 수나 훈련정도 등 인적 자원, 신임·면허제도·의료기관평가 등의 조직구조 등을 말한다.

구조적 접근을 위한 3가지 신임 활동

① 신임제도(accreditation): 정부 기관이나 민간조직이 어떤 의료기관이나 교육훈련 프로그램이 미리 정해진 표준을 충족시키는지 평가하고 인증해주는 과정
② 면허제도(licensure): 정부 기관이나 조직이 개인에게 일정한 수준의 능력을 갖췄음을 증명하고 특정 직업에 종사할 수 있도록 허가해주는 과정
③ 자격증·회원증 제도(certification and/or registration): 민간기관이나 협회가 개인에게 일정 수준의 자격을 갖췄음을 인정해주는 과정. 신임프로그램 이수, 자격시험 통과, 일정한 경험 축적, 협회 회원 가입 등

2. 과정적 접근(process) : 진료과정의 평가

진료의 모든 단계(진료과정)에서 발생한 내용을 평가하는 것이다. 현재 이용 가능한 의학지식과 기술을 충분히 적용한다면 결함이 있을 때 결과가 더 나아질 것이라는 가정하에 진료과정에서 작성된 의무기록이 가장 원천적인 평가정보의 유형적인 자료로 인식한다는 것과 환자의 치료과정(진단적 검사, 투약)이나 수술 시의 의사결정과정을 조사 평가하는 것이다.

의료서비스 제공자들의 의사결정과정과 의료기관 차원의 환자관리 업무처리과정을 검토하게 된다. 방법상으로는 직접 관찰하여 평가하는 방법, 간접적으로 의무기록을 검토하여 평가하는 방법 등이 있다.

과정적 접근의 종류

① 내부평가와 외부평가
- 내부평가 : 조직적 수단이나 교육적 방법으로 해결할 수 있는 문제를 밝혀내는 데 효과적임
- 외부평가 : 정책 결정, 부정진료 선별, 신임·면허평가에 적합하고 전문가협회, 교육기관, 법적 기구, 연구집단 등이 평가 주체임

② 행정적 평가와 전문가평가
- 행정적 평가 : 보건의료서비스의 생산에 사용된 자원에 대해 기획·관리·회계를 평가
- 전문가평가 : 생산된 서비스의 과학적, 기술적 품질에 초점을 맞추는 평가

③ 환례 검토와 통계평가

- 환례 검토 : 한 공급자가 제공한 진료나 한 환자가 받은 진료를 측정대상으로 의무기록 문서원본이나 개별 관찰을 통해 어떤 양식을 규명하거나 일반화시키는 방법
- 통계평가 : 개별 기록을 모아 편집된 종합적 통계자료를 통해 의심이 가는 결과가 나온 원본을 상세히 분석하는 방법

④ 의무기록조사

- 의무기록에 기초하여 진료표준의 충족 여부(진료의 질)를 후향적으로 측정하는 방법
- 병력·진단·치료·추구관리·재활 등에서 실제 진료가 표준(기준)을 얼마나 만족하는지 평가
- 북아메리카 국가의 병원들에서 주로 사용하는 QI 방법임

⑤ 동료의사 심사(peer review)

- 동등한 자격을 갖춘 동료의사에게 평가를 받게 해서 자신의 의료행위가 동료들보다 어느 정도 수준인지 알 수 있게 함으로써 의료의 질 수준을 보장하는 방법
- 미국에서는 특정 사회복지수혜자격을 가진 환자를 치료하고 수가를 보상받기 위해서는 동료감사기구(PSRO: peer service review organization)의 평가를 받음. 이는 의료의 질적 목표보다 서비스의 과다이용이나 과소이용 등 경제적 목표에 초점을 둠

⑥ 의료자원이용심사(UR, utilization review)

- 의료서비스의 이용·절차·시설 등에 대한 필요성이나 적절성 여부를 검토하는 방법
- 주로 입원의 타당성, 재원기간의 적절성 등을 심사

⑦ 의료 감사(medical audit)

진단명별 일정 기준을 설정하여 그 기준에 의해 진료 내역을 검토하고 평가하는 방법

⑧ 진료비청구심사(claims review)

- 의료기관에서 청구한 진료비청구 자료를 통해 의료의 질을 평가하는 방법
- 우리나라 건강보험심사평가원의 심사와 비슷한 역할을 함

⑨ 표준진료지침평가(clinical pathway review) :

환자 진료를 위해 세운 계획인 표준진료지침에 따라 진료과정이 수행되었는지 평가하는 방법

3. 결과적 접근(outcome) : 산출물 평가

결과적 접근은 환자의 건강과 만족도(client satisfaction)를 평가하는 것으로, 진단결과(diagnostic outcome)와 치료결과(therapeutic outcome)를 주로 평가한다.

매사추세츠병원 외과의사 코드만(Codman)은 수술환자 결과를 즉각적인 기록과 1년 후 재검사 후 최종 치료결과로 확정하면서 의사-조직-질병-환자라는 4가지 요인이 치료결과에 영향을 미친다고 보고하였다.

치료결과는 측정하기 어렵고 질병의 진행에 정도 따라 그 결과는 다르게 나타날 수 있으므로 의료평가에서는 '과정'에 중점을 두게 된다. 과정의 평가는 직접 관찰하는 방법과 의무기록을 검토하여 평가하는 방법이 있다.

또한, 의무기록은 환자의 치료과정을 한눈에 볼 수 있는 객관적인 자료로 의료평가를 하는 데에 있어서 중요한 도구라고 할 수 있다.

표 3-1 질병 특성에 따른 결과 평가

구분	일반적 특이성 (모든 질병에 결과가 적용되는가)	질병특이적 특이성 (특정 질병별로 결과가 다른가)
의미	• 전체 의료체계 하에서 일정한 인구집단이 받은 총체적인 의료의 질을 평가 • 일반적인 결과변수를 가지고 한 공급자가 제공한 질을 평가하기는 어려움	• 진료제공자가 아닌 다른 평가자가 재검하는 것을 전제로 함 • 비용이 많이 들고 긴 시간이 필요함
전향적 평가	건강 수준의 향상	진단의 정당성, 퇴원수준, 합병증
후향적 평가	이환율, 사망률, 건강 수준, 치료	질병별 사망률, 합병증, 기능 수준

결과적 접근의 종류

① 수명 및 사망률(longevity, mortality)
② 급성기 생리적 안정도(acute physiologic stability)
③ 만성질환과 유병률(chronic disease and morbidity)
④ 합병증(complications of disease or of medical care)
⑤ 신체기능 상태(physical functional status)
⑥ 정신기능(psychological functioning)
⑦ 삶의 질(quality of life)
⑧ 진료비용(costs of care)
⑨ 특수서비스 이용(use of specified services)
⑩ 진료 관련 만족도(satisfaction with care, experiences with care)

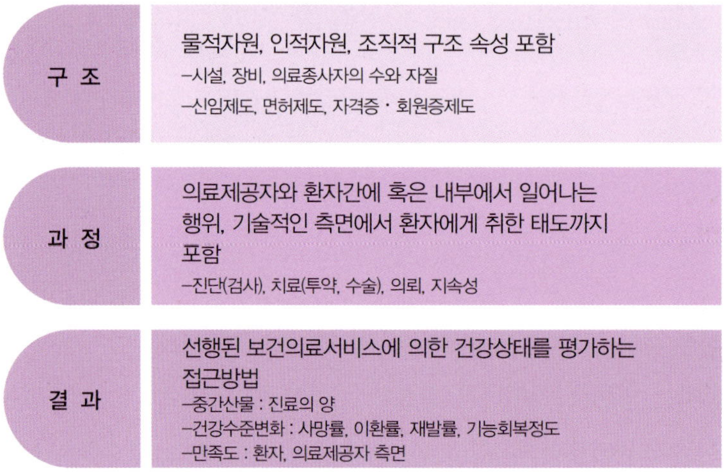

그림 3-3 Donabedian의 질 관리 접근방법

3. 질 개선 모형

1. PDCA Cycle

PDCA Cycle은 원래 1930년대 통계학자 슈하트(Shewhart)에 의해 고안되어 'Shewhart Cycle'로 불렸으나 1950년 데밍(Deming, 1900~1986)이 일본에 이를 소개하면서 'Deming Cycle'이라고 불리게 되면서 품질관리모델로 대중화되었다.

Deming의 지속적인 개선과 학습을 위한 질 향상모델 P–D–C–A(계획–실행–확인–조치)는 반복적 순환과정을 논리적, 과학적으로 수행하는 Cycle 모형을 그림으로 표현하였다.

① **계획(plan)**: 어떤 업무를 시작하기 위한 목적과 목표를 설정하고, 그 목표를 달성하기 위한 활동계획을 세우는 단계

② **실행(do)**: 규정, 지침, 표준, 계획 등의 수립된 시스템에 따라 실제로 업무를 수행하는 단계

③ **점검(check)**: 업무를 수행하는 중에 계획된 절차대로 진행되는지를 확인, 검사, 평가, 검증하고 목표의 결과를 비교하는 등의 분석을 통해 개선해야 할 점을 분명히 밝히는 단계

④ **조치(act)**: 실제로 개선된 업무를 다시 수행해 보는 단계. Act는 지속적인 개선이 요구되는 순환구조

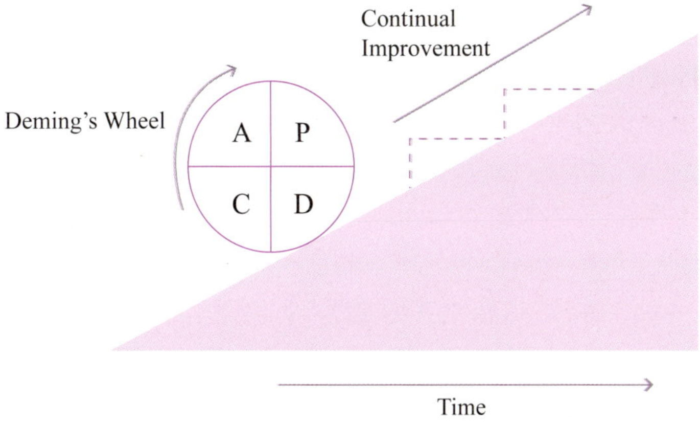

그림 3-4 PDCA Cycle 단계

(1) PDCA Cycle의 활용

① 제품이나 조직의 지속적 개선 프로젝트를 추진할 때
② 새로운 개선 프로젝트를 시작할 때
③ 과정, 제품 및 서비스에 대하여 새로운 또는 개선된 설계를 할 때
④ 반복적인 업무과정을 명확하게 할 때
⑤ 문제나 근본적인 원인을 확인하고 우선순위를 설정하기 위하여 자료를 수집하고 분석하고자 할 때
⑥ 특정한 변화를 수행하고자 할 때

2. Focus-PDCA

(1) Focus-PDCA의 단계

1989년 미국병원법인(HCA, hospital corporation of america)에서 개발한 9단계로 구성된 모형으로 보건의료조직의 QI 활동에 효과적으로 이용되었다. 이 모형은 PDCA 모델을 시행하기 전 단계로 FOCUS(find - organize - clarify - understand - select) 과정을 제시하고 있다.

① **발견**(find) : 업무상의 기회 또는 개선이 필요한 과정을 발견해 내는 것
② **조직**(organize) : 업무상의 절차를 이해하고 있는 팀을 구성하는 것
③ **명확화**(clarify) : 업무의 절차에 대한 현재의 지식을 명확히 하고, 규범적인 것과도 비교
④ **이해**(understand) : 업무상 절차의 변이 원인을 이해하는 것

⑤ **선택**(select) : 업무절차에서 개선이 필요한 사항을 선택하는 것

⑥ **계획**(plan) : 업무 개선을 위한 목표수립, 자료수집 활동을 하는 단계

- 개선을 목표로 변화를 계획하거나 테스트
- 문제 인식을 위한 자료수집, 수집된 자료의 분석, 개선계획수립
- 개선계획에는 계획 목표 및 계획을 평가하기 위한 기준(5W: who, when, where, what, why) 등을 설정

⑦ **실행**(do) : 변화를 위한 계획을 수행하는 과정으로 개선, 자료수집, 자료분석을 실제로 달성하는 단계

⑧ **점검**(check) : 실행을 통한 개선과정이 마무리되면 변화를 확인, 검토, 분석하는 단계. 이때, 얻은 정보는 조직구성원이 공유 및 학습이 필요

⑨ **조치**(act) : 확인과 학습 단계에서 얻은 것을 기초로 환류(feedback)하는 단계

- 변화가 성공적이었다면 이를 표준화하여 정착시키고, 변화를 가져오지 않았다면 계획을 수정하거나 새로운 계획을 수립하여 개선을 추진
- 적용 후 발생한 장점을 유지하면서 변화의 조정(adjusting), 채택(adopting), 폐기(abandoning)를 통하여 지속적으로 실행하는 것

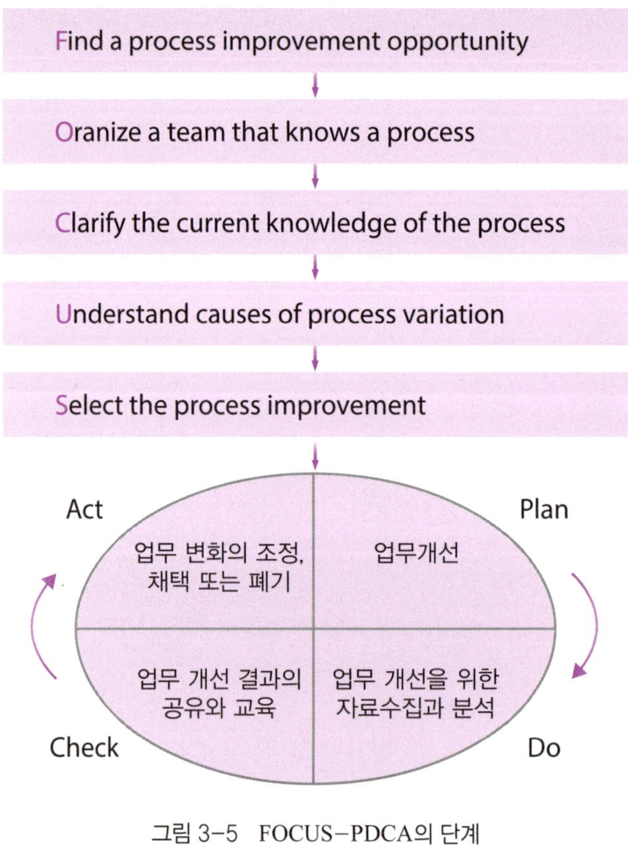

그림 3-5 FOCUS-PDCA의 단계

(2) Focus-PDCA의 Act 단계에서 발생할 수 있는 문제 유형별 개선 활동

① 지식이 부족한 경우

직무 교육(education), 훈련(training), 적응(orientation) 프로그램의 개선, 과거의 결과를 환류(feedback), 참고문헌의 제공, 지침서, 매뉴얼, 문서화된 방침 등을 이용

② 업무 태도와 형태의 문제의 경우

보상과 제재, 과거의 결과를 환류, 상담(공식/비공식적), 업무전환, 감독 등을 시도

③ 시스템의 문제

의사소통체계의 변화, 새로운 업무분담, 조직구조의 변화, 물리적 환경의 변화, 정책의 변화, 경영방식의 변화, 자원의 추가, 장비사용의 변화 등을 시도

변이(variation)란?

변이의 사전적 의미는 같은 종류의 개체 사이에서 형질이 달라짐을 뜻한다. QI에서 말하는 의미는 모든 업무과정 중에 내재하는 요인으로 질 평가에 중요한 부분이다. 같은 사람이 같은 방법으로 업무를 처리하더라도 여러 상황에 따라 약간씩은 다르며, 특히, 의료기반의 질과 관련된 자료의 수집은 변이가 필수적으로 발생한다.

예를 들면, 동일 의료기관 내의 각각의 의사, 환자에 따라 질병의 양상, 의료비의 지출 정도, 입원의 여부, 수술 유무, 검사의 종류 등에 많은 차이를 보이는 것이 그렇다. 변이가 존재한다는 것만으로도 의료의 질에 문제가 있음을 알 수 있고, 이는 의료의 질 평가에 중요한 출발점이 된다.

따라서 변이를 완전히 제거할 수는 없지만, 업무과정의 개선을 통하여 가능한 한 제거하여야 한다. 그러므로 양질의 의료를 제공하기 위해서는 변이의 정도와 그 원인을 파악하고, 적절한 방법을 적용하는 것은 매우 중요한 일이다.

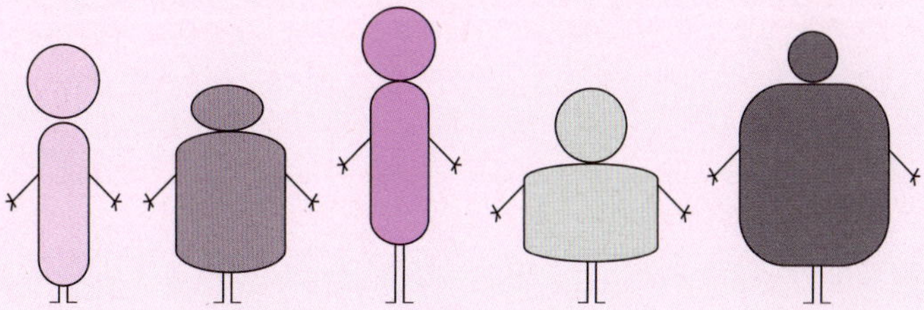

3. FADE 4단계 모형

1990년, 매사추세츠주 보스턴의 ODI(organizational dynamics institute, wakefield, MA)에서 개발한 질 향상모델이다.

4단계로 구성이 되어 있으며, 프로세스와 결과를 측정하기 위한 모형이다.

① 1단계(focus) : 문제점을 나열해보고 우선순위에 대한 합의를 통해 해결하고자 하는 문제를 선택하는 단계로 프로세스 향상을 위한 문제점을 정의하고 확인

② 2단계(analyze) : 선택된 문제는 설정된 기준에 따라 데이터를 수집하고 분석하는 단계며, 문제에 영향을 미치는 근본 원인과 해결 가능한 방법을 파악하는 작업의 수행

③ 3단계(develop) : 구축된 데이터를 통하여 질 향상을 위한 활동계획을 수립하는 단계로 수립된 활동계획에는 실행, 커뮤니케이션, 측정, 모니터링을 포함

④ 4단계[execute(or evaluate)] : 3단계에서 수립된 활동계획을 예비실행계획(pilot basis)에 따라 역할을 부여하고(execute, 실행), 그 실행이 성공적으로 수행되도록 지속적인 측정과 모니터링으로 시스템을 완료. 즉, 조직적인 실행과 수행에 대한 평가와 결과 제시

FADE 4단계 내에는 많은 하위 단계가 존재하며, 원의 중간에서 시작하여, 순차적인 흐름에 따라 각각의 하위 단계로 이동한다. 따라서 원의 중심의 4단계 사이클보다 하위의 세부항목이 더 중요하다.

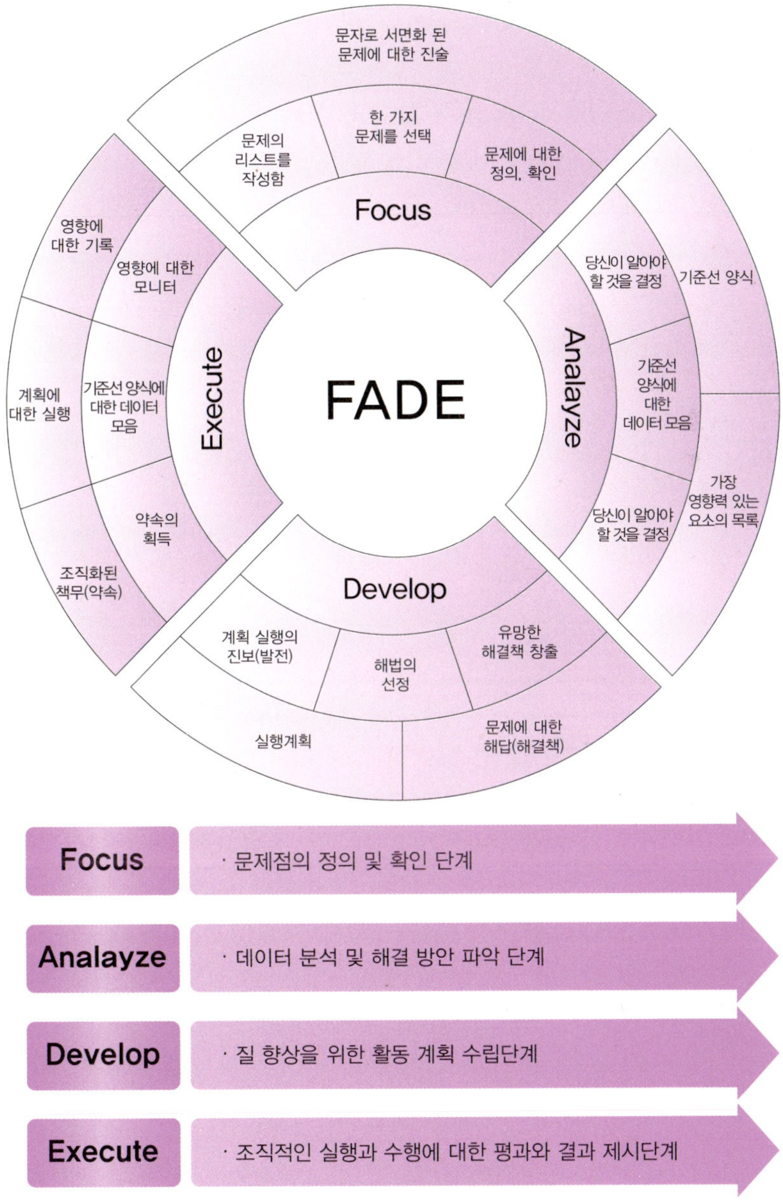

그림 3-6 FADE 4단계 모형

4. D*A*T 모형

1992년에 Joseph G. van matre가 제시한 D*A*T 모형은 QI 철학에서 핵심 개념과 중요한 관계의 평가를 위한 기본적인 틀을 제공한다. 자료(data), 태도(attitude), 도구(tool)의 3가지 요소가 상호작용하여 지속적인 질 향상(CQI)이 이루어짐을 의미한다.

'*'표시는 곱하기 표시로, 3요소 중 한 가지 요소라도 누락되면 값이 0이 되기 때문에 지속적 질 향상 활동은 무의미함을 나타낸다.

① **자료**(data) : 자료원과 형태로 구성되는데 자료원은 직원/환자 설문조사, 제안제도, 업무성과 보고서, 임상 데이터베이스 등이 해당되고, 형태에는 질적 속성, 양적 변수, 시간/연속자료 등을 포함

② **태도**(attitude) : 팀웍, 의사결정, 과정에 대한 고찰, 고객 중심적, 최고경영자의 의지 등을 포함

③ **도구**(tools) : 아이디어 짜내기(brainstorming), 런 차트, 흐름도, 산점도, 우선순위 메트릭스, 파레토 차트, 명목집단기법, 유사성 다이어그램 등을 포함

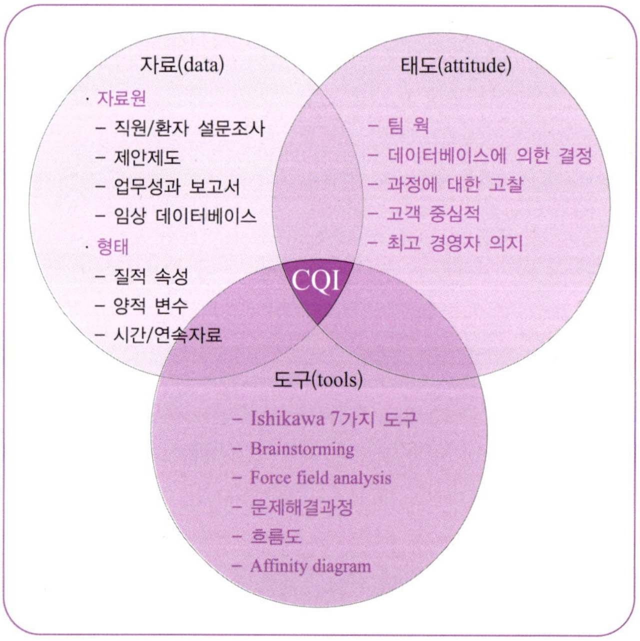

그림 3-7 D*A*T 모형

4. 균형성과표(BSC)

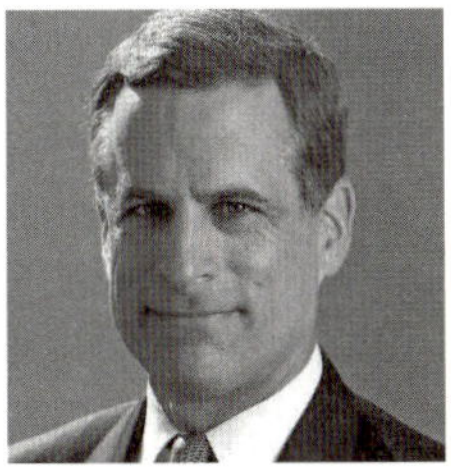
R. 카플란

균형성과표(BSC, balanced score card)는 1992년에 하버드대학의 R. 카플란(R. Kaplan)과 컨설팅 회사인 르네상스 솔루션(Renaissance solutions)사의 D. 노턴(D. Norton)의 주도하에 연구·개발된 방법으로, BSC는 과거의 성과에 대한 재무적인 측정지표에 추가로 미래성과를 창출하는 과정에서 발생하는 측정지표인 고객, 공급자, 종업원, 프로세스 및 혁신 지표를 통하여 미래가치를 창출하는 관리시스템이다.

전통적인 성과평가시스템은 대부분 기업의 재무지표를 중심으로 운영되어 기업의 평가가 재무적인 시각에만 국한되어 다양한 경영역량의 측정이 결여되고 기업전략과의 연계성이 부족한 한계점을 극복하고자 개발된 기법이다. 즉, 재무적 성과지표와 더불어 비재무적인 성과지표를 통한 다각적인 측면으로 기업을 평가하고자 한 균형 잡힌 성과측정도구이다.

1. BSC의 4가지 관점

재무적 관점(financial perspective), 고객 관점(customer perspective), 내부업무관리 관점(internal business process perspective), 그리고 학습과 성장 관점(learning & growth perspective)의 접근이다.

이 네 가지 범주의 성과측정지표들이 하나의 BSC에 밀접하게 연결되어 있으며, 조직의 전략과 비전을 가시화하고, 목표를 달성할 수 있도록 이끌어 준다.

BSC는 체계적이고 구조화된 측정지표군(family of measurement indicators)을 통해 조직의 비전과 목적이 어떻게 최하위의 조직단위에서 가장 일상적이고 구체적인 업무 행태에 구현되고 있는지, 최종적으로 조직의 중장기적 비전과 목적이 어떻게 달성될 수 있는지를 보여준다.

(1) 재무적 관점(financial perspective)

기존의 성과 평가는 일반적으로 재무적인 성과지표가 사용되었다. 실무에서 많은 기업은 모든 사업부와 사업단위에 대해 동일한 재무 목표를 적용하고 있다.

가령 회사 전체의 목표로 수립된 수익률을 각 사업 단위가 똑같이 달성해야 한다고 요구한다면, 이와 같은 일률적인 접근방법에서는 모든 사업 단위의 관리자를 동일한 측정기준으로 평가하게 되므로 성과 평가시스템이 편리하고 일관성이 있으며 어떤 의미에서는 공정하다고 볼 수 있지만 실제로는 사업 단위가 다른 만큼 전략도 다를 수 있다는 사실을 간과하게 된다.

일반적으로는 단 하나의 목적이 모든 사업 단위에 적용되는 것은 가능하지도 않으며 물론 바람직하지도 않다. 따라서 사업 단위의 경영자는 재무적 관점을 개발할 때 전략에 부합되는 재무적 측정기준을 결정해야 하는데, 재무적 목표와 측정지표는 전략으로부터 기대되는 재무적 성과를 규정하여야 한다.

그러므로 사업조직별 재무성과 측정지표 설정 시 사업조직의 전략에 대한 고려가 필수적인 요소이다. 기업경영에서 재무성과 측정지표는 기업의 손익개선에 기여하고 있는지를 나타내 준다. 의료측면에서 본 재무적 관점은 의료수익을 고려한 의료서비스 제공이라 할 수 있다.

(2) 고객 관점(customer perspective)

많은 기업은 고객에 대한 영업활동에 초점을 맞추고 있다. 최고경영자는 기업경영을 어떻게 하면 고객 관점에서 수행되는가를 최우선 순위에 두고 있는데, 이러한 고객 관점의 고객 만족 경영은 한 기업이 어떻게 영업활동을 실행하고 있는지가 최고경영층의 중요 관심 사항이다.

일반적으로 고객의 관심 사항은 시간, 품질, 성능/서비스, 비용의 네 가지 범주로 구분되므로 네 가지 고객의 관심 사항에 대한 목표를 분명하게 설정하고 이 목표를 구체적인 성과 지표로 전환해야 한다.

기업의 재무적 목표에서 고객 관점은 수익의 원천이 되는 고객과 시장을 파악하여야 하고, 회사의 목표가 고객만족이라 하여도 수익을 창출하지 못하는 고객만족은 곧 기업의 붕괴를 의미하므로 고객만족이 재무적 성과지표의 선행지표가 되어서는 안 된다.

또한, 고객은 내부 업무관리 관점과도 밀접한 관계를 가지고 있는데 이 지표는 후행지표가 된다. 고객의 욕구를 만족시키기 위하여 내부 업무관리를 개선하여야 한다. 고객을 고려하지 않는 기업은 지속적인 성장을 할 수 없으며, 기업의 입장보다는 고객 관점에서 조직을 바라보고 고객의 요구사항을 적극적으로 수용하는 것이 기업의 가치를 향상시키는 것이다. 고객 관점에서의 대표적인 성과지표로는 시장점유율, 고객확보율, 고객수익성, 고객유지율, 고객만족도 등이 있다.

의료측면에서 본 고객 관점은 의료기관에 방문하는 고객(환자)에 대한 의료서비스에 대한 만족이라 할 수 있다.

(3) 내부업무관리 관점(internal business process perspective)

고객 지향적인 성과지표도 중요하지만, 이들 성과지표는 고객의 기대에 부응하기 위하여 기업이 내부적으로 무엇을 해야 하는가에 대한 성과지표로 전환되어야 한다. 즉, 고객 관점에 기반을 둔 성과지표를 토대로 하여 기업이 고객들의 기대에 부응하여 내부적으로 무엇을 해야 하는가에 대한 성과지표를 구해야 한다. 경영자는 고객의 욕구를 충족시켜 줄 수 있는 중요한 내적 활동에 관심을 집중시킬 필요가 있다.

내부성과지표는 고객만족에 가장 큰 영향을 주는 내부업무관리 관점에서 유래한다. 내부업무관리란 기업 내의 원재료, 정보, 사람 등과 같은 투입요소를 제품과 서비스 등의 산출요소로 변환시키는 과업이나 활동들의 집합을 의미한다. 예를 들면 신제품개발, 주문 처리, 자원배분 등을 들 수 있다.

기업은 이러한 업무관리를 활용하여 고객의 기대를 충족시키고 조직의 전략을 성공적으로 실행할 수 있다.

따라서 기업은 고객의 욕구를 가장 신속하게 파악하고 충족시켜 주는 내부업무관리를 보유함으로써 급변하는 경쟁환경에 적응해 나갈 수 있다. 내부업무관리 관점은 앞에서 설명한 고객 관점을 만족시키기 위하여 경영관리 측면에서 필요한 프로세스, 의사결정, 조직을 통한 지표들로 이루어져 있다. 즉, 고객의 욕구를 만족시켜 주는 데에 중요한 내부업무관리에 초점을 맞추는 것으로 순환주기, 품질, 종업원 기술, 생산성에 영향을 미칠 수 있는 요소들이 포함된다.

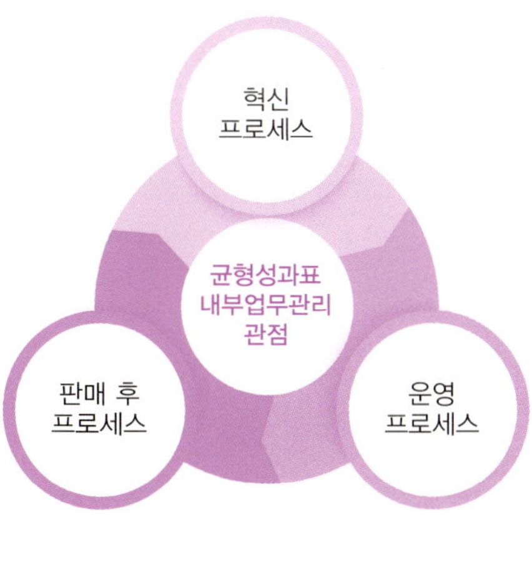

균형성과표에서 내부업무관리 관점은 혁신 프로세스, 운영 프로세스, 그리고 판매 후 프로세스 등 세 가지 주요 업무관리를 포함한다.

혁신 프로세스는 현재와 미래의 고객 욕구를 파악하고 그 욕구를 충족시킬 수 있는 제품과 서비스를 기획, 창출하는 첫 번째 과정이고, 운영 프로세스는 창출된 제품과 서비스를 제조하여 고객에게 전달하는 두 번째 과정이며, 판매 후 프로세스는 고객 욕구를 충족시켜 주기 위해 판매 후 고객에게 각종 부대서비스를 제공하는 마지막 과정이다.

판매 후 부대서비스의 예로는 들어 판매한 기계장비의 효율적 작동을 위해 제품 판매 기업의 직원에게 훈련프로그램을 제공하거나 판매한 장비 고장에 대해 즉각적인 조치를 취하는 것이 될 수 있다.

내부업무관리 관점에서의 고객 측면과 핵심역량 측면에서 접근할 수 있다.

고객 측면은 고객의 기대에 부응하기 위하여 내부적으로 무엇을 어떻게 해야 하는가를 결정하는 것으로 고객 만족에 가장 큰 영향을 미치는 내부 업무관리에서 나와야 한다.

핵심역량 측면에서는 경쟁사보다 뛰어난 주요 기술과 업무관리를 확인하고 그것에 대한 측정을 구체화한다.

의료측면에서 본 내부업무관리 관점은 부서별 협력 및 불필요한 업무과정을 개선하여 외부고객(환자와 가족) 및 내부고객(직원 등)의 만족도 향상과 업무의 효율을 높이는 것이라 할 수 있다.

(4) 학습과 성장 관점(learning & growth perspective)

고객 관점의 측정지표와 내부업무관리 관점의 측정지표는 기업이 경쟁에서 우위를 선점하기 위해 가장 중요하게 고려해야 할 요인들을 식별하는 데 도움을 준다.

이는 현재와 미래의 성공을 위해 가장 중요한 요소들이다. 그러나 문제는 기업이 현재의 기술과 역량만으로는 고객 그리고 내부업무관리 관점에서의 장기적 목표를 충족시키기가 어려우므로 조직의 현재 역량과 필요한 역량 사이에는 격차가 존재하고 있고, 그 차이를 줄이기 위해서 기업은 직원을 재교육하고 정보기술과 시스템을 강화시켜야 하며 조직의 절차와 일상적인 업무를 전략에 부합되도록 정렬시키는 일에 노력을 기울여야 한다.

학습과 성장 관점에서는 부족한 조직역량을 개선시키기 위해서 조직의 학습과 성장을 실행시키기 위한 목표와 성과지표를 개발한다.

조직학습과 성장에 주요한 세 가지 원천인 사람, 시스템, 그리고 조직의 각종 절차로부터 나온다. 전략의 효과적 달성을 위해서는 조직의 역량을 구축하도록 도와주는 사람과 시스템, 절차에 상당한 투자가 필요하다.

학습과 성장 관점에서는 앞의 세 가지 관점에서 나타난 기업의 궁극적인 목표인 장기적인 성장과 가치창조를 위해 필요한 목표와 성과지표를 개발한다. 혁신하고 개선할 수 있는 기업의 능력은 곧바로 기업의 가치창조와 연결되기 때문에 학습과 성장 관점은 중요한 성과측정 부문이 된다.

학습과 성장 관점에는 직원의 역량, 조직의 각종 절차(동기부여, 권한 이양 등) 등의 영역이 존재하며 영역별로 세부적인 성과지표들을 개발하여야 한다. 핵심적 성과지표로서는 직원만족도와 직원 생산성 등이 있다.

의료측면에서 본 학습과 성장 관점은 내부 구성원이 지속적인 교육과 학습을 통한 직무향상 및 만족도를 높이는 것이라 할 수 있다.

앞에서 살펴본 균형성과표의 네 가지 관점은 서로 독립적인 것이 아니라 인과관계를 지니고 있다. 이 네 가지 관점에 의한 성과지표는 결과적으로 기업의 전략과 비전으로 연결된다.

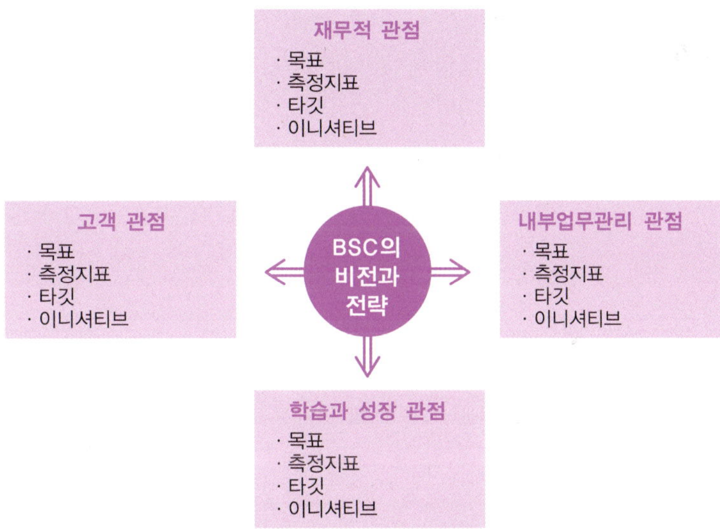

그림 3-8 BSC의 네가지 관점에 따른 비전과 전략

5. 식스-시그마(Six-sigma, 6-Sigma)

1. 개요

1987년 모토로라(Motorola)에 근무하던 마이클 해리(Mikel Harry)가 6-시그마 경영을 창안하였다. 6-시그마는 1970년대 말부터 모토로라(Motorola) 내에 공유되어온 로버트 갤빈(Robert W. Galvin) 모토로라 회장의 품질개선운동과 관련한 결과물이며, 6-시그마는 모토로라의 미국정부용 전자기기 사업부에 근무하던 마이클 해리(Mikel J. Harry)가 모토로라의 사내대학(motorola university)에 6-시그마 연구소를 개설하고 연구를 거듭하여 수준 높게 발전시켰다.

이후 텍사스 인스트루먼트(Texas Instrument, 1988), 아시아 브라운 보베리(ASEA Brown Boveri, ABB, 1993), 제너럴 일렉트릭(General electrics, GE, 1995), 아이비엠(IBM), 소니(Sony), 노키아(Nokia) 등에서 성공적으로 적용되었다.

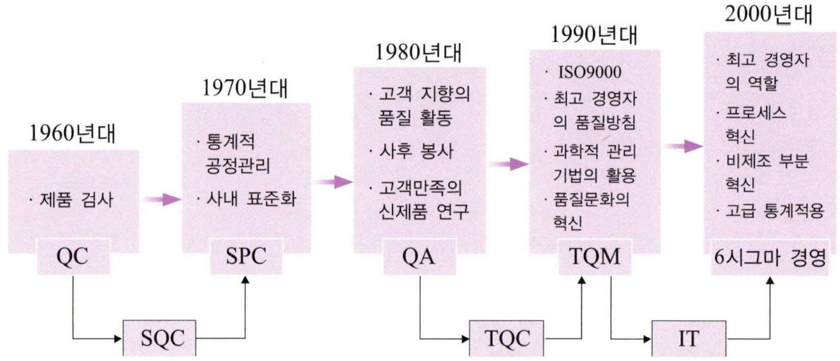

그림 3-9 품질경영의 발전과정

그리스 문자인 시그마(σ)는 통계학에서 모집단의 산포를 나타내는 모수인 표준편차를 의미하는 기호로 데이터들이 중심으로부터 떨어진 거리를 의미한다. 6-시그마(6σ)는 품질관리에서 공정의 수행능력을 나타내는 척도로 사용하는데, 규격상한과 규격하한이 있는 경우 단기적으로 분포의 중심과 규격한계 사이의 거리가 표준편차의 6배나 될 정도로 불량률이 아주 낮은 상태를 의미한다.

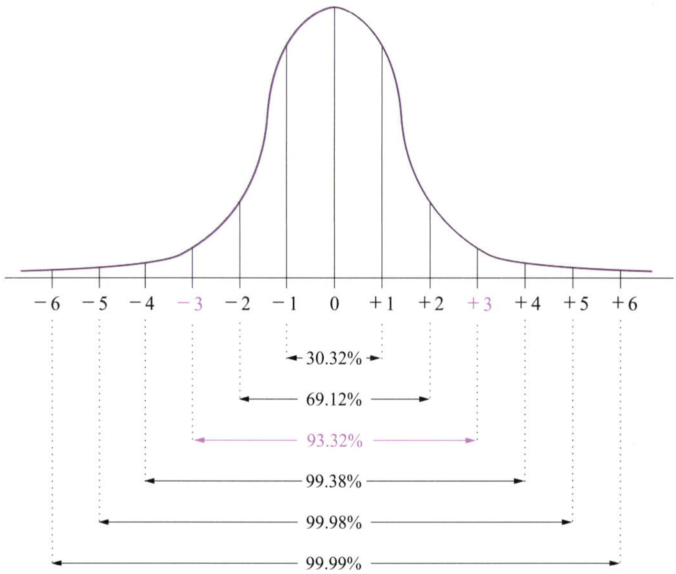

그림 3-10 6-시그마와 백분율

6-시그마의 수리적 의미는 생산품 100만 개 중 결함(DPMO, defect per million opportunities)이 3.4개 정도 발생하는 수준으로 백분율로 표시하면 99.9997%의 공정률, 실제 6-시그마 수준은 10억 개 중 2개의 불량(불량률 0.002ppm)으로 불량률 제로를 추구하는 품질관리의 목표치를 나타낸다.

경영혁신 수단으로서 6-시그마는 제품설계나 검사서비스의 산포를 최소화하여 최소한의 결함만을 발생시킨다는 의미이다. 6-시그마는 제품이나 의료서비스를 초월하여 모든 운영관리 시스템을 전 분야에 적용하며, 총체적 의료의 프로세스에 내재된 모든 종류의 실수를 제거하여 경영손실을 획기적으로 개선하는 의료의 질 관리운동이라고 할 수 있다.

표 3-2 6-시그마의 불량률과 수율

σ 수준	프로세스 능력(CP)	DPMO	수 율
2σ	0.67	308,770	69.12%
3σ	1	66,811	93.32%
4σ	1.33	6,210	99.38%
5σ	1.67	233	99.98%
6σ	2	3.4	99.99%

* CP : capacity process, 프로세스 능력
* DPMO : Defect Per Million Opportunities, 백만 번의 기회 중 결함의 수

3-시그마 vs 6-시그마 공정

99.32% Good(3 Sigma)

- 한 병원에서 연간 1만 건의 틀린 약 처방
- 한 도시에서 안전하지 않은 식수를 매월 2시간 공급
- 한 종합병원에서 연간 500건의 잘못된 수술
- 한 나라에서 의료진의 실수로 땅에 떨어지는 신생아가 년간 100명
- 한 대학에서 연간 약 200통의 우편물 분실
- 한 공항에서 연간 40건의 항공기 불시착

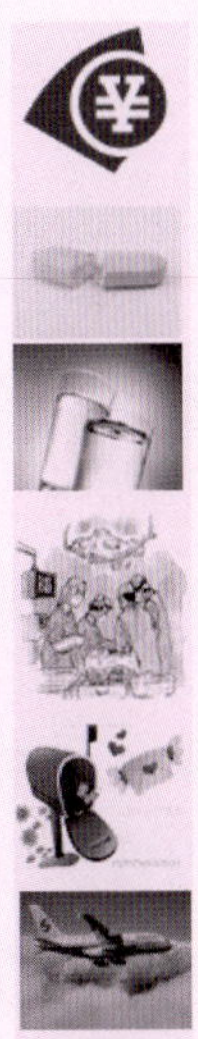

99.99% Good(6 Sigma)

- 한 병원에서 2년에 단 1건의 틀린 약 처방
- 한 도시에서 안전하지 않은 식수를 10년 동안 약 1분간 공급
- 한 종합병원에서 40년에 1건 정도의 잘못된 수술
- 한 나라에서 의료진의 실수로 땅에 떨어지는 신생아가 200년 동안 1명
- 한 대학에서 100년간 약 1통의 우편물 분실
- 한 공항에서 500년에 1건의 항공기 불시착

마이클 해리(Mikel J. Harry) 박사가 말하는 6-시그마

① **통계적 측정치이다(statistical measurement).**

객관적인 통계수치로 나타나기 때문에 제품이나 업종, 업무 및 생산 process가 달라도 비교가 가능하고 고객만족의 달성 정도와 방향 등을 정확하게 알 수 있게 해주는 척도로 제품이나 서비스 공정의 적합성을 표현하는 탁월한 척도이다.

② **기업 전략이다(business strategy).**

시그마 수준을 높이는 만큼, 서비스가 높아 원가절약으로 경쟁우위를 갖게 해준다.

③ **철학이다(philosophy).**

서비스의 생산방식으로부터 인사, 경리, 원무, 진료, 검사실 등의 모든 부서에서 발생할 수 있는 실수를 감소시키는 것이다. 6-시그마는 직장 내의 새로운 사고방식을 갖게 해준다.

"만일 우리가 수치로 설명할 수 없다면 우리는 그것을 잘 알지 못할 것이다. 잘 알지 못하면 우리는 관리할 수 없다. 관리할 수 없다면 기회를 잃게 된다."

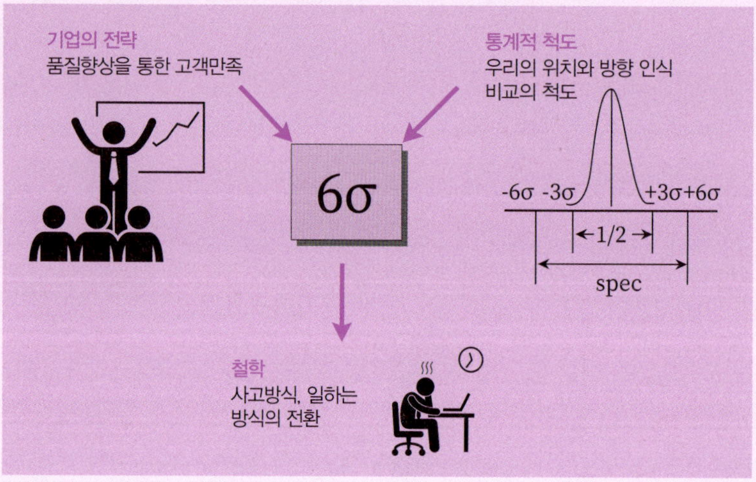

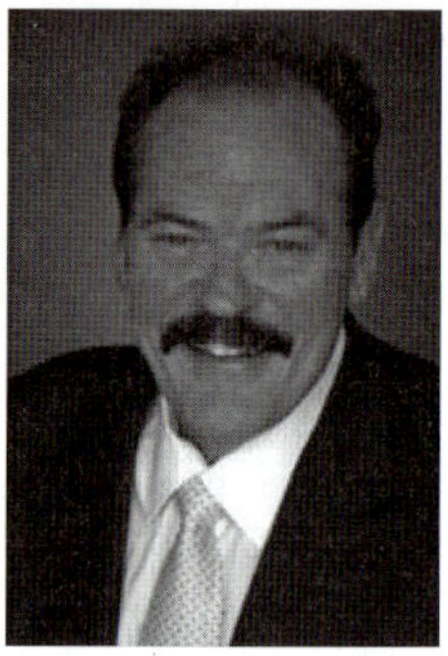

마이클 해리
1987년 모토롤라 로버트 갤빈(Robert W.galvin) 회장의 품질관리개선 유통의 6-시그마 경영을 창안했다.

2. 기존의 의료의 질 관리와 6-시그마의 차이점

6-시그마는 의료의 질 보장(QA), 의료의 질 향상(QI), 지속적 질 향상(CQI)의 전통적인 질 관리기법과는 차이가 있다. 과거의 질 관리는 업무중심의 질 관리운동이었다면 6-시그마는 불량이 발생할 수 있는 근본 원인을 제거하는 기법이다. 6-시그마는 조직 전 부문에서 실수가 발생할 수 있는 구조와 시스템 자체를 중심으로 개선 활동을 수행하는 방식이다.

품질관리(QC) 등은 하위상달(bottom-up) 방식이지만, 6-시그마는 상위하달(top-down) 방식으로 최고경영자가 강력한 목표를 향해서 추진력을 동원하여 전사적 효과를 추구한다. 기존의 질 관리에서 측정지표는 불량률(%)이지만, 6-시그마는 시그마 수준이 측정지표이다. 품질의 수준에서는 기존의 질 관리는 현상의 품질에 두나 6-시그마는 경영의 질에 두며, 기본적 관점은 기존의 질 관리는 조직의 관점에 두지만 6-시그마는 환자만족에 중심을 둔다.

기존의 질 관리에서 추진자는 현장 담당자이며, 6-시그마는 챔피언(champion), 마스터 블랙벨트(master black belt), 블랙벨트(black belt), 그린벨트(green belt), 화이트 벨트(white belt)로 구성된 사내 6-시그마 전문가 중심으로 추진, 여기에서 벨트(belt)는 가라데에서 유래한 6-시그마 활동 전문성에 따른 구분이다.

표 3-3 기존의 질 관리와 6-시그마의 비교

구분	기존의 질 관리 운동	6-시그마의 질
기본관점	조직의 관점	환자만족
추진방법	하의상달 bottom-up 방식	상의하달 top-down 방식
목표설정	추상적, 정성적	구체적, 정량적
목 표	생산공정의 만족	환자만족
문제의식	겉으로 드러난 문제 중시	드러난 문제 및 잠재적 문제까지 포함
성공요인	감각과 경험	감각과 경험 및 객관적 데이터분석 중시
적용범위	실수나 오차가 발생한 곳	모든 프로세스
개선방법	부분 최적화	전체 최적화
활동기간	제약이 없음	제약이 있음. 일반적으로 6개월
추진자	현장 담당자 중심	사내전문가
담당자	자발적 참여 중시	전임요원 및 의무적 수행
개선방법	임기응변적 대처	경영 프로세스의 총체적 설계
질 수준	현재의 질	경영의 질
교육	자발적 참여 중시	체계적이고 의무적
측정지표	불량률%	시그마 수준
기본기법	PDCA의 4단계	DMAIC의 5단계
적용기법	QC 7가지 도구 및 통계적 기법	광범위한 기법 및 통계적 기법
평가방법	노력 중시	가시화된 이익 중시

〈자료 : NCE종합연구소〉

기존의 질 관리에서 개선방법은 임기응변적이지만 6-시그마는 경영프로세스의 총체적 설계에 둔다. 기존의 질 관리에서 개선활동 적용 범위는 생산과정 중 실수 발생 부문이지만, 6-시그마에서는 총체적인 경영 프로세스, 구매, 마케팅, 서비스 등 전 분야를 대상으로 한다.

3. 6-시그마(6-sigma) 경영

경영기법으로서의 6-시그마는 제품의 품질 및 판매, 구매, 회계 등 사내의 전 프로세스에 대한 경쟁력, 즉 총체적 경쟁력 강화를 위해 세계적인 기업들이 채택한 경영기법의 하나이다. 6-시그마 경영의 패러다임은 완벽한 품질을 추구하여 고객만족을 가져오는 통계적 사고를 추구한다.

6-시그마는 전형적인 상명하달(top-down) 방식의 강력한 전개와 자발적인 직원 참여를 요구하는 전 부문 참여의 총체적 경영혁신 활동의 실행구조를 가진다.

철학으로서의 6-시그마는 우리가 하는 모든 일에서 실수를 줄여 손실을 개선하고자 하는 것으로, 무조건 열심히 하기보다는 현명하게 하자는 것이다.

6-시그마의 목표는 기업이 생산하는 제품이나 서비스 중에서 불량품이나 결점이 발생할 가능성이 있는 기회를 장기적으로 100만개 당 3.4개 이하로 줄이는 것이고, 이것은 인간의 힘으로 성취할 수 있는 최고의 경지로 간주된다. 공정의 일부를 바꾸거나 최신 기계를 도입한다고 해서 달성할 수 있는 것이 아니며, 기업 내에서 행해지는 모든 프로세스 및 임직원의 가치관 변화가 필요하다.

모든 문제점을 환자(고객)의 입장에서 생각하고 전 프로세스에서 무결점의 품질을 달성하고 최고수준의 인재를 양성하고자 한다. 예를 들면, 그림과 같이 검사실의 업무 프로세스 내에 사람, 시약, 설비, 재료, 방법, 지식을 병원의 진료 프로세스조직에 투입하고 환자가 만족하는 서비스를 제공한다면, 프로세스 능력(capacity process)은 산출을 투입으로 나눈 것이다. 즉, 환자의 욕구수준을 프로세스 산포로 나눈 것으로[즉, 프로세스 능력이란(관리상한-관리하한)/6×δ(SD)], 검사실의 조직 프로세스 내에 사람, 시약, 설비, 재료, 방법, 지식 등을 투입하여 산출물인 검사결과를 얻어서 고객만족 검사서비스를 제공하는 것이 6-시그마 프로세스의 내용이다.

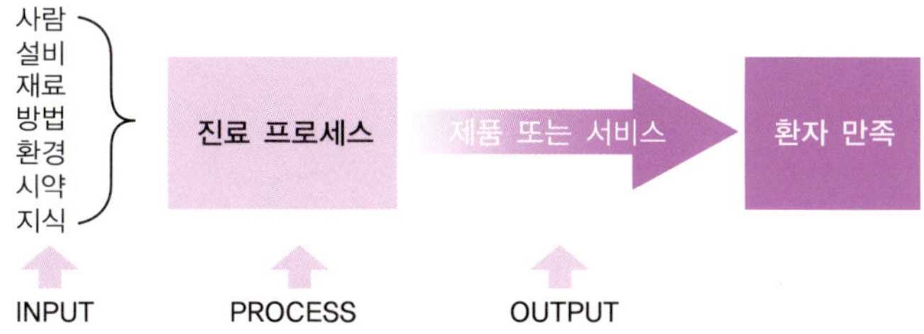

$$\text{프로세스 능력} = \frac{\text{OUTPUT}}{\text{INPUT}} = \frac{\text{고객요구수준(CTQ)}}{\text{Process 산포}} = \frac{\text{SU}-\text{SL}}{6\delta \times \text{표준편차}(\partial)}$$

그림 3-11 6-시그마 프로세스

4. 6-시그마(6-sigma) 추진 프로세스

6-σ 프로세스는 조직 환경에 따라 다르지만 일반적으로 DMAIC 방식과 DMADV 방식의 두 가지 방법론을 활용한다. DMAIC는 기존의 프로세스 향상을 위해 활용하고 DMADV는 새로운 제품을 만들거나 예측 가능하고 결함이 없는 성능을 내는 디자인을 만들기 위해 활용한다.

6-시그마 기법을 이용하는 경영혁신 프로세스는 DMAIC(또는 MAIC)나 DMADV를 통해서 최종적으로 6-시그마 수준에 도달하도록 하는 것이 목표가 된다. 6-시그마 활동은 프로젝트팀을 조직하고 운영하는 것을 의미하는데, 기존의 질 관리는 전문가 한 사람에 의해서 달성되거나 TQM은 전문가와 최고경영자의 관심으로 달성하였다.

그러나 6-시그마는 병원 내의 벨트라는 사내 계층별 전문가인 챔피언, 마스터 블랙벨트, 블랙벨트, 그린벨트, 화이트벨트에 의해서 달성되며 사내자격증을 주고 인적자원개발의 측면에서 제도적으로 승급에 반영하는 점이 혁명적이다.

고전적인 질 관리에서 현장 중심 분임조 활동을 통해서 개선현상을 파악하고 목표를 정하고 PDCA Cycle을 통해서 개선하고 표준화와 효과를 파악했다면, DMAIC 프로세스는 현실적 문제를 파악한 후 통계적 문제로 바꾸고 풀어서 통계적 해결책을 구한 뒤 그 결과를 다시 현실에 적용하는 5단계로 이루진 것이 특징이다.

(1) DMAIC 단계

DMAIC는 정의(define) → 측정(measure) → 분석(analyze) → 개선(improve) → 관리(control)의 단계로 구성된다.

① **정의**(define) : D는 주요고객과 고객의 요구사항(CTQ)을 정의하고, 각 고객의 요구에 해당하는 프로세스를 정의하고 개선대상이 될 프로세스를 선정하는 단계이다.

- 활동목적 : 고객의 핵심 요구사항 정의, 프로젝트 선정
- 활동내역 : 주요 고객 정의, 고객 요구사항 파악, 고객만족을 위한 내부 프로세스 정의, 개선 프로젝트 선정
- 사용도구 : 브레인스토밍, 명목집단기법, 파레토 차트, 우선순위 교차표, 다중투표, 히스토그램, 체크 시트, 고장유형영향분석, 고객불만 사항 등

② **측정**(measure) : M은 문제가 되는 부분의 현재 상태를 측정하고, 달성하고자 하는 목표를 수치화하는 단계이다.

- 활동목적 : 고객의 요구사항을 충족했는가를 평가하기 위한 핵심지표 도출, 프로세스 성과를 측정하기 위한 효과적인 자료 수집
- 활동내용 : 목표의 수치화로 측정 지표화(CTQ의 선정 및 문제를 정량적으로 규명), 평가기준의 설정(목표점수, 기대점수), 정보수집(VOC, 평가기준에 따라 수집), Process Mapping 처리, 측정시스템 확인, 프로세스 시그마 수준 확인, 프로젝트팀 및 의사소통의 흐름 개발
- 사용도구 : 흐름도, 체크 시트, 품질기능전개(QFD), 설문지, 데이터베이스 등

③ **분석**(analyze) : A는 불량(문제)의 발생 원인을 데이터를 기반으로 발견하고, 개선대상을 선정하는 단계이다.

- 활동목적 : 구체적인 문제점을 도출하기 위해서 개선기회 층별, 분석하여 쉽게 이해할 수 있는 문제기술서 정의
- 활동내용 : 언제, 어디서 발생했는지 결함의 형태와 원인파악, 불량의 잠재적인 원인을 층별로 상세하게 파악, 요인 간 관련성, 목표달성의 주요인의 분석과 프로세스에 영향을 주는 소수인자 정의, 평가, 우선순위 설정
- 사용도구 : 브레인스토밍, 인과관계도, 흐름도, 유사성 다이어그램, 파레토 차트, 근본원인분석, 5WHY기법, 산점도, 원 그래프, 분산분석, 상관, 회귀분석, 확률분포 등

④ 개선(improve) : I는 개선안을 평가하여 최적 안을 도출하고 개선활동을 수행하는 단계이다.

- 활동목표 : 올바른 개선방안의 도출과 평가, 선택해결방안 제시, 변화 대응방법 개발
- 활동내용 : 프로세스 개선을 위해 포블럭챠트, 고장유형영향분석, 실험계획법 등을 활용하여 불필요한 업무 제거, 개선 안은 시험적 운용으로 효과 검증, 선별된 소수인자의 평가 및 문제에 대한 통계적 해답 정의, 개선 최적조건의 결정을 위한 실험개선기법 사용
- 사용도구 : SWOT 분석, 포블럭 차트, 우선순위 교차표, 다중투표, 고장유형영향분석, 역장분석, 실험계획법(DOE), 분산분석(ANOVA) 등

⑤ 관리(control) : C는 프로젝트의 완료 후에도 지속적으로 개선안을 유지·관리에 초점을 맞춰 개선 결과유지와 더불어 새로운 목표를 설정하는 단계이다.

- 활동목표 : 인자관리방법, 관리체계 확립, 표준화, 공유 등 일상적인 업무 프로세스와 해결방안의 통합관리
- 활동내역 : 개혁레벨의 유지로 시스템화와 체크포인트, 새로운 프로세스의 설계와 절차를 제도화하고 문서화, 프로세스의 적절한 성과지수를 만들고 관리한계 설정, 개선효과 파악, SPC기법을 사용하여 검사공정을 지속적으로 안내
- 사용도구 : 통계적 공정관리(SPC, statistical process control), 관리도(control chart), 런 차트 등

(2) DMADV 단계

DMADV는 정의(define) → 측정(measure) → 분석(analyze) → 디자인(design) → 검증(verify)의 단계로 구성된다.

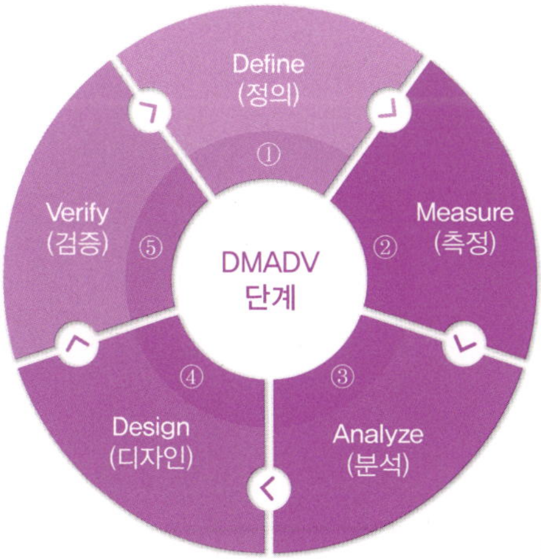

그림 3-12 DMADV 단계

① **정의**(define) : 기업 전략과 소비자 요구사항이 일치하는 디자인 활동의 목표를 설정하는 단계

② **측정**(measure) : 현재의 프로세스 능력, 제품의 수준, 위험 수준을 측정하고 어떤 것이 품질에 결정적 영향을 끼치는 요소(CTQs, critical to qualities)인가 밝히는 단계

③ **분석**(analyze) : 디자인 대안, 상위 수준의 디자인을 만들기, 그리고 최고의 디자인을 선택하기 위한 디자인 가능성을 평가하는 것을 개발하는 과정

6-시그마의 사내 질 관리 전문가 제도의 도입(belt system)

6-시그마 운동의 주도자는 집단은 벨트(belt)라 부르는 사내정도관리 전문가에 의해서 이루어진다. 벨트제도는 임직원들의 참여를 유도하고 인적자원개발계획에 의하여 개발된 유자격자들에게 수여하는 제도이다. 일반적인 챔피언, 마스터 블랙벨트, 블랙벨트, 그린벨트, 화이트벨트 등으로 구분한다. 각 벨트는 다음과 같은 역할을 수행한다.

구분	챔 피 언	마스터 블랙벨트	블랙벨트	그린벨트
대상	원장 임원급	일반적인 통계이론, 실험계획, SPC 등을 포함한 6-시그마 기법에 대한 박식한 지식을 보유하고 현장의 문제해결 능력과 자문기법을 갖춘 전문가로 직급과 무관함. 6-시그마 전문가, 지도전담관리	문제해결 전문가로 활동함. 6-시그마 전임자로 프로젝트만 수행함. 추진팀task force team leader 팀장	현업근무자로 블랙벨트를 지원하고 프로젝트를 수행함. 문제해결 전문가로 TF팀원
역할	6-시그마 활동의 전략계획의 설정, 프로젝트의 선정 및 진행 상태 확인. 블랙벨트와 그린벨트를 선정하고 프로젝트의 성공적 독려	블랙벨트의 프로젝트 수행에 대한 자문, 문제해결 과정의 애로와 지원. 인력개발과 교육자료개발, 새로운 문제해결기법의 소개	개선 전문가로 프로젝트 수행, 프로젝트 리더, 그린벨트 교육과 프로젝트 지원	현업에 관련된 프로젝트 수행, 문제해결 전문가이며 프로젝트 수행
교육	1주 정도 챔피언교육	블랙벨트 이수. 마스터 브랙벨트 교육 2주 이수	총 16주 교육 프로젝트 진행	2주 내외 교육
적정 인원	임원급 및 최고경영자		직원의 1~2명	직원의 10~20%의 비율

* 화이트벨트는 문제해결 참여자로 조장이나 반장이다.

④ 디자인(design) : 세부사항, 디자인의 최적화, 디자인 검증을 위한 계획을 하는 단계로, 이 단계에서는 시뮬레이션이 필요

⑤ 검증(verify) : 디자인, 시험작동, 제품개발 프로세스의 적용과 프로세스 담당자로 이관 등과 관련된 단계

6. 질 관리 기법을 주장한 학자

1. 주란(Juran)

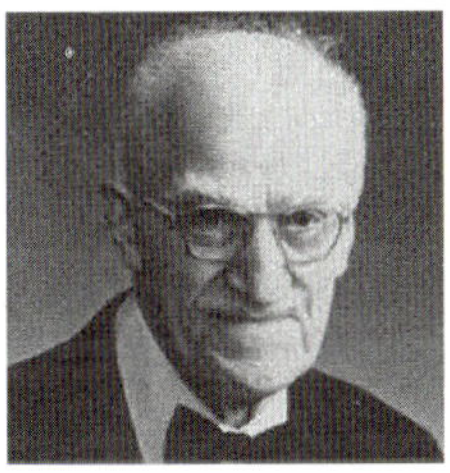

주란(Joseph Moses Juran, 1904~2008)은 데밍(Deming)과 같이 1950년대 일본 산업계의 질 관리 활동에 관여하여 총체적 질 관리(TQM, total quality management)의 이론적 구조를 제공한 주창자로서 질의 개념으로 질 계획(planning), 질 통제(control), 질 개선(improvement)을 통하여 경영자가 지속해서 개선을 요구하는 것이라고 주장하였다. 이를 주란이 주장한 '질의 3요소(quality trilogy)'라고 한다.

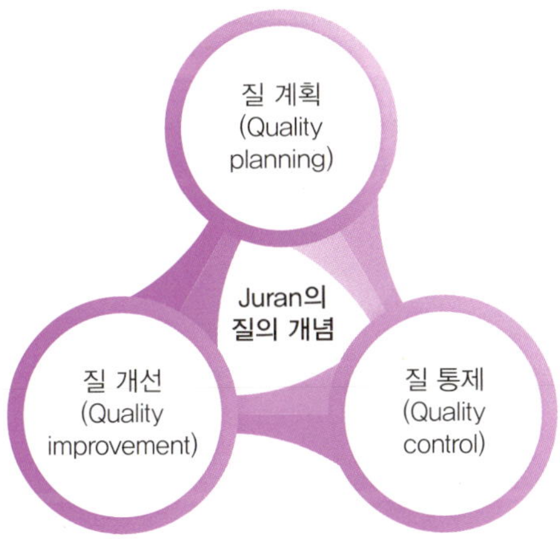

그림 3-13 주란의 질의 개념

(1) 질 계획(quality planning)

질 계획은 고객의 요구에 대한 산출물과 서비스들을 개발하는 활동으로 다음의 5가지 상황을 연속적으로 포함한다.

① 고객이 누구인지를 확인

② 고객의 요구를 파악

③ 고객들의 요구에 부응하는 제품 특성을 개발
④ 제품 특성을 창출할 수 있는 과정을 개발
⑤ 과정 관리를 설정하고 그 계획을 운영팀과 공유

(2) 질 통제(quality control)

질 통제 과정은 다음의 3단계로 구성된다.
① 실질적인 질에 대한 수행성과를 평가
② 실질적인 수행성과를 품질목표와 비교
③ 비교한 결과 나타난 차이를 조사

(3) 질 개선(quality improvement)

질 개선 단계는 전례가 없는 수준들에서 질 수행 상승을 의미하는데, 이는 전체 단계들의 연속으로 구성된 방법론으로 다음의 8가지를 포함한다.
① 질 개선의 필요성 증명
② 일련의 질 개선이 안전하게 요구되도록 하부구조 설립
③ 개선 프로젝트 확인
④ 프로젝트팀 구성
⑤ 팀에 필요한 자원, 훈련, 동기 제공
⑥ 원인을 진단
⑦ 개선의 필요성 환기
⑧ 결과를 가시화할 수 있도록 관리체계 수립

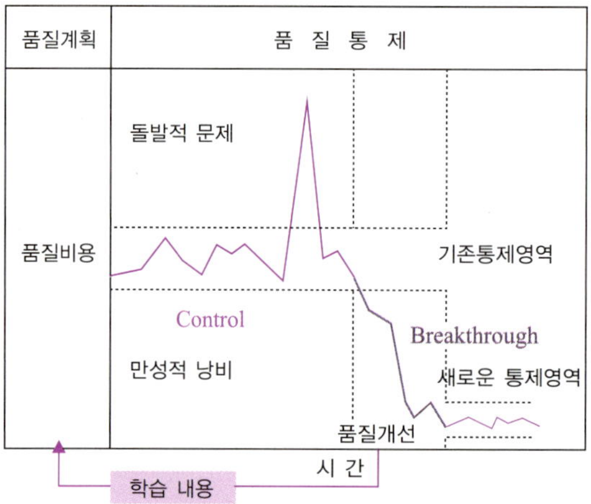

그림 3-14 주란의 질의 3요소

2. 크로스비(Crosby)

1980년대 활동했던 크로스비(Philip B. Crosby, 1926~2001)는 질 증진에 있어 통계적 방법보다는 조직과 경영이론을 강조하는 무결점(zero defects) 운동을 창안하였다.

무결점(ZD)이란 완벽한 것이 아니라 표준과 규격에 맞추되 결점을 제로로 하자는 것이고, 품질관리 기법을 제조분야에만 한정하지 않고 일반 사무관리까지 확대 적용하여 전사적으로 결점 없이 일하자는 것이다. 즉, 전 종업원에게 경영참여 의식을 갖게 하여 사기를 높임으로써 결점을 없애는데 협력해 나가도록 하는 운동이다.

무결점(ZD) 운동은 크로스비가 마틴 마리에타(Martin Marietta)사에서 퍼싱 미사일 프로젝트의 품질책임자를 맡아 미사일제조의 결함을 줄이는 데 있어서 대단한 성공을 거두었는데, 이 프로그램은 후에 정부 정책으로 채택되었다.

그러나 이 프로그램을 도입하였던 다른 기업에서는 큰 성과를 거두지 못했는데, 이에 대해 크로스비는 실패의 원인이 경영층의 의지 부족이었다고 지적하였다.

질에 대한 크로스비의 기본철학은 '절대 원칙(absolutes principle)'이라고 지칭한 다음의 4가지 기본적인 신념에 기초를 두고 있다.

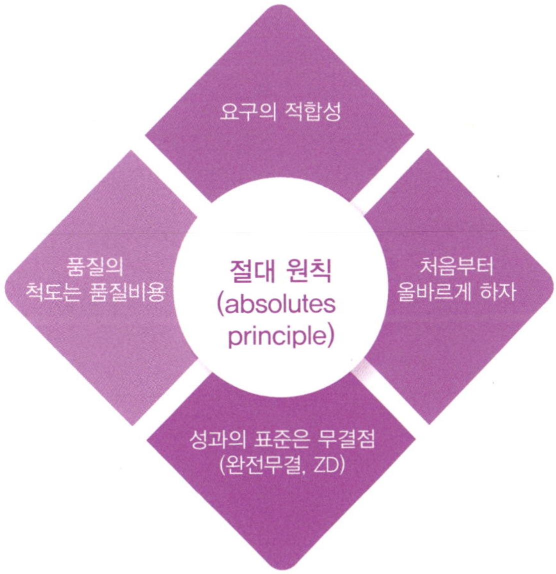

그림 3-15 크로스비의 절대 원칙

(1) 요구의 적합성(conformance to requirements)

이 정의는 제품의 제조방식이나 서비스의 제공방법을 근거로 하지 않는다는 점에서 전통적인 품질의 정의와 차이가 있다.

이때 경영층은 다음의 3가지 역할을 해야 한다.

① 달성한 목표를 종업원들에게 알림

② 품질 도구와 기법, 훈련을 제공

③ 지속적인 지원과 격려

(2) 처음부터 올바르게 하자(do it right the first time)

프로세스상에서 검사, 평가, 테스트가 아닌 예방을 강조한다. 직원 모두가 자신의 작업에 대한 책임감을 느끼고 있다면 품질조직에서 검사자가 필요 없게 될 것이다.

(3) 성과의 표준은 무결점(완전무결, ZD)

크로스비는 무결점이 목표가 되어야 한다고 주장하였다. 무결점의 개념은 동기부여의 프로그램이 아니고 성과표준으로 여겨야 한다. 즉, 자신에게 주어진 작업의 성과가 조금이라도 감소하는 것을 전제로 해서는 안 된다는 것이다.

(4) 품질의 척도는 품질비용

제품 및 서비스 결함으로 인한 반품, 재작업, 보증비용 등과 같은 품질비용이 기업 총 수입의 20~40% 정도가 된다고 지적하고 최고경영층은 예방 노력, 품질교육 등을 실시해야 한다고 주장하였다.

- QI 14단계 : QI 14단계는 반드시 연속적인 것은 아니지만 실제로 매우 균형적임. 이는 결국 "처음부터 올바르게 하자(do it right the first time)"는 Crosby 기본철학의 결과임

단계 1	경영자의 적극 참여
단계 2	품질업무를 전담하는 품질개선팀 설립
단계 3	품질측정 척도 수립
단계 4	품질비용 추정
단계 5	품질에 대한 의식수준 제고
단계 6	원인분석 및 문제해결 노력의 격려
단계 7	ZD 프로그램을 담당하는 특별위원회의 설립
단계 8	관리감독자를 교육/ 훈련
단계 9	무결점의 날 지정
단계 10	품질목표 설정
단계 11	오류의 원인 해결
단계 12	개인, 팀의 성취에 대한 인정 / 보상
단계 13	품질심의위원회 (Quality Council) 설치
단계 14	끊임없는 노력 추구

그림 3-16 크로스비의 QI 14단계

3. 파이겐바움(Feigenbaum)

파이겐바움(A. V. Feigenbaum, 1922~2014)이 말하는 품질이란 제품이나 서비스에 대해 고객의 다양한 요구사항과 기대에 부응하는 생산, 기술 및 마케팅에 대한 전체적 특성이다.

'관리'라는 용어는 영어로 Management와 Control이 있는데 Management는 경영·품질의 방침과 계획을 세우고 조직을 만들어 실행하고, 그 과정에 필요한 통제를 가한다는 의미가 있고, Control은 항상 기준이나 한계를 정하여 그것에 대비시키면서 어떤 행동을 제어해 나가는 것을 의미한다.

이와 같은 이유로 Management에는 계획과 통제의 두 활동 분야가 있다고 할 수 있다. 종래의 Quality Control은 주요한 활동분야가 제조품질의 불량을 줄이는 것이었기 때문에 '품질통제'라고 하는 것이 좋을 것이다. 그러나 최근의 품질활동은 설계품질의 중요성 때문에 Quality Control보다는 Quality Management라고 하는 것이 옳다고 본다.

파이겐바움은 총체적 질 관리(TQM)의 이론적 구조를 제공하였다.

TQM은 다음 세 가지 기능이 통합되는 체계로 정의

총체적 질 관리(TQM)

세 가지 기능의 통합(질의 관리, 질의 유지, 질의 향상)

① 질 관리(quality management) : 개념, 계획, 설계, 구성

② 질 유지(quality maintenance) : 생산, 분배, 서비스

③ 질 향상(quality improvement) : 교육, 자료분석, 사용자 환류

저 품질비용(COPQ, cost of poor quality)

COPQ는 회계 상 쉽게 파악되는 눈에 보이는 품질과 눈에 보이지 않는 품질비용 모두를 포함한다. 즉, 기존 품질비용에 대한 개념을 포함하면서 보이지 않는 부분의 손실비용까지 다룬다. 기존 품질관리 이론에 따라 기회손실, 실패 비용, 에러 비용 등의 분석 방법이 있었지만, 이것도 눈에 보이는 측면만을 관리하는 데 그쳤다.

그러나 COPQ가 다루는 품질비용은 더 깊은 수준의 비용까지 포함한다. 일반적으로 기업의 프로세스 상 설계부터 시작해서 생산, 설치 및 서비스까지의 전 부문을 다룬다. 예를 들면, 잘못된 X-ray 촬영으로 인한 재촬영은 기존에 투입되었던 촬영 비용을 포함하여 재촬영으로 인한 비용의 추가를 의미한다.

또한, 잘못된 작업으로 인해 업무처리시간이 길어지고 저 품질을 임시방편적으로 대응하려 하면서 발생하는 품질검사, 재작업 및 수리에 들어가는 시간과 비용이 늘어나는 경우도 마찬가지이다.

이 밖에 고객에 대한 납품지연은 그로 인한 기업의 이미지 손상 등에 따른 비용도 포함한다.

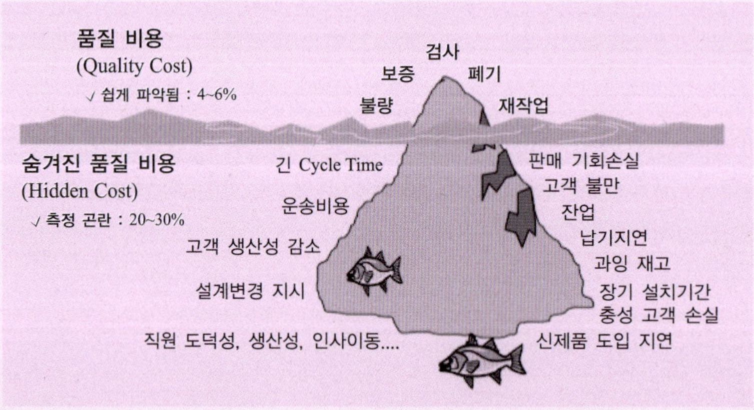

7. 환자중심 진료(PFC, patient focused care)

환자중심 진료란 모든 중심은 진료를 받으러 온 환자에게 있음을 의미하며 목적은 직원들을 최대한 효율적으로 이용하고 진료의 계속성을 유지한다는 것이다.

1980년대 초 선불상환제(prospective payment system)의 시행으로 미국 병원들의 운영이 점차 어렵게 되었다. 많은 병원은 내부적으로 비용절감 및 진료의 질 향상에 관하여 다양한 전략적 노력에도 불구하고 여전히 비효율적인 면이 많다고 지적되었다. 그 결과 최근 대형병원들을 중심으로 새로운 전략을 시도하기 위한 움직임으로 병원운영 조직을 환자중심으로 재편성하는 것이다.

조직재편성(restructuring of organization)의 개념은 1990년대 초 미국의 대학병원 등에서 '환자중심 진료체계'라는 명칭하에 새로운 병원조직 형태로 시도된 후 미국이나 영국 등에서 급속히 확산되는 경영전략이다. 이러한 병원운영조직은 다음과 같은 기본원칙하에 진료와 관련된 모든 업무의 80% 이상을 자체 운영단위에서 처리하고 있다.

1. 환자중심 진료의 기본원칙

간호사들의 업무영역을 확대한 새로운 종류의 간병인(care givers)이 환자들에게 필요한 서비스의 80~90%를 직접 제공하는데, 통상수준의 진단 및 치료서비스(검사, 촬영, 수술 등)와 보조서비스(공급, 급식, 청소 등)는 각 운영단위 내에서 수행되는데 입원, 퇴원수속 등을 직접 처리한다. 이때 환자 가족들도 진료팀의 일원으로 적극 참여한다.

위와 같은 기본원칙의 적용은 환자에게 보다 많은 직접진료시간을 제공하기 위하여 새로운 운영기법인 환자중심 진료 모델을 생각하게 되었다. 환자중심 진료를 수행하기 위해서 다음과 같은 네 가지 원칙이 요구된다.

2. 환자중심 진료 모델 수행을 위한 네 가지 원칙

(1) 유사환자군으로 그룹핑

환자중심단위를 설정하기 위한 1차 작업은 유사한 환자를 그룹핑하는 것이며, 충분한 병상을 갖춘 운영단위(operating unit)의 수를 결정하기 위해서 통계 산출을 지속적으로 하고, 운영단위수가 결정되면 그룹핑한 환자그룹을 선정하게 되는데, 병원에서는 종양센터, 소화기센터, 심장센터, 심폐기능센터, 정형 및 신경센터, 여성의학센터, 가정서비스센터 등으로 구분하여 운영한다.

(2) 환자 가까이 서비스를 이동하여 분산화 된 서비스 제공

모든 진료의 중심은 환자에게 있으므로 각 층의 등록창구, 검사, 약국, 방사선실, 호흡치료실 등을 개설하여 모든 기본적인 서비스를 환자 중심으로 제공되도록 한다.

(3) 직원의 기술 확대를 통한 다기능 인력 활용

업무의 효율성을 높이기 위해서 정규 간호사와 보조 간호사에게 업무내용, 업무수행과정 등에 관하여 교육을 진행한다. 간호사와 검사 요원들에게 검사, 처치 기술을 교육시켜 다기능 인력을 효율적으로 이용하고, 환자가 너무 많은 의료요원을 만나야 하는 어려움을 해결한다.

(4) 진료과정의 단순화와 재조정

환자 중심 진료로 조직을 재편성하기 위해서는 완전히 새로운 과정(proces)과 절차(procedure)가 요구되기 때문에 조직의 분화가 각 과정과 절차에 얼마나 영향을 미칠 것인가를 정밀히 분석하여 매번 반복되는 행위는 피하고 진료과정과 모든 행위를 단순화한다.

표준화하기가 곤란한 내용은 별도로 기록하는 예외사항에 대한 별도기록 제도 (charting-by-exception documentation system)를 이용하고, 동일 데이터를 함께 그룹핑하여 정보를 공유할 수 있도록 한다. 모든 절차를 능률적으로 개선하고 능력 수준별로 업무를 재조절하여 인력 활용의 효율성을 극대화한다.

주요 내용

① QI 활동의 10단계 모형은 문제발견, 개선주제의 우선순위 결정, 문제분석, 자료수집, 결과분석 및 비교, 개선과제 규명, 표준설정, 질 개선계획 수립, 개선과제 수행, 모니터링 및 결과평가이다.

② TJC의 10단계 접근법은 책임 부여, 진료/서비스의 범위 설정, 진료/서비스의 주요 관리대상 결정, 측정지표(indicator)와 평가기준(criteria) 결정, 기준점(thresholds) 결정, 자료 수집 및 체계화, 시정조치(개선활동), 검토, 평가, 유지, 성과 공지 및 정보교류이다.

③ 도나베디언의 질 접근방법은 구조, 과정, 결과로 구성되어 있다.

④ 질 개선모형에는 PDCA Cycle, Focus-PDCA, FADE 4단계 모형, D*A*T 모형 등이 있다.

⑤ 균형성과표(BSC, balanced score card)는 전통적인 재무적 성과지표와 더불어 비재무적인 성과지표를 통한 다각적인 측면으로 기업을 평가하고자 한 균형 잡힌 성과측정도구이다.

⑥ 6-sigma(6-σ)는 제품설계나 검사서비스의 산포를 최소화하여 관리상 하한이 목표치로부터 최소한의 결함만을 발생시킨다는 의미이다. 수리적 의미는 생산품 100만 개 중 결함의 수(DPMO, defect per million opportunities)를 3.4개 정도로 발생시키겠다는 수준으로 백분율로 표시하면 99.99%의 공정률을 나타낸다.

⑦ 총체적인 질 관리(TQM)의 이론적 구조를 제공한 Juran과 Feigenbaum이 있고, Crosby는 조직과 경영이론을 강조하는 무결점(zero defects)운동을 창안하였다.

⑧ 환자중심진료(PFC)는 모든 중심은 진료를 받으러 온 환자에게 있으며, 직원들을 최대한 효율적으로 이용하고 진료의 계속성을 유지한다는 것이다.

학습 문제

1. TJC 의 10단계 평가모델 중 진료서비스 주요 관리대상을 결정할 때 해당하는 요소가 아닌 것은?
   ① 다빈도(high volume) ② 고위험(high risk)
   ③ 문제발생가능성(problem prone) ④ 고비용(high cost)
   ⑤ 평가기준(criteria)

2. 도나베디언의 접근방법 중 과정의 평가방법이 아닌 것은?
   ① 동료의사심사(peer review)
   ② 의료자원 이용심사(utilization review)
   ③ 진료비 청구심사(claims review)
   ④ 의료 감사(medical audit)
   ⑤ 환자만족도 평가(patient satisfaction)

3. 도나베디언의 질 관리 접근방법에서 구조의 요소가 아닌 것은?
   ① 신의료기관평가 ② 병상수, 의료장비, 시설
   ③ 신임제도나 면허제도 ④ 의료 인력의 수나 훈련정도
   ⑤ 사용된 자원의 기획, 관리, 회계 평가

4. 도나베디언의 양질의 의료 요소 중 편안한 진찰실, 깨끗한 입원실 침대, 좋은 음식 등이 의료의 질을 결정하는 독립된 구성요소이기보다 대인관계의 한 부분으로 보는 것이 타당하다고 언급한 것은?
   ① 의학기술 ② 쾌적성
   ③ 인간관계 ④ 접근성
   ⑤ 사회적 심리적 작용

5. 도나베디언의 과정 접근 중 한 공급자가 제공한 진료나 한 환자가 받은 진료를 측정대상으로 의무기록 원본이나 개별관찰을 통해 수행되는 것은?
① 내부평가
② 외부평가
③ 행정적평가
④ 환례검토
⑤ 통계평가

6. PDCA에 대한 절차로 옳은 것은?
① 투입–실행–지속–확인
② 투입–실행–지속–확인
③ 계획–실행–확인–조치
④ 계획–지속–검토–조치
⑤ 계획–실행–지속–공식화

7. 의료의 질 향상(QI)모델과 주장한 학자의 연결이 옳은 것은?
① Feigenbaum : D*A*T 모델
② Crosby : 무결점 개념
③ Juran : 질의 관리, 유지, 향상
④ Ishikawa : 측정치의 상대적 중요도
⑤ Shewhart : COPQ 주장

8. TQM 모델을 주장한 학자로 옳지 않은 인물은?
① Juran
② Crosby
③ Shewhart
④ Huffman
⑤ Feigenbaum

9. BSC(균형성과표)의 4가지 관점으로 옳지 않은 것은?
① Financial
② Customer
③ Satisfaction
④ Learning & Growth
⑤ Internal Business Process

10. 기존의 프로세스를 향상시키기 위한 6-시그마의 5단계 절차가 옳지 않은 것은?

① Define ② Measure

③ Analyze ④ Improve

⑤ Management

11. 6-시그마 추진 프로세스 중 DMAIC 기법에 대한 설명으로 옳은 것은?

① 각 단계는 정의(define), 측정(measure), 분석(analyze), improve(개선), 관리(check)로 구성된다.

② 새로운 제품을 만들거나 예측가능하고 결함이 없는 성능을 내는 디자인을 만들기 위해 활용한다.

③ 정의(define) 단계에서는 개선대상이 될 프로세스를 선정한다.

④ 개선(improve) 단계에서는 문제를 발생시키는 원인을 파악한다.

⑤ 측정(measure) 단계에서 개선안을 시험적으로 수행하고 그 결과를 평가한다.

12. 환자중심 진료(patient focused care) 모델 수행을 위한 4가지 원칙이 아닌 것은?

① 유사환자군으로 그룹핑

② 진료과정의 단순화와 재조정

③ 직원의 기술 확대를 통한 다기능 인력 활용

④ 환자 진료시간 단축을 위한 통합된 일괄서비스 제공

⑤ 환자 가까이 서비스를 이동하여 분산화 된 서비스 제공

13. 다음 설명은 Deming'S Cycle의 어느 단계인가?

CQI부서는 병원 감염률 감소를 위하여 실제로 수행된 업무를 다시 수행함

① Plan ② Act

③ Do ④ Check

⑤ Performance

14. Joseph G. van matre의 D*A*T 모델 중 Attitude에 해당하는 것은?

① 팀웍 ② 자료원
③ 변수 ④ 업무성과보고서
⑤ 문제해결과정

15. Feigenbaum의 총체적 질 관리(TQM) 구조 중 질 관리 요소로 옳은 것은?

① 생산 ② 구성
③ 서비스 ④ 분배
⑤ 교육

[정답] 1. ⑤ 2. ⑤ 3. ⑤ 4. ② 5. ④ 6. ③ 7. ② 8. ④ 9. ③
10 ⑤ 11. ③ 12. ④ 13. ② 14. ① 15. ②

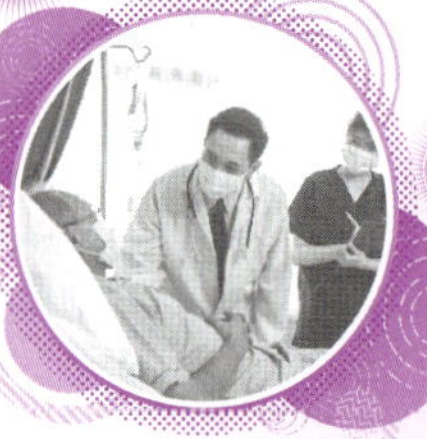

Chapter 4

환자 분류체계

학습목표

1. 환자 분류체계에 대해 이해한다.
2. KDRG에 대해 이해한다.
3. 질병 단계(disease staging)에 대해 이해한다.
4. MEDISGRPS에 대해 이해한다.
5. APACHE Ⅲ에 대해 이해한다.
6. 컴퓨터 중증도 지수(CSI)에 대해 이해한다.
7. 한국형 응급환자 분류 척도(KTAS)에 대해 이해한다.

환자 분류체계(PCS, patient classification system)의 목적은 「국민건강보험법 시행령」 제28조 제2항에 근거하여 환자 분류체계의 개발 및 관리에 필요한 절차·기준·방법 등을 정하기 위함이다. 「환자 분류체계 개발 및 관리에 관한 기준」에 따른 관련 용어의 정의는 다음과 같다.

① **환자 분류체계** : 진단, 시술(검사·처치·수술 등을 의미), 기능상태 등을 이용해서 환자를 임상적 측면과 의료자원 소모 측면에서 유사한 그룹으로 분류하는 체계(예 : KDRG, JOPG), 포괄수가제의 지불단위가 되면서 병원 간 각종 진료비 비교 등의 기준으로 사용함

- 의·치과 환자 분류체계(입원환자 분류체계, 외래환자 분류체계 등)
- 한의 환자 분류체계(한의 입원환자 분류체계, 한의 외래환자 분류체계 등)로 구분

② **임상적 유사성** : 환자들이 유사한 시술을 받거나, 질환이 발생한 신체부위, 병인, 발현증상 등이 유사하다는 것

③ **자원소모 유사성** : 환자들에게 해당 의료서비스 제공기간 동안 사용되는 총 자원의 양이 유사하다는 것

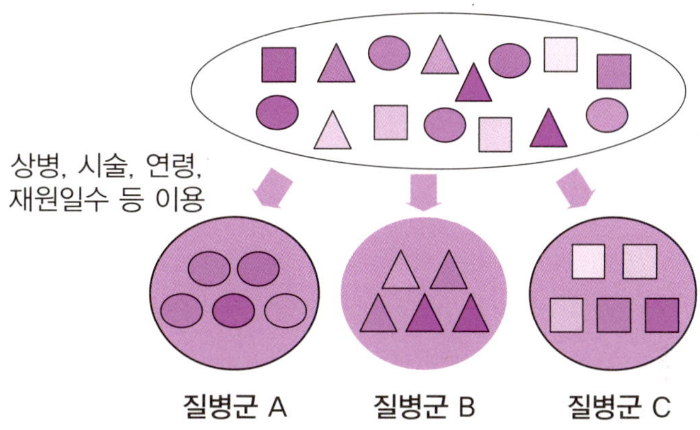

1. KDRG(Korean diagnosis related groups)

KDRG는 2013년 7월부터 전국 모든 의료기관(의원, 병원, 종합병원, 상급종합병원)에서 시행되고 있으며, 진단명과 시술명을 이용해서 임상적 의미와 의료자원 소모 유사성 측면에서 동질의 한 그룹으로 분류하는 한국형 입원환자 분류체계(KDRG)가 된다.

환자가 병원에 입원해서 퇴원할 때까지 진료 받은 진찰·검사·수술·주사·투약 등 진료의 종류나 양과 상관없이 미리 정해진 일정액의 진료비를 부담하는 것으로 모든 질병에 적용하는 것이 아니고 7개 질병군으로 백내장수술(수정체 수술), 편도수술 및 아데노이드 수술, 항문수술(치질 등), 탈장수술(서혜 및 대퇴부), 충수절제술, 제왕절개분만, 자궁 및 자궁부속기 수술(악성종양 제외)에 적용된다. 중증도에 따라 다시 52개로 세분화해 진료비가 책정되고 있다.

1. 미국의 DRG 개발 연혁

① 1977년 : 예일 DRG
- 예일대학에서 1967년 개발을 시작하여 1977년에 발표
- 1960년 말부터 10년에 걸쳐 개발

② 1983년 : HCFA(health care financing agency) DRG
- 메디케어에 DRG 지불제도를 도입하면서 HCFA-DRG로 재편

③ 1988년 : AP-DRG(all patient DRG)

- 3M Health Information System에서 메디케어 환자 이외 전 국민에게 적용 가능한 DRG를 개발

④ 1989년 : RDRG(refined DRG)

- 예일대학에서 기존 DRG에 중증도를 추가적으로 분류
- 합병증의 중증도와 주상병, 주진단과의 관계를 고려하여 세 개 또는 네 개의 범주로 세분화

⑤ 1991년 : APR-DRG(all patient refined DRG)

- 질병의 중증도, 사망 위험률을 반영
- 메릴랜드주에서 병원의 인두제(captitation) 결정에 이용(2004년)

⑥ 2008년 : MS-DRG(medicare severity DRG)

- 메디케어 환자의 지불에 이용, 현재 Version 32까지 개발

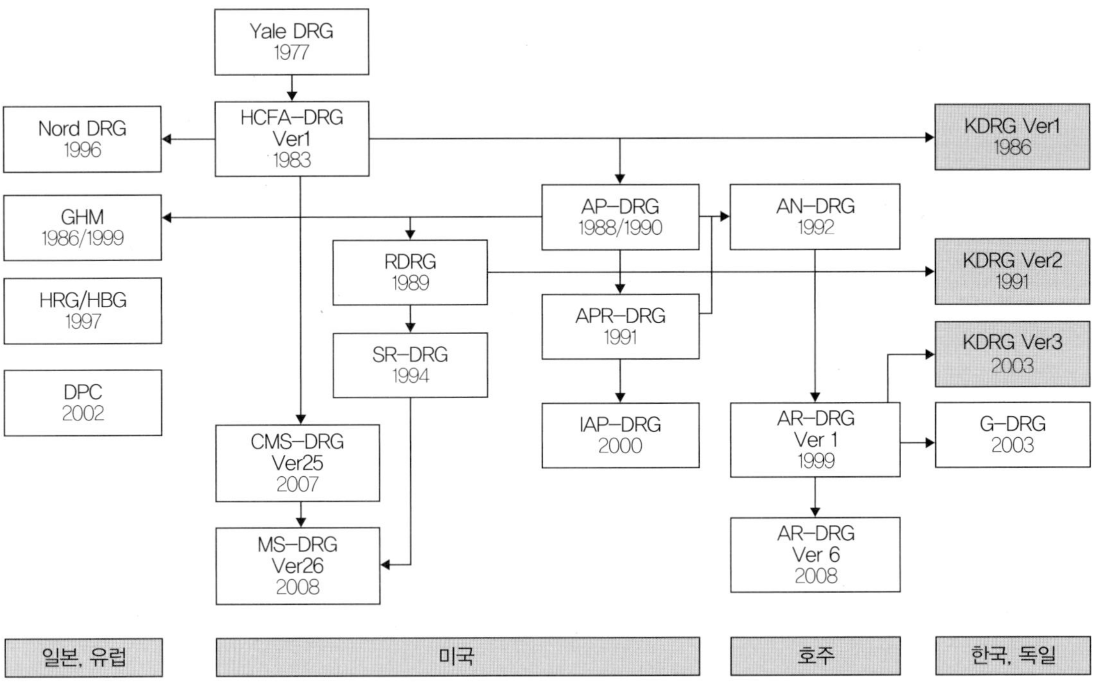

그림 4-1 KDRG 개발 및 개정

2. KDRG 개발 연혁

「국민건강보험법 시행령」 제28조 제1항 제4호에 근거하여 2013년 1월 건강보험심사평가원에서 관리, 심사평가원의 업무를 수행하기 위한 환자 분류체계의 개발 및 관리 내용이다.

① KDRG V1.0 : 미국 HCFA-DRG를 근간으로 1986년 개발

② KDRG V2.0 : 미국 Refined DRG에 근거하여 기존 KDRG에 중증도 분류체계를 접목시켜 1991년 전면 개편

- 1997년부터 일부 질병군을 중심으로 DIG 지불제도의 시범사업이 시작되면서 미국 DRG를 우리 현실에 맞게 수정하려는 시도

③ KDRG V3.0 : 23개 전문의학회 참여와 우리나라 진료비 자료 분석결과에 근거하여 2003년 전면 재개발

④ KDRG V3.3 : 복강경을 이용한 충수절제술 신설, 세분화된 수가코드 등을 반영하여 2009년 개편

KDRG는 해당 환자의 주진단명, 수술여부, 연령, 기타진단명에 따라 한다. KDRG 코드를 결정하기 위한 분류는 환자의 주진단명에 따라 23개의 주진단범주(MDC, major diagnostic category) 중 어느 MDC에 속하는가를 우선적으로 결정하고, 알파벳과 숫자를 혼용하여 6자리를 사용한다.

신포괄수가제를 적용한 지불제도의 1차 시범사업('09.4.20~'10.6.30)에서 KDRG V3.3을 사용하였다.

1번째	2~3번째	4번째	5번째	6번째
알파벳	숫자	숫자	숫자	숫자
MDC	ADRG 대분류	ADRG 소분류	연령구분	중증도 분류
A~Z	01~99	1~9	0~3	0~4

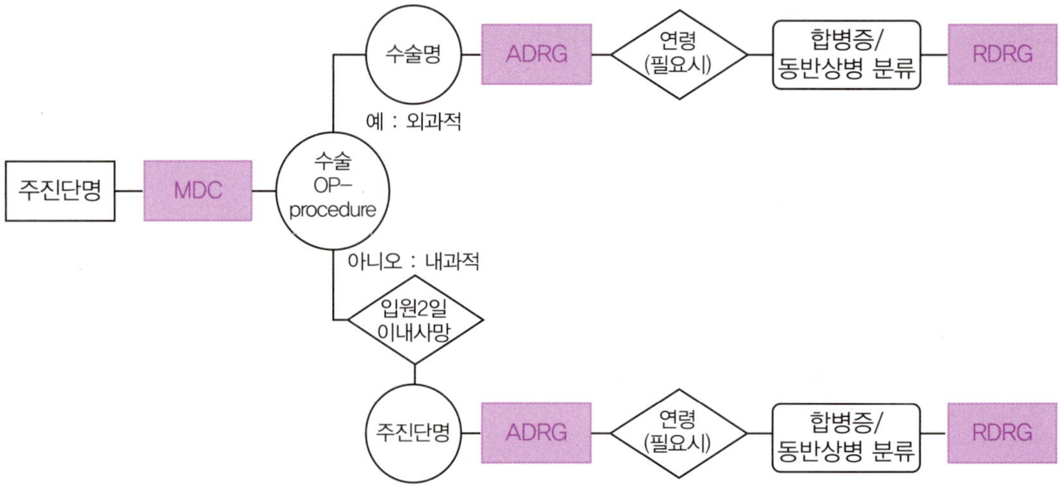

그림 4-2 KDRG 분류 알고리즘

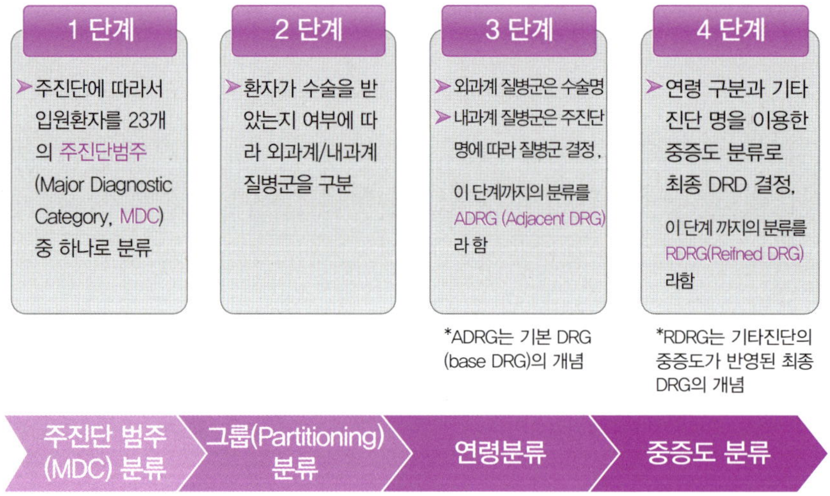
1 단계
주진단에 따라서 입원환자를 23개의 주진단범주 (Major Diagnostic Category, MDC) 중 하나로 분류
2 단계
환자가 수술을 받았는지 여부에 따라 외과계/내과계 질병군을 구분
3 단계
외과계 질병군은 수술명
내과계 질병군은 주진단명에 따라 질병군 결정.
이 단계까지의 분류를 ADRG (Adjacent DRG) 라 함
*ADRG는 기본 DRG (base DRG)의 개념
4 단계
연령 구분과 기타 진단 명을 이용한 중증도 분류로 최종 DRD 결정.
이 단계 까지의 분류를 RDRG(Reifned DRG) 라함
*RDRG는 기타진단의 중증도가 반영된 최종 DRG의 개념
주진단 범주 (MDC) 분류
그룹(Partitioning) 분류
연령분류
중증도 분류

그림 4-3 KDRG 분류과정

2. 질병 단계(disease staging)

질병단계는 1970년대 중반 미국 필라델피아의 제퍼슨 의과대학의 고넬(Gonnell) 등에 의해 개발되었다. 질병단계를 분류하는 기준은 EQCEL이다.

질 평가, 비용 및 효율성 수준(EQCEL, evaluation of quality, costs and effectiveness levels)은 중증도, 환자구성(case-mix) 분석, 질 관리, 이용도 조사와 재정분석을 통합한 소프트웨어 패키지이다.

암치료의 효과를 판정하기 위하여 1950년대 암 전문의에 의해 단계별 기준이 고안되었다. 그러나, 모든 질환이 처음에는 한 부위에 국한되었다가 진행되면서 점차 복잡해지고, 전신으로 퍼지므로 모든 질환을 중증도에 따라 4단계로 구분하여 적용하였고 단계마다 하부 단계가 발생할 때는 소수점 이하의 숫자로 표시한다.

(1) 암 환자의 질병 단계(staging)

① Stage 1 : 합병증이 없거나 최소한의 심각성을 가진 문제가 있는 정도
② Stage 2 : 단일 장기나 시스템에 국한된 문제, 부작용의 위험도는 유의하게 증가
③ Stage 3 : 다수 장기를 침범함, 전신적인 문제, 예후 불량
④ Stage 4 : 사망

(2) 충수염 환자의 질병 단계(staging)

① 1.0 충수염
② 2.1 국소적 복막염을 일으키거나 복막 농양을 만드는 천공성 충수염
③ 2.2 범발성 복막염을 일으키는 천공성 충수염
④ 2.3 장폐색
⑤ 2.4 문맥염(간 농양 여부와 관계없이)
⑥ 3.1 패혈증, 균혈증
⑦ 3.2 쇼크
⑧ 4.0 사망

3. 질병 중증도 그룹체계 (MEDISGRPS, medical disease severity grouping system)

MEDISGRPS는 미국 성 빈센트(St. Vencent) 병원의 앨런 브루스터와 브루스 칼린(Alan Brewster & Bruce Karlin)에 의해 고안되었다. 앨런 브루스터와 칼린은 환자 질환의 중증도 파악을 위하여 의무기록에서 얻어진 주요 임상정보(KCFs, key clinical finding) 자료를 이용하여 중증도를 평가하는 도구를 개발하였다.

입원시점과 재원 중간 시점에서 중증도를 평가하는데 환자의 병력, 신체검진, 임상검사, 방사선검사, 조직검사 등을 이용하여 약 250개 이상의 주요 임상정보(KCFs)를 찾아내고 중증도 점수를 산출(중증도 0부터 4까지 5단계로 표시)하였다.

표 4-1 임상정보와 중증도 분류기준의 예

Group 0 KCFs	• 주요 임상 결과가 없는 환자
Group 1 KCFs	• 장기 부전 가능성이 낮은 최소 소견
Group 2 KCFs	• 장기 부전 가능성이 불분명한 급성 소견 또는 장기 부전 가능성이 높지만 장기 부전이 임박하지는 않은 심각한 소견
Group 3 KCFs	• 심각한 소견과 급성 소견을 모두 가지고 있는 환자
Group 4 KCFs	• 장기 부전의 존재를 나타내는 중요한 소견

4. 급성 생리 및 만성 건강평가 III (APACHE III, acute physiology and chronic health evaluation III)

1980년대 초에 워싱턴대학교 마취과 중환자실(ICU) 연구팀에서 개발한 아파치(APACHE)는 의무기록 검토를 통해 환자의 생리적 측정값을 조사해서 중증도 점수를 산출해내는 도구이다. 이 지표는 중환자실에서 서비스의 강도와 환자의 사망 위험도를 예측하기 위해 만들었으며, 중환자실 환자의 치료결과 및 사망률을 예측하는데 정확한 방법으로 입증되었다.

생리적 측정치로 알부민, 심방의 이산화탄소와 산소량, 심방 PH, 혈압, 혈액요소질소, 심박동률 헤마토크리트, 글래스고 혼수척도(GCS, glasgow coma scale), 호흡률, 혈청 크레아틴, 혈청나트륨, 체온, 총 빌리루빈, 소변 배출량, 백혈구 수치, 포도당 등을 이용하며, APACHE를 이용한 임상적 평가는 중환자실 이용도가 향상될 수 있다. APACHE 점수가 낮은 환자는 중환자실에 입원할 필요가 없거나 중환자실에서 퇴원할 수 있다.

표 4-2 글래스고 혼수척도(glasgow coma scale)

개안(eye opening)		언어 반응(verbal response)		운동 반응(motor response)	
자연적으로 개안	4점	정상으로 반응	5점	지시대로 움직이는 반응	6점
음성 명령에 반응	3점	혼미 속에서 반응	4점	국소성 운동 반응	5점
통각 자극에 반응	2점	몇 마디 단어 반응	3점	회피성 굴곡반응	4점
무반응	1점	어떤 소리만을 발성	2점	굴곡운동 반응	3점
		무반응	1점	신전운동 반응	2점
				무반응	1점

5. 컴퓨터 중증도 지수(CSI, computer severity index)

컴퓨터 중증도 지수는 1980년대 중반 수잔 혼(Susan Horn) 등에 의해 존스 홉킨스 대학의 병원재정 및 관리센터에서 개발하였다. 이 지표는 진단명별 질병군(DRG)체계 하에는 설명되지 않은 자원의 병원 대 병원의 차이점을 설명하기 위하여 고안되었다. MEDISGRPS과 APACHE와는 달리 CSI는 질병명에 중점을 두었다. 수잔 혼 등은 주진단명, 동반 질병과 합병증, 질병 중증도 및 질병에 대한 환자의 반응을 고려하여 환자의 질환을 평가하고자 하였다.

미국은 ICD-9-CM 코드 6번째 자리에 중증도 지표를 연계하여, 6번째 숫자는 중증도에 따라 1부터 4까지 점수가 책정되는데, 1은 정상 또는 약간의 비정상, 4는 생명을 위협하는 위험한 징후 증상을 나타낸다. 환자의 전체 CSI 점수는 각 진단명 간의 상호작용을 반영한 질병별 가중치를 이용하여 환자가 가진 모든 진단명의 중증도를 결합해서 산출하고 중증도 측정은 병원 간의 차이 및 의사들의 치료 질을 평가하고자 할 때 비교 가능하다.

6. 한국형 응급환자 분류 척도 (KTAS, Korean triage and acuity scale)

KTAS는 응급실에 온 환자를 빠르게 분류하여 치료 순서를 정하는 원칙을 적용하기 위한 것으로, 2012년 보건복지부 지원을 받아서 캐나다 자료(CTAS, canadian triage and acuity scale)를 중심으로 국내 실정에 맞게 분류체계를 만든 것이다. 각국에서는 이러한 응급실 환자 중증도 분류체계를 개발하였는데, 일본의 JTAS(japan triage and acuity scale), 미국의 ESI(emergency severity index), 호주의 ATS(australasian triage scale) 등이 있다.

(1) 우리나라의 응급환자 분류

① 1단계(즉각적인 소생술, resuscitation) : 즉각적이고 적극적인 처치가 필요하며 생명을 위협하는 상태, 즉시 의사가 진료를 보아야 함

② 2단계(중증, emergency) : 생명이나 신체기능에 잠재적인 위협이 있으며 이에 대한 빠른 시술이 필요한 경우, 15분 내 의사 진료 또는 간호사 재평가

③ 3단계(응급, urgency) : 잠재적으로 응급 시술이나 처치가 필요한 심각한 문제로 진행할 수 있는 상태, 30분 내 의사가 진료

④ 4단계(준응급, less urgency) : 1~2시간 안에 처치나 재확인을 받으면 될 정도, 1시간 이내에 의사가 진료

⑤ 5단계(비응급, non-urgency) : 긴급하지 않은 상태, 2시간 이내 의사가 진료

(2) 응급환자 중증도 분류

응급실은 3가지 평가도구로 평가를 받고 환자는 수가와 연계하여 분류한다.

① 응급/비응급질환군 : 증상과 진찰 소견으로 분류. 응급실에 온 환자가 응급한 환자이면 응급의료 관리료를 정부로부터 받고 비응급질환군으로 판정되면 본인이 전액 부담하는 제도

② 중증응급질환군 : 진단명에 따라 분류. 현재 응급실 평가 항목에서 활용되고 있는 기준으로 임의로 정해진 중환 질환을 어느 정도 진료했느냐에 따라 응급실 평가 항목으로 활용

③ **한국형 중증도 분류도구 활용** : 의사 또는 간호사가 환자 상태를 보고 판단하여 분류

응급의료에 관한 법률에 의한 응급환자의 중증도 분류 등(시행규칙 제18조의3)

① 응급의료기관의 장은 법 제31조의4 제1항에 따라 응급실의 입구에 환자분류소를 설치하여 보건복지부장관이 정하는 교육을 이수한 의사, 간호사 또는 1급 응급구조사가 응급환자 등의 중증도를 분류하고, 감염병 의심환자 등을 선별하도록 해야 한다.

② 제1항에 따라 응급환자 등의 중증도를 분류하거나 감염병 의심환자 등을 선별할 때에는 환자의 주요증상, 활력징후(호흡, 맥박, 혈압, 체온), 의식 수준, 손상 기전, 통증 정도 등을 고려해야 하며 그 세부적인 기준·방법 및 절차 등은 보건복지부장관이 고시하는 한국 응급환자 중증도 분류기준에 따른다.

7. 기타 환자 분류체계

(1) 찰슨 동반질환 지수(Charlson comorbidity index)

찰슨 등은 1984년 1개월 동안 뉴욕병원에 입원한 604명 환자의 의무기록을 토대로 사망을 잘 예측하는 19개 질환을 선정하여 각 질환별 상대위험도를 근거로 1, 2, 3, 6점의 가중치를 부여하였고, 이 가중치의 합이 CCI(찰슨 동반질환 지수)에 해당한다. 의무기록자료를 토대로 개발된 CCI를 행정자료에 적용하기 위하여 ICD-9 혹은 ICD-10 코드로 전환하였다.

CCI를 개발할 당시에는 19개의 동반질환이 선정되었으나, 데요(Deyo) 등이 ICD-9 코드로 전환하면서 백혈병과 림프종을 비전이형 고형암에 포함시켜 17개 질환으로 축소[1] 되었다. 콴(Quan) 등(2005)은 Deyo의 알고리즘을 토대로 ICD-10 코드로 전환하여 최종적으로 17개 질환으로 구성하였다.

---

1) Deyo RA, et al. Adapting a clinical comorbidity index for use with ICD-9-CM administrative databases. J Clin Epidemiol 1992;45 6 :613-619.

표 4-3 찰슨 동반질환과 가중치(Quan 등, 2005)[2)]

Comorbidities	International Classification of Disease, 10th revision code	Original weight	Updated weight
Myocardial infarction	I21.x, I22.x, I25.2	1	0
Congestive heart failure	I09.9, I11.0, I13.0, I13.2, I25.5, I42.0, I42.5–I42.9, I43.x, I50.x, P29.0	1	2
Peripheral vascular disease	I70.x, I71.x, I73.1, I73.8, I73.9, I77.1, I79.0, I79.2, K55.1, K55.8, K55.9, Z95.8, Z95.9	1	0
Cerebrovascular disease	G45.x, G46.x, H34.0, 160.x–169.x	1	0
Dementia	F00.X–F03.x, F05.1, G30.x, G31.1	1	2
Chronic pulmonary disease	I27.8, I27.9, J40.x–J47.x, J60.x–J67.x, J68.4, J70.1, J70.3	1	1
Rheumatologic disease	M05.x, M06.x, M31.5, M32.x–M34.x, M35.1, M35.3, M36.0	1	1
Peptic ulcer disease	K25.x–K28.x	1	0
Mild liver disease	B18.x, K70.0–K70.3, K70.9, K71.3–K71.5, K71.7, K73.x, K74.x, K76.0, K76.2–K76.4, K76.8, K76.9, Z94.4	1	2
Diabetes without chronic complication	E10.0, E10.1, E10.6, E10.8, E10.9, E11.0, E11.1, E11.6, E11.8, E11.9, E12.0, E12.1, E12.6, E12.8, E12.9, E13.0, E13.1, E13.6, E13.8, E13.9, E14.0, E14.1, E14.6, E14.8, E14.9	1	0
Diabetes with chronic complication	E10.2–E10.5, E10.7, E11.2–E11.5, E11.7, E12.2–E12.5, E12.7, E13.2–E13.5, E13.7, E14.2–E14.5, E14.7	2	1
Hemiplegia or paraplegia	G04.1, G11.4, G80.1, G80.2, G81.x, G82.x, G83.0–G83.4, G83.9	2	2
Renal disease	I12.0, I13.1, N03.2–N03.7, N05.2–N05.7, N18.x, N19.x, N25.0, Z49.0–Z49.2, Z94.0, Z99.2	2	1
Any malignancy including leukemia and lymphoma	C00.x–C26.x, C30.x–C34.x, C37.x–C41.x, C43.x, C45.x–C58.x, C60.x–C76.x, C81.x–C85.x, C88.x, C90.x–C97.x	2	2
Moderate or severe liver disease	I85.0, I85.9, I86.4, I98.2, K70.4, K71.1, K72.1, K72.9, K76.5, K76.6, K76.7	3	4
Metastatic solid tumor	C77.x–C80.x	6	6
Acquired immune deficiency syndrome/ human immunodeficiency virus	B20.x–B22.x, B24.x	6	4

(2) CCS진단군(clinical classification software)

미국 보건의료연구품질원(AHRQ, the agency for healthcare research and quality)에 의해 개발된 CCS는 질병을 진단하고, 진료를 받은 질병들에 대하여 임상학적으로 군집화하고 이를 기반으로 동반여부에 따라 중증도를 분류한다. 보건기획, 정책결정, 연구의 질병 패턴 중증 분류에 많이 활용된다.

(3) 엘릭스하우저 동반질환 지수 (Elixhauser comorbidity index)

엘릭스 하우저(Elixhauser)의 동반질환 지수는 울혈성 심부전, 부정맥 등 31가지 동반질환을 미리 선정해 놓고 나이, 성별, 보험자, 응급 여부, 수술 여부 등의 변수와 동반 여부에 따라 중증도를 분류하고, 주진단과 비슷한 범주로 볼 수 있는 질환 또는 주진단으로 합병증이 발생할 수 있는 질환 판별이 필요한 DRG 선별(screening)에도 유용하게 사용되고 있다.

---

2) Quan H, et al. Coding algorithms for defining comorbidities in ICD–9–CM and ICD–10 administrative data. Med Care 2005;43 11 :1130–1139.

주요 내용

① KDRG는 진단명과 시술명을 이용해서 임상적 의미와 의료자원 소모 유사성 측면에서 동질한 그룹으로 분류하는 한국형 입원환자 분류체계이다.

② 질병 단계(disease staging)는 암 치료의 효과를 판정하기 위하여 고안되었으나, 모든 질환의 중증도에 따라 4단계로 적용된다.

③ MEDISGRPS는 의무기록에서 얻어진 주요 임상정보(KCFs)에 관한 자료를 이용하여 중증도를 평가하는 도구이다.

④ APACHE Ⅲ는 중환자실(ICU)에서 서비스의 강도와 환자의 사망 위험도를 예측하기 위해 만들었으며, 중환자실(ICU) 환자의 치료결과 및 사망률을 예측한다.

⑤ 컴퓨터 중증도 지수(CSI)는 주진단명, 동반질병, 합병증, 질병 중증도 및 질병에 대한 환자의 반응을 고려한 환자의 질환을 평가한 방법이다.

⑥ 한국형 응급환자 분류 척도는 캐나다 자료(CTAS)를 중심으로 응급실에 온 환자를 빠르게 분류하여 치료 순서를 정하기 위한 분류 내용이다.

⑦ 기타 환자분류체계로 찰슨(Charlson) 동반질환 지수, CCS진단군, 엘릭스 하우저(Elixhauser) 동반질환 지수 등이 있다.

학습 문제

1. 의무기록에서 얻어진 주요 임상정보(KCFs)에 관한 자료를 이용하여 중증도를 평가하는 도구는?
   ① CSI(computer severity index)
   ② CCS(clinical classification software)
   ③ R-DRG(refined diagnosis related groups)
   ④ MEDISGRPS(medical disease severity grouping system)
   ⑤ APACHE III(acute physiology and chronic health evaluation III)

2. 중환자실(ICU)에서 서비스의 강도와 환자의 사망 위험도를 예측하기 위해 만들어진 중증도 도구는?
   ① Disease Staging
   ② Comorbidity index
   ③ CSI(computer severity index)
   ④ CCS(clinical classification software)
   ⑤ APACHE III(acute physiology and chronic health evaluation III)

3. DRG의 진료비 지불방식은?
   ① Payment Per Case
   ② Payment Per Service
   ③ Payment Per Retrospective
   ④ Payment Per Discharge
   ⑤ Payment Per Operation

4. KDRG 의료행위로 옳은 것은?
   ① 분만으로 회음절개술
   ② 치루로 항문농양 수술
   ③ 난소암으로 난소절제술
   ④ 자궁경부암으로 자궁절제술
   ⑤ 백내장으로 수정체수술

5. KDRG의 주진단 범주(MDC)에 사용되는 항목으로 옳은 것은?
① 연령
② 성별
③ 수술방법
④ 진료과
⑤ 주소(CC)

6. 질병단계(disease staging) 분류의 기준인 EQCEL에 해당하지 않는 것은?
① 질 관리
② 재정분석
③ 중증도
④ 동료심사
⑤ 환자구성(case-mix) 분석

7. MEDISGRPS의 중증도 단계 설명이 옳은 것은?
① 그룹 0 : 장기 부전 가능성이 낮은 최소 소견
② 그룹 1 : 장기 부전 가능성이 다소 높은 소견
③ 그룹 2 : 장기 부전 가능성이 불분명한 급성 소견
④ 그룹 3 : 심각한 소견과 급성 소견을 모두 가지고 있는 환자
⑤ 그룹 4 : 장기 부전 가능성이 높지만 장기 부전이 임박하지는 않은 심각한 소견

8. 의무기록 검토를 통한 생리적 측정값을 이용한 중증도 산출 도구는?
① Disease Staging
② Comorbidity index
③ CSI(computer severity index)
④ CCS(clinical classification software)
⑤ APACHE III(acute physiology and chronic health evaluation III)

9. 진단명별 질병군(DRG)체계 하에는 설명되지 않은 자원의 병원 대 병원의 차이점을 설명하기 위하여 고안된 도구는?
① Disease Staging
② Comorbidity index
③ CSI(computer severity index)
④ CCS(clinical classification software)
⑤ KTAS(korean triage and acuity scale)

10. KTAS의 응급환자 분류로 옳은 것은?
① 1단계 : 비응급
② 2단계 : 준응급
③ 3단계 : 응급
④ 4단계 : 중증
⑤ 5단계 : 즉각적인 소생술

[정답] 1. ④ 2. ⑤ 3. ① 4. ⑤ 5. ① 6. ④ 7. ② 8. ⑤ 9. ③ 10. ③

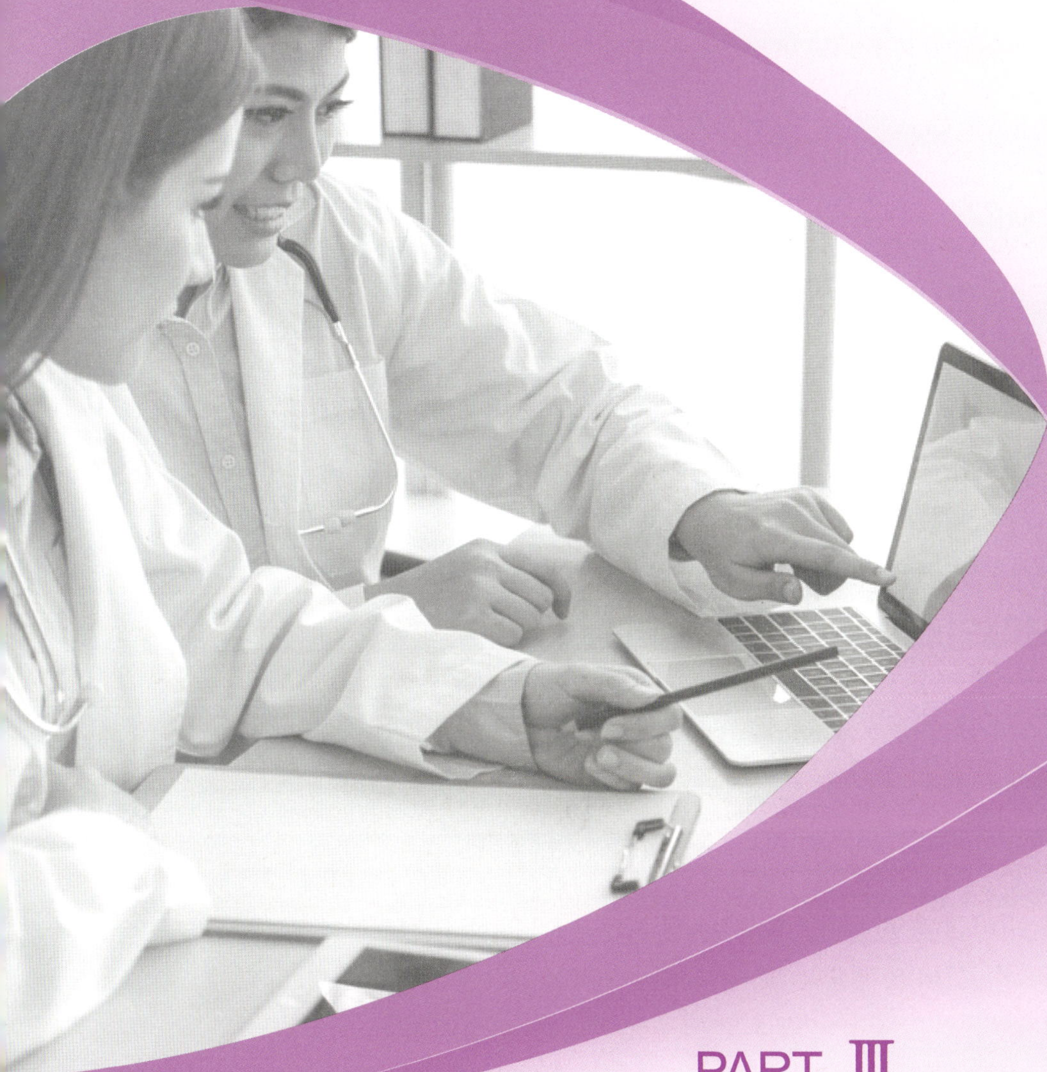

PART Ⅲ

의료의 질 관리 도구

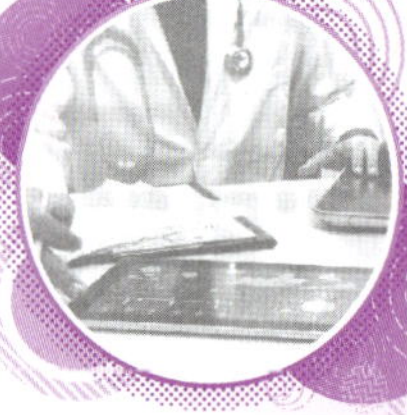

Chapter 5

주제선정 도구

학습목표

브레인스토밍, 다중 투표, 명목집단기법, 파레토 챠트, 체크 시트, 히스토그램에 대해 이해하고 활용할 수 있다.

1. 브레인스토밍(brainstorming)

브레인스토밍은 조직의 구성원들이 토의 주제에 대해 다량의 아이디어를 얻기 위해 수행하는 회의 방법으로 어떤 주제나 문제에 관한 아이디어, 관심, 문제점 혹은 대안을 창출해 내는 것이다.

그룹 또는 개개인별로 시행할 수 있으며, 비판을 삼가고 자유로운 분위기에서 최대한의 아이디어를 창출하고 창의력을 발휘하도록 독려한다. 브레인스토밍은 아이디어와 통찰력이 필요할 때, 참가자들의 경험을 끌어내기를 원할 때, 그룹 내에서 창의적인 아이디어가 필요할 때 활용 가능한 기법이다.

브레인스토밍의 4단계

① **준비 단계** : 회의진행자(facilitator)가 회의의 목적, 토론규칙, 절차 등 설명

② **산출 단계** : 5~10분 동안 자유로운 분위기 조성을 위한 대화와 아이디어 교환

③ **명료화 단계** : 가능한 많은 아이디어가 도출 유도, 공통된 아이디어 통합

④ **평가 단계** : 공통 아이디어 정의와 토의 후 우선순위 결정

브레인스토밍 사례 : 진료 지연 이유

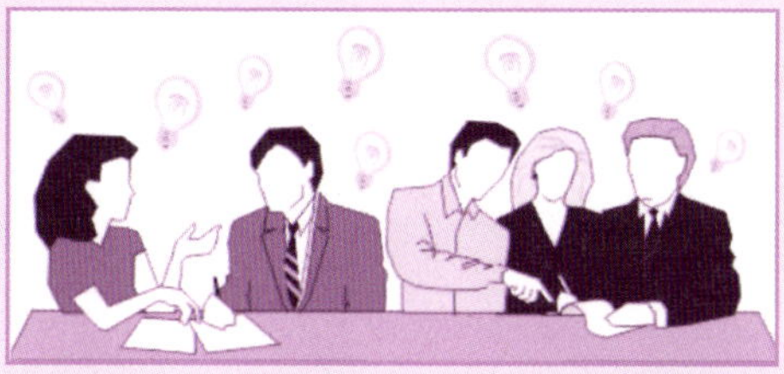

① 환자가 너무 많다.
② 수술환자의 검사는 입원해서 한다.
③ 검사결과에 이상이 있을 때 협의진료(consult)가 빨리 해결되지 않는다.
④ 심장내과문제 해결이 빨리 안 된다.
⑤ 탈륨스캔(thallium scan)은 주 2회만 검사한다.
⑥ 간단한 검사이상도 전문 진료과에서 해결하지 않으면 마취과에서 마취승인이 안 된다.
⑦ 병실부족으로 토요일에 입원한다.
⑧ 환자가 입원해서 검사를 원한다.
⑨ 입원 후 의료인의 학회 등 일정으로 재원기간이 연장된다.
⑩ 환자가 수술 여부를 결정하지 못한다.

2. 다중투표(multivoting)

주제 및 문제의 중요성, 우선순위를 정할 때 사용하는 집중적 사고의 한 형태이다. 브레인스토밍 등을 통하여 나온 결과가 10개 이상으로 많은 아이디어가 있을 경우, 중요하고 즉시 관심을 둬야하는 아이디어를 선정하는데 사용한다.

추구할 몇 항목을 결정하고 끝내는 것으로 합의를 잘 유도할 수 있는 장점을 갖고 있다.

다중투표의 5단계

① 같거나 비슷한 목록 묶기, 이때 접착식 메모지(post-it) 등 활용
② 묶여진 목록에 대표명 부여
③ 참여자들이 각자 목록에 점수 부여
④ 참여자들의 점수표 합산
⑤ 목록을 더 줄여야 하는 경우 이 과정 반복

3. 명목집단기법(NGT, nominal group technique)

명목집단기법은 의사결정에 있어 집단 간의 의견과 가치를 보다 체계적으로 이용할 수 있는 방법이다. 의사결정 주체의 배경, 전문분야와 인식이 다양한 사람들로 구성되어 있다는 것을 전제로 하며 명목집단기법을 잘 수행하면 참여자의 다양한 견해를 조정하여 의사결정 시 합의를 도출할 수 있다.

특히 팀이 영향력 있는 소수와 나머지 다수로 구성되어 있을 때 의사결정이 소수에 의해 독점되는 것을 방지할 수 있다. 우선순위를 결정하는데 사용되는 여러 가지 방법 중에서 통계적 방법보다는 집단토론과 정보교환에 더 중점을 두는 방식이다.

명목집단기법의 7단계

① 의사결정 집단 구조 설정
- 우선적으로 다루어야 할 문제의 성격에 따라 집단의 크기를 결정
- 소집단으로의 분할 여부를 결정
- 집단 구성원 수는 6~10명 정도

② 의사결정 대상 문제의 주요한 차원 정의
- 각 집단은 사회자가 진행, 각 집단의 사회자는 운영절차와 다룰 문제를 간략하게 참여자에게 설명
- 합의를 도출할 탐색적 질문을 명시한 '명목집단 임무 기술 양식'을 배부한다. 양식은 두 종류로 의료의 질에 영향을 미치는 것으로 생각되는 문제를 열거하는 것과 문제의 중요성을 판단하는 기준을 나열하는 것
- 참여자들은 각자의 의견에 대한 토론 없이 독립적으로 두 종류의 기술양식을 정해진 시간 내에 작성
- 사회자는 문제와 기준의 전체 목록을 준비된 차트에 기록하고, 참여자들은 돌아가면서 자신이 작성한 목록의 문제와 기준의 모든 항목 발표

③ 의사결정 할 문제 토론
- 제시된 항목에 대하여 반대의견을 제시하거나 지지하는 의견을 제시하여 아이디어를 명확화

④ 문제의 평가

- 나열된 기준에 근거하여 문제 목록을 검토하여 재평가
- 참여자들은 자신의 판단, 진행된 토론을 참고로 하여 문제 평가 기준을 재 선택 가능

⑤ 문제의 순위 나열

- 참여자들은 각자가 가장 중요하다고 생각하는 5개의 문제를 선택하여 순위를 부여한 목록 작성
- 목록의 중요도 순위별로 5점부터 1점까지 점수 부여
- 참여자들의 점수부여가 끝나면 각자의 투표결과를 별도 양식의 집계표에 예비투표 실시
- 각 문제에 대해 참여자들이 부여한 점수의 합을 구하여 문제의 상대적인 중요도 측정

⑥ 순위에 대한 토론

- 사회자는 참여자들의 투표결과를 기록하고 합계를 낸 후에 이 결과에 대한 토론 진행
- 참여자들은 예비 투표결과에 대하여 반대 또는 지지 의견 제시 가능, 토론을 통해 제시된 문제에 대한 아이디어 명확화

⑦ 최종 순위 결정

- 예비 투표결과에 대한 토론이 끝나면 사회자는 참여자에게 5개의 우선순위 항목을 검토하여 원하는 경우 우선순위를 수정할 수 있음을 알림
- 참여자들은 항목간의 상대적인 중요성을 고려하여 가장 우선순위가 높은 순서대로 5점부터 1점까지 점수 부여
- 사회자는 별도의 양식을 이용하여 항목의 우선순위에 대한 최종 평가 점수를 합하여 최종순위 결정, 이로써 의료기관 내에서 의료의 질에 영향을 미치는 가장 중요한 문제, 개선 아이디어 등 도출

표 5-1 명목집단기법의 예(진료지연 사유)

문제 목록	팀원 1	팀원 2	팀원 3	팀원 4	팀원 5	팀원 6	합계	우선 순위
병상 부족	3						3	
입원 후 수술검사		4	3	5	5	5	22	1
협의진료 회신 지연	5	2	4			3	14	3
검사 운영 횟수 부족	4	5	5	2	3	1	20	2
재원기간 연장	1	3	2	1			7	5
토요일 입원	2			3			5	
환자 수술 결정 지연		1		4	4	4	13	4

4. 파레토 차트(pareto chart)

파레토 차트는 측정치의 상대적 중요도를 제시하는 도식화 기법으로 순위를 매긴 막대그래프(histogram)와 항목별 누적 백분율을 함께 표시한다.

왼쪽에서 오른쪽으로 갈수록 빈도 감소, 최빈수가 왼쪽에 위치, 누적 빈도를 표시하는 점들이 있고 선으로 연결(꺾은선 그래프로 표현)된다.

(1) 파레토 차트의 용도

① 항목의 우선순위를 결정할 수 있다.
② 문제점의 원인을 파악할 수 있다.
③ 개선효과를 확인할 수 있다.
④ 보고 및 기록용으로 활용 가능하다.

(2) 파레토 차트의 특징

① 가장 문제가 되는 항목을 발견, 우선순위 선정에 도움을 준다.
② 문제항목의 크기, 순위를 한눈에 파악 가능하다.
③ 항목이 전체의 어느 정도를 점유하고 있는지 확인이 가능하다.
④ 문제의 크기를 한눈에 볼 수 있기 때문에 설득력을 획득할 수 있다.
⑤ 복잡한 계산이 필요 없고 수월하게 그림으로 표현이 가능하다.

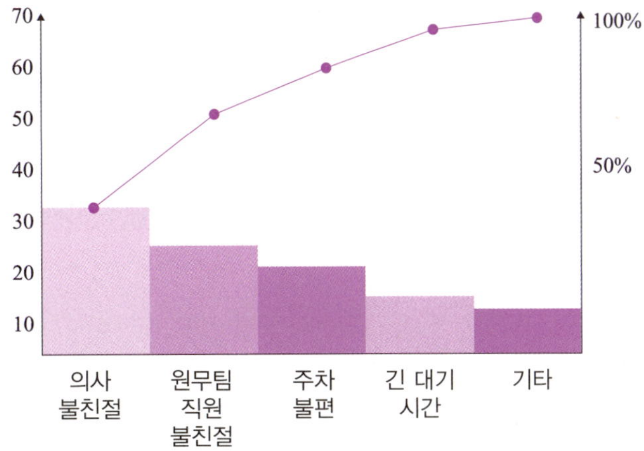

그림 5-1 민원발생 건수 Pareto Chart

5. 체크 시트(check sheet)

체크 시트는 사건별로 자료를 수집하거나 확인단계에서 누락이나 착오 등을 없애기 위해 간단히 체크하여 그 결과를 알 수 있도록 만든 도표이다.

(1) 체크 시트의 종류

① **기록용 체크 시트** : 분포의 상태, 결점이나 불량항목의 발생정도에 대해 데이터를 얻기 위한 것이다.

② **점검용 체크 시트** : 작업수행 시 사고나 착오를 방지하기 위하여 점검이나 확인사항 등을 미리 정하고 그것을 누락 없이 점검, 확인하기 위한 것이다.

(2) 체크 시트의 용도

① 문제점 조사, 현재 상태 파악 및 개선효과를 확인한다.

② 작업수행에 따른 시간적 변화를 확인하고, 표준화의 정도를 확인한다.

(3) 체크 시트의 활용절차

① **목적 명확화** : 수집된 결과로 무엇을 알고자 하는지 또는 어떤 효과를 기대하는지에 따라 체크 시트 종류를 결정한다.

② **이용할 체크 시트를 선택** : 데이터의 추출 및 정리가 쉬운 시트로 선택한다.

③ **체크 시트 작성** : 누가, 언제, 무엇을, 어디서, 어떻게 할 것인가를 포함하여 작성한다.

④ **작성된 체크 시트를 분석** : 작성된 내용을 바탕으로 현상 파악 및 대책을 마련한다.

표 5-2 안전사고 발생 건수

일자/부서	병동1	병동2	병동3	병동4	병동5
0월	///	/// //	///	///	///
0월	/// //	/////	///	/	///
0월	////	/// ////	////	//	//
0월	///	///// _//	///	–	/
0월	///	/////	////	///	–
⋮	⋮	⋮	⋮	⋮	⋮

6. 히스토그램(histogram)

히스토그램은 데이터를 몇 개의 구간으로 나누어 구간별 출현도수를 도형화한 것으로 가장 문제가 되거나 요구도가 필요한 항목을 확인할 수 있다. 히스토그램으로 데이터의 분포와 산포의 파악이 가능하고 평균과 표준편차의 산출, 데이터와 규격과 비교, 개선 전후의 분포상태 등을 비교할 수 있다.

히스토그램의 특징

① 데이터의 분포모습 및 산포상태를 그림으로 파악 가능
② 규격과 데이터를 비교 판단하여 문제영역 확인 가능
③ 평균, 표준편차를 구해 모집단 예측 가능
④ 계산이 필요 없고 수월하게 그림으로 표현 가능

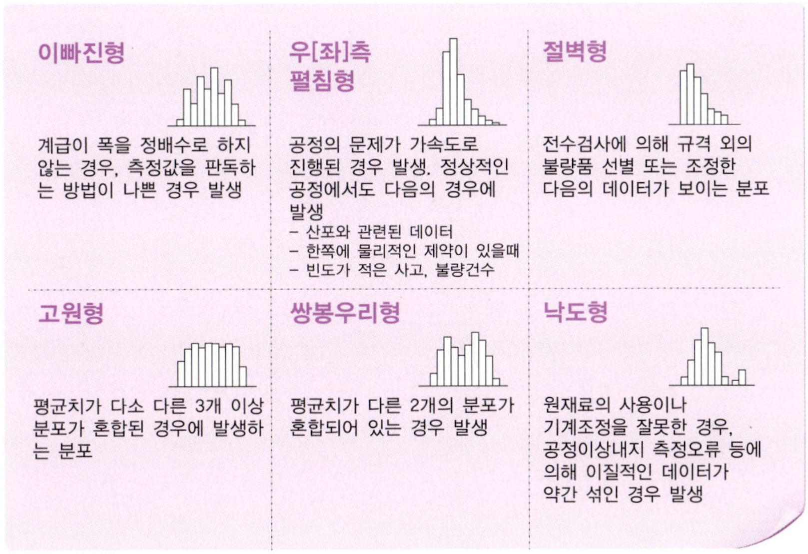

그림 5-2 히스토그램의 유형

주요 내용

① 의료의 질 관리를 위한 주제선정도구로 브레인스토밍, 복수투표, 명목집단기법(NGT), 우선순위교차표, 파레토차트, 체크 시트, 히스토그램 등이 있다.

② 브레인스토밍(brainstorming)은 조직의 구성원들이 토의 주제에 대해 다량의 아이디어를 얻기 위해 수행하는 회의 방법으로 주제나 문제에 관한 아이디어, 관심, 문제점 혹은 대안을 창출하는 방법이다.

③ 다중투표(multivoting)는 주제 및 문제의 중요성, 우선순위를 정할 때 사용하는 집중적 사고의 한 형태로 브레인스토밍 등을 통하여 나온 결과가 10개 이상으로 많은 아이디어가 있을 경우, 중요하고 즉시 관심을 둬야 하는 아이디어를 결정하는데 사용한다.

④ 명목집단기법(NGT, nominal group technique)은 의사결정에 있어 집단 간의 의견과 가치를 보다 체계적으로 이용할 수 있는 우선순위를 결정하는 방법으로 팀이 영향력 있는 소수와 나머지 다수로 구성되어 있을 때 의사결정이 소수에 의해 독점되는 것을 방지할 수 있다.

⑤ 파레토 차트(pareto chart)는 측정치의 상대적 중요도를 도식화하여 제시하는 기법으로 순위를 매긴 막대그래프(histogram)와 함께 항목별 누적 백분율을 꺾은 선 그래프로 동시에 표현한 것이다.

⑥ 체크 시트(check sheet)는 사건별로 자료를 수집하거나 확인단계에서 누락, 착오 등을 없애기 위해 간단히 체크하여 그 결과를 알 수 있도록 만든 도표이다.

⑦ 히스토그램(histogram)은 데이터를 몇 개의 구간으로 나누어 구간별 출현도수를 도형화한 것으로 데이터의 분포와 산포의 파악이 가능하고 평균과 표준편차 산출, 데이터와 규격 비교, 개선 전후의 분포상태 등을 비교할 수 있다.

학습 문제

1. 어떤, 주제에 관한 관심, 문제점, 대안을 창출해 내는 것의 질 관리 도구는 무엇인가?
   ① 흐름도(flow chart)
   ② 산점도(scatter plot)
   ③ 파레토 차트(pareto chart)
   ④ 유사성 다이어그램(affinity diagram)
   ⑤ 브레인스토밍(brainstorming)

2. 순위를 매긴 막대그래프와 항목별 누적 백분율을 동시에 표시하는 도식화 기법은?
   ① 런 차트(run chart)
   ② 흐름도(flow chart)
   ③ 파레토 차트(pareto chart)
   ④ 우선순위 매트릭스(prioritization matrix)
   ⑤ 명목집단기법(nominal group techniques)

3. 우선순위를 결정하는 방법 중 하나로 팀이 영향력 있는 소수와 나머지 다수로 구성되어 있을 때 의사결정이 소수에 의해 독점되는 것을 방지하기 위해 사용하는 방법은?
   ① 런 차트(run chart)
   ② 명목집단기법(nominal group techniques)
   ③ 유사성 다이어그램(affinity diagram)
   ④ 인과관계도(cause & effect diagram)
   ⑤ 우선순위 매트릭스(prioritization matrix)

4. 주제나 문제의 중요성, 우선순위를 정할 때 사용하는 집중적 사고의 한 형태로 10개 이상 많은 아이디어가 있을 경우, 중요하고 즉시 관심을 둬야 하는 아이디어를 결정하는데 사용하는 도구는?
① 체크 시트(check sheet)
② 다중투표(multi voting)
③ 히스토그램(histogram)
④ 인과관계도(cause & effect diagram)
⑤ 런 차트(run chart)

5. 문제의 원인 발생 빈도수에 관한 자료를 보여주는 막대그래프와 누적 빈도를 표시하는 선그래프로 구성된 우선순위 결정에 필요한 정보를 제공하는 질향상 도구는?
① 체크 시트(check sheet)
② 막대그래프(bar chart)
③ 히스토그램(histogram)
④ 인과관계도(cause & effect diagram)
⑤ 파레토 차트(pareto chart)

6. 다음 중 주제 선정 도구로 옳지 <u>않은</u> 것은?
① 런 차트(run chart)
② 명목집단기법(nominal group techniques)
③ 체크 시트(check sheet)
④ 다중투표(multi voting)
⑤ 우선순위 매트릭스(prioritization matrix)

7. 사건별로 자료를 수집하거나 확인단계에서 누락, 착오 등을 없애기 위해 간단히 자료를 수집하여 만든 도표는?
① 체크 시트(check sheet)
② 막대그래프(bar chart)
③ 히스토그램(histogram)
④ 인과관계도(cause & effect diagram)
⑤ 파레토 차트(pareto chart)

8. 데이터를 몇 개의 구간으로 나누어 구간별 출현도수를 도형화한 것으로 데이터의 분포와 산포의 파악이 가능하고 평균과 표준편차 산출, 데이터와 규격 비교, 개선 전후의 분포상태 등을 비교할 수 있는 도구는?
① 체크 시트(check sheet)
② 막대그래프(bar chart)
③ 히스토그램(histogram)
④ 인과관계도(cause & effect diagram)
⑤ 파레토 차트(pareto chart)

9. 파레토 차트의 용도로 볼 수 없는 것은?
① 항목의 우선순위를 결정할 수 있다.
② 문제점의 원인을 파악할 수 있다.
③ 개선효과를 확인할 수 있다.
④ 보고 및 기록용으로 활용 가능하다.
⑤ 시간의 흐름에 따른 변화를 파악할 수 있다.

10. 브레인스토밍(brainstorming)에 대한 설명으로 옳지 않은 것은?
① 다량의 아이디어를 얻기 위해 수행하는 회의 방법
② 적극적인 비판 장려
③ 자유로운 분위기에서 회의 진행
④ 다량의 아이디어 창출이 목적
⑤ 다른 사람의 아이디어에 편승하여 새로운 아이디어 제시 가능

[정답] 1. ⑤ 2. ③ 3. ② 4. ② 5. ⑤ 6. ① 7. ① 8. ③ 9. ⑤ 10. ②

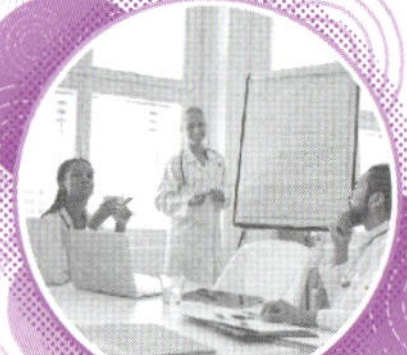

Chapter 6

원인분석 도구

학습목표

인과관계도, 흐름도, 유사성 다이어그램, 근본원인분석, 5Why 기법, 산점도, 원 그래프에 대해 이해하고 활용할 수 있다.

1. 인과관계도(cause & effect diagram)

인과관계도는 카오루 이시카와(Kaoru Ishikawa, 1915~1989)가 제시한 문제에 대한 광범위한 정보를 조직적이고도 압축된 형태로 제시하는 데 사용되는 기법으로, 인과관계도는 어떤 결과(특성)를 가져오게 한 원인(요인)들을 파악함으로써 문제 해결방안을 찾는 방법이라고 할 수 있다.

'원인과 효과도표(cause & effect diagram)', '어골도(fishbone diagram)', '특성요인도'라고도 한다. 인과관계도의 형태는 원인과 결과의 관계를 파악하여 대책을 세우는 형태의 질 관리 방식으로 거의 모든 문제(현상)에 적용가능하다는 것이 장점이다.

(1) 인과관계도의 활용

① **개선 해석용** : 목표에 대한 결과현황을 해석하거나 개선하는 경우에 사용한다.

② **공정관리용** : 이상발생 시 원인을 찾고 이것을 제거할 때의 조치용으로 사용한다.

③ **작업표준 작성용** : 작업표준을 새로 정하거나 표준을 개선하는 경우에 사용할 수 있다.

④ **품질관리 및 교육용** : 문제점의 정리나 원인을 빠짐없이 검토할 때 사용한다.

(2) 인과관계도 작성 시에는 주로 4M's과 4P's 활용

① 4M's : 인력(manpower), 장비(machine), 방법(method), 재료(material)

② 4P's : 정책(policies), 절차(process), 인력(people), 시설(plant)

표 6-1 원인의 종류

4M's	4P's	기타
• 인력(manpower) • 장비(machine) • 방법(method) • 재료(materials)	• 정책(policies) • 절차(process) • 인력(people) • 시설(plant)	• 측정(measurement) • 환경(environment) • 정보(information) • 설비(facilities) • 시설(facilities)

인과관계도

① **개념** : 1950년 초 도쿄(Tokyo)대학의 카오루 이시카와(Kaoru Ishikawa)가 창안. 어골도(fishbone diagram) 또는 이시카와 다이어그램(Ishikawa Diagram)이라고도 불리며 결과가 어떤 원인에 의해서 나타나고 서로 어떤 관련이 있는지를 생선 뼈 모양의 그림으로 표현한 것이다.

② **목적** : 문제의 근본원인을 도출해서 문제점들의 재발을 제거

③ **사용시기** : 잠정 후보 인자의 도출, 치명 인자의 분석

④ **요인(cause)** : 업무의 결과에 대해서 영향을 미치는 원인이 되는 것(4M에 근거하여 조사)

⑤ **특성(effect)** : 업무의 결과로 나타나는 것 [예] 제품의 성질, 생산량, 안전의 상황 등

(3) 인과관계도 작성방법

① **문제로 할 특성(결과) 결정** : 특성은 일의 결과로 가능한 구체적으로 표현한다. 예를 들면, 의료서비스의 품질, 의료서비스 생산량, 환자안전 등 현장에서 문제가 되는 것을 의미한다.

② **특성 기입**

③ **큰 가지(큰 문제 원인 분류) 기입** : 보통 4M 사용. 그 밖에 측정(measurement)이나 환경(environment)도 사용 가능하다.

④ **작은 가지(구체적인 문제 원인) 기입**

⑤ **요인 확인** : 요인 누락 확인. 가지와 요인 간이나 요인과 특성 간에 인과관계가 확실하게 성립되는지 확인한다.

⑥ **특성에 직접적인 영향이 큰 요인을 확인, 표시** : 대책을 생각하면서 확인, 표시한다.

⑦ **관련사항 기입** : 인과관계도 제목, 작성일, 작성자 등을 기입한다.

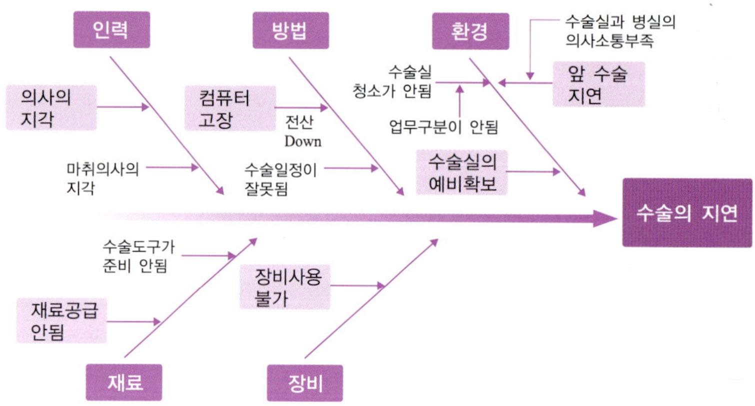

그림 6-1 수술지연의 인과관계도(cause & effect diagram)

2. 흐름도(flow chart)

흐름도는 업무과정을 개선하고자 할 때 사용하는 방법이며, 과정을 단계적으로 도식화하여 제시하는 기법이다. 업무수행과정의 각 단계인 행위, 의사결정, 대기기간 및 문서화 등의 과정을 기호로 표현하여 사용목적에 따라 흐름을 파악할 때 사용한다.

(1) 흐름도에 사용하는 도형의 의미

① **타원형** : 시작과 끝을 표시한다.
② **직사각형** : 프로세스의 절차나 조치를 의미한다.
③ **마름모형** : 예, 아니오의 의사결정이 필요할 때 사용한다.
④ **원형** : 흐름도에서 거리에 의해 분리되는 두 부분 사이의 연결로서 관련되는 것을 알리는 숫자, 글씨를 넣는다.

(2) 흐름도의 특성

① 모든 단계를 연속적인 순서로 표현하여 업무흐름을 쉽게 파악할 수 있다.
② 세부화 정도를 여러 가지로 검토할 수 있다.
③ 프로세스를 단순화하는 방법이나 불필요한 단계를 찾을 때 유용하다.
④ 의사소통을 개선에 도움을 준다.
⑤ 팀원이 프로세스를 충분히 이해하지 못하고 있을 때, 명확한 업무흐름 파악에 도움을 주어 팀워크를 강화할 수 있다.
⑥ 최종적인 서비스, 생산품 혹은 정보 제공에 대한 팀원들의 기여를 확인하고 관찰할 수 있다.
⑦ 프로세스상의 업무 담당자 상호 간에 존중을 도모할 수 있다.
⑧ 피드백이나 재작업 경로, 명확한 활동이 없는 결정, 중복행위, 중복승인을 집중 조명하여 업무수행 단계별 목적, 가치 및 결과를 검토하는 데 유용하다.
⑨ 현재의 프로세스, 대체 프로세스, 혹은 계획된 프로세스의 비교가 가능하다.
⑩ 각 프로세스의 절차별 공급자와 고객을 확인할 수 있다.
⑪ 모니터링이나 자료 수집이 필요한 영역의 결정에 사용한다.

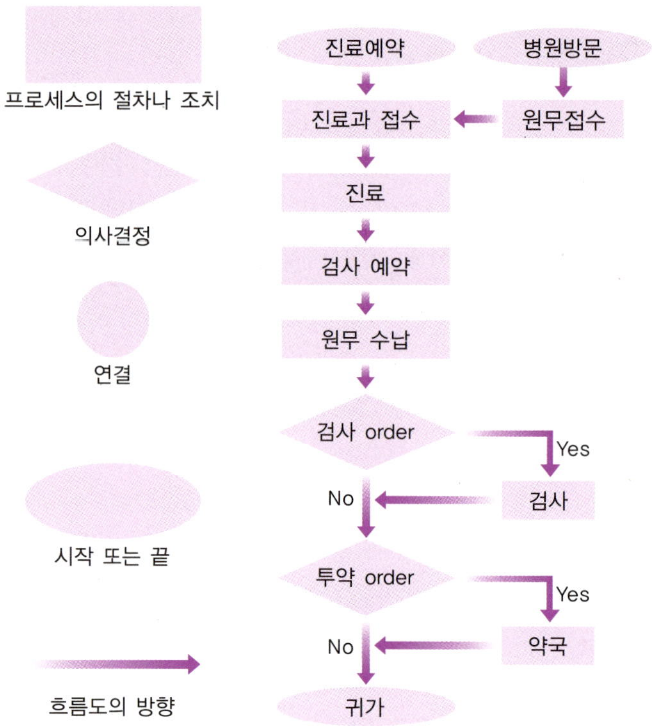

그림 6-2 흐름도(flow chart) 기호의 의미와 외래진료 흐름도

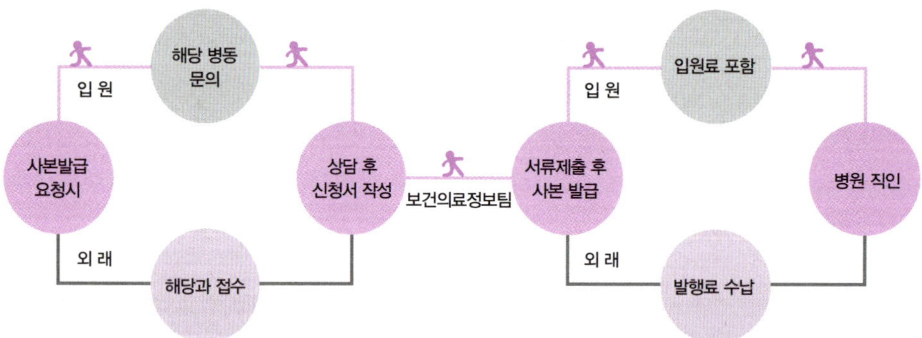

그림 6-3 의무기록 사본발급 흐름도

3. 유사성 다이어그램(affinity diagram)

유사성 다이어그램은 유사한 아이디어를 그룹으로 묶기 위한 접근법이다. 팀원들이 여러 주제에 관하여 브레인스토밍이나 다른 접근법을 통해 많은 아이디어를 산출하고 정리하기 위해 사용한다.

또한, 참여자들은 항목을 재배열하고 항목은 테이블 위에 있는 카드에 기록하거나 벽 차트에 떼었다 붙일 수 있는 형태로 기록되며, 그룹의 아이디어가 만족스러운 수준으로 합쳐질 때까지 이동 반복된다.

유사성 다이어그램의 진행단계

① 아이디어들을 정리하여 카드(affinity note)에 기록

② 의미론적 연관성이나 상호의존성에 의해 카드를 그룹 짓고 거기에 제목(header) 부여

③ ②의 작업을 계속 반복하고 점검

④ 유사한 제목들을 묶어서 요구도 큰 범주 구성

⑤ 제목에 해당되지 않는 아이디어들을 유사성과 연관성의 원칙에 따라 큰 범주 아래에 정리

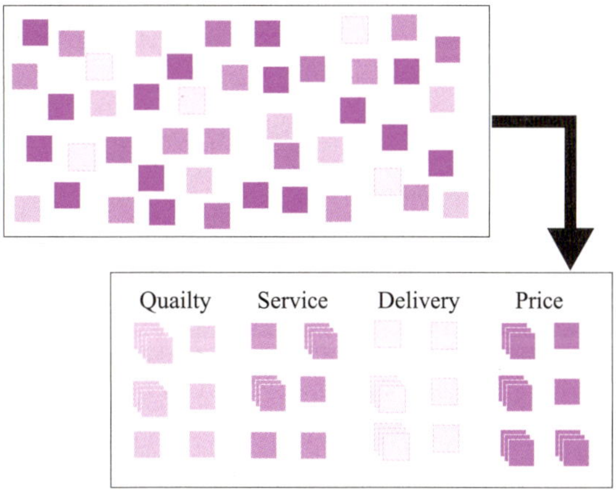

그림 6-4 유사성 다이어그램

4. 근본원인분석(RCA, root cause analysis)

근본원인분석은 어떤 문제 및 사건과 직접적으로 관련된 근접 원인에 기여한 시스템이나 프로세스 상의 원인으로 찾아내 유사한 문제나 사건의 재발을 예방하는 개선방안을 마련하는 것이다.

이것은 무슨 일이(what) 왜 일어났는지(why), 그런 일이 다시 일어나지 않게 하려면 무엇을 해야 하는가에 대한 해답을 찾아가는 과정이라 할 수 있다.

(1) 근본원인분석 준비하기

준비단계에서는 적절한 태스크 포스팀(TFT, task force team) 구성이 중요하고, 사건과 가장 가까운 일선 직원이 내용 전문가로 참여하여 다양한 관점과 전문적인 의견을 제시할 수 있도록 다학제적인 팀을 구성한다. 조사과정은 개인의 잘못을 따지기보다 시스템 및 프로세스의 문제점을 발견하도록 노력하는 것이 필요하다. 조사계획 수립, 관찰, 인터뷰, 물리적 증거(장비·기구) 확보, 기록 확인 등을 포함한다.

조사 내용에 포함할 사항

① 사건 발생 직전의 상황은 어떠했는가?
② 사건 이전 또는 사건이 어떤 과정으로 진행되었는가?
③ 누가 현장에 있었으며 관련되는가?
④ 사건이 발생한 것을 어떻게 알게 되었는가?
⑤ 사건 발생 시 어떻게 대처하였는가?
⑥ 이 사건과 관련된 다른 절차나 과정은 무엇인가?
⑦ 이 사건의 원인으로 생각되는 일은 무엇인가?
⑧ 향후 이러한 사건을 예방하기 위해 필요한 것은 무엇이며 어떻게 해야 하겠는가?

(2) 근접원인 찾기

① 근본원인분석 준비하기 조사내용을 바탕으로 사건내용을 확인한다.
② 사건을 문장으로 기술하고 언제 어디에서 일어났는지, 분석해야 할 서비스가 무엇인지 기술한다.

③ 사건이 발생한 프로세스와 관련된 기여요인을 탐색한다. '왜'라는 질문을 통해 사건과 직접적으로 관련된 근접원인 또는 직접원인(direct or proximate cause)을 확인한다.

④ 흐름도(flow chart)를 이용하여 사건과 관련된 프로세스를 기술하여 사건 발생에 기여한 프로세스상의 문제를 확인하고 다른 기여요인도 함께 확인한다.

⑤ 결과와 관련이 있는 인적요인, 결과에 영향을 미친 장비요인, 결과에 직접적으로 영향을 미친 환경요인, 기타 기여요인 등을 확인한다.

⑥ 근접원인에 대한 추가 자료를 수집하고 평가. 객관적인 기준이 없거나 제시된 근접원인에 대한 더 많은 정보가 필요한 경우에 추가 자료를 수집한다.

⑦ 발견된 근접원인에 대해 신속하고 즉각적인 대안이 필요한 경우 우선적으로 개선활동을 계획하고 실행한다.

(3) 근본원인 찾기

근접원인 찾기에서 발견한 근접원인에 대해 '왜'라는 질문을 반복하여 근접원인 내에 잠재된 모든 근본원인을 발견하는 단계이며, 시스템 내에서 일어날 수 있는 근본원인의 목록을 통해 검증한다.

다음 3가지 질문에 모두 '예'라는 답이 나온다면 근본원인으로 확정

① 그 원인이 없었다면 그 문제는 일어나지 않았는가?

② 그 원인을 수정하거나 없앤다면 동일한 요인으로 문제가 재발하지 않는가?

③ 그 원인을 수정하거나 없앤다면 비슷한 상황이 재발되지 않는가?

표 6-2 근본원인

관련 시스템	일어날 수 있는 근본원인
인적 자원	• 직원의 자질 : 정의, 증명, 검토과정 • 교육/훈련과정 : 교육내용의 타당성, 수료관리, 직원역량, 감독, 직원배치수준, 업무량 정도
정보관리	• 정보의 이용 가능성, 정확성, 명료성, 관련 직원 사이의 정보전달과정(의사소통과정) 등
환경관리	• 물리적 환경의 적절성(조명·온도·소음·공간디자인) 등 • 위험요인을 구분할 수 있는 시스템(질 관리 활동, 응급 또는 오류상황 시 대응 절차)
리더십/의사소통	• 위험감소를 위한 조직문화, 위험에 대한 의사소통의 장애요인 • 의사소통 : 의사소통방법, 내용의 적합성, 이해, 적시성 • 경영정책

(4) 개선활동 계획, 실행 및 평가하기

4단계에서는 우선적으로 위험감소 전략을 탐색하고 개선활동 개발을 통하여 개인에 대한 접근보다 시스템적 접근방법에 따라 관련문헌을 확인 및 타기관의 프로세스를 벤치마킹하여 개선전략을 설계한다.

시스템 설계 시에 고려할 사항

① 오류가 발생하지 않도록 설계하기
② 오류가 발생하더라도 빨리 발견하여 환자에게 위해가 가지 않도록 하기
③ 환자에게 위해가 가더라도 그 위험의 심각성을 줄일 수 있도록 하는 방안 모색하기

개선 전략 설계후에는 제안된 개선활동 평가를 수행한다. 개선안이 적용 가능한지, 장기적인 해결책인지, 다른 문제를 발생시키지는 않는지, 비용이 적절한지 등을 고려하여 우선순위를 정해 수행한다. 개선활동 설계 및 효과 측정방법을 개발할 때는 제안된 개선활동을 언제, 어떻게, 누가, 어디서 시행할 것인지 구체적으로 설계를 한다. 이때, 개선효과를 평가할 수 있는 지표 제시가 필요하다.

또한, 개선활동 계획, 실행 및 평가, 그리고 결과의 전파는 개선목표 및 계획이 정해진 후, PDCA Cycle에 따라 수행한다.

PDCA Cycle은 ① 설계된 계획을(plan), ② 개선활동에 적용하고(do), ③ 개선효과 평가 및 검토과정을 거쳐(check), ④ 필요한 경우 재설계하여 다시 적용(act)하는 4단계를 반복한다.

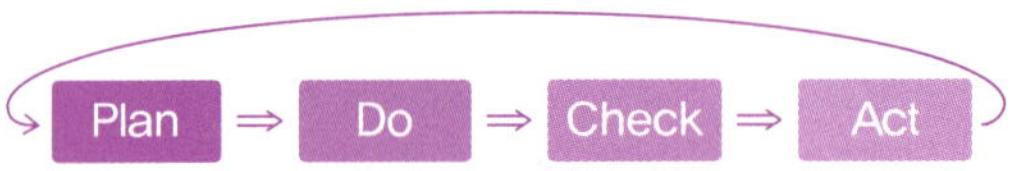

그림 6-5 PDCA 4단계

5. 5WHY 기법(5why method)[3)4)]

5Why 기법이란 근본원인분석의 한 종류로 어떤 사고(event), 결함이나 문제의 근본원인을 찾으려는 문제해결 방법이다. 즉 어떤 사고의 증후(현상)를 단순히 주시하는 것과 반대로 근본원인을 찾고 사고의 재발 방지를 위한 대책을 마련하는 방법이라 할 수 있다.

반복적인 '왜'라는 질문과정에서 사고와 원인의 인과관계를 맨 아래 하단까지 조사하는 과정에서 근본원인을 도출하고 그에 따른 현실적인 개선방안을 모색하게 된다.

5Why 기법은 문제의 근원을 파악하고 원인을 철저히 분석하여 효율적인 해결에 집중할 수 있도록 도움을 준다. '왜?'라는 질문을 반복함으로써 문제를 더 잘 이해할 수 있고, 문제를 개선할 수 있는 방법을 발견할 수 있다.

5WHY의 가장 큰 장점은 효율성과 단순성으로 적용을 위해서는 논리적 사고와 문제에 대한 정확한 인식이 필요하다.

(1) 5Why 기법 적용 프로세스

① **사고(문제)의 정의** : 5WHY 기법의 첫 번째 단계로 발생한 사고 또는 문제의 특성, 규모, 위치, 시기, 내용을 정의하고 구체화한다.

② **Why 1 단계** : 사고 또는 문제를 일으킨 불안전한 행동이나 상태에 대한 분석으로 직접원인을 찾는 과정이다.

③ **Why 2~5단계** : 근본원인을 찾기 위한 더 세부적인 질문과 답을 하는 과정으로, 이 과정에서 Why 1 단계와 마찬가지로 가설 검증 절차를 수행한다. Why 5 이전 단계에서 원인을 도출하고 그에 따른 대책이 적정하게 제시된다면 그 단계에서 과정의 종료가 가능하다.

---

3) Dziuba, Szymon T., Małgorzata A. Jarossová, and Natalia Gołębiecka. "Applying the 5 Why method to verification of non-compliance causes established after application of the Ishikawa diagram in the process of improving the production of drive half-shafts." Production Engineering Archives 2.1 2014 : 16-19.

4) 신동길 5Why-사고원인분석방법을 통한 건설기계사고 예방 대책 연구. 2016. Accessed February 5, 2023. https://search-ebscohost-com-ssl.oca.korea.ac.kr/login.aspx?direct=true&db=edsker&AN=edsker.000004309658&lang=ko&site=eds-live&scope=site

표 6-3 5WHY 기법 활용 사례

문제 : 덤프트럭의 시동이 걸리지 않는다.
• 왜 시동이 걸리지 않는가? 자동차의 배터리가 닳았다. • 왜 자동차의 배터리가 닳았는가? 교류 발전기가 작동하지 않았다. • 왜 교류 발전기가 작동하지 않았는가? 발전기를 작동시키는 벨트가 끊어졌다. • 왜 벨트가 끊어졌는가? 벨트의 사용기한이 경과되었으나 교체하지 않았다. • 왜 사용기한이 경과되었으나 벨트를 교체하지 않았는가? 벨트의 교체 주기 기준이 없었다.
해결책 : 부품의 교체 주기 기준을 수립하고 점검한다.

문제 : 호흡곤란 환자가 검사를 위한 이동 중 산소공급 중단으로 사망하였다.
• 왜 산소공급이 중단되었는가? 이동 시 산소마스크를 동반하지 않았다. • 왜 이동 시 산소마스크를 동반하지 않았는가? 환자가 산소마스크가 계속 필요한 상태임을 인지하지 못했다. • 왜 환자가 산소마스크가 계속 필요한 상태임을 인지하지 못했는가? 이송자는 환자에게 호흡곤란이 발생한 상황을 알지 못했다. • 왜 이송자는 환자에게 호흡곤란이 발생한 것을 알지 못했는가? 응급상황 발생으로 인계자가 자리를 비워 정보가 공유되지 못했다. • 왜 정보가 공유되지 못했는가? 인수인계가 구두로만 이루어지기 때문에 정보가 공유되지 않았다.
해결책 : 응급 상황 발생 시 환자에게 즉시 응급상황을 알리는 표지를 부착하여 담당이 자리를 비워도 상황을 인지하고 확인할 수 있도록 의사소통방법을 보완하였다.

6. 산점도(scatter plot)

산점도는 대응하는 두 연속변수 간의 관계를 그래프로 표시한 것이다. 두 변수 사이에 어느 정도 관계가 있는지를 검토하는데 사용되며, 두 요인 간의 상관관계가 어떻게 작용하는가를 보여주는 기법으로 산점도는 두 데이터의 산포 상태를 보고 관계가 있는지 없는지 등을 파악한다. 관계가 있다면 어떤 특성 값을 규격 값의 범위에 넣기 위해서 요인을 어떤 값으로 조절하면 좋은가를 조사하는데 사용된다.

산점도의 용도

① 특성(결과)과 요인(원인)과의 관계 파악. 예) A약품사용량과 B질환 호전 정도 등

② 어떤 특성과 다른 특성과의 관계 파악. 예) 체중과 신장의 관계 등

③ 한 특성에 대한 두 요인 간의 관계 파악. 예) 환자의 질환 치료에 사용된 두 가지 치료방법 간의 관계 등

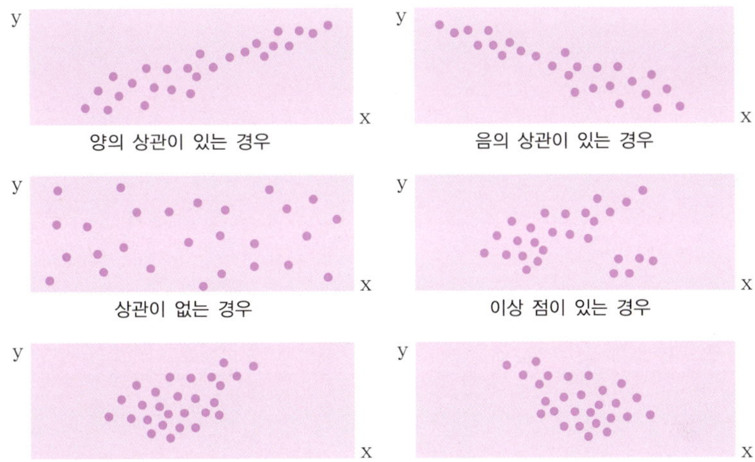

그림 6-6 산점도의 유형

7. 원 그래프(pie chart)

원 그래프는 항목의 측정값 크기, 전체 중 차지하는 비율을 파악하고자 할 때 사용하며, 각 항목 백분율을 원 조각으로 표현한다.

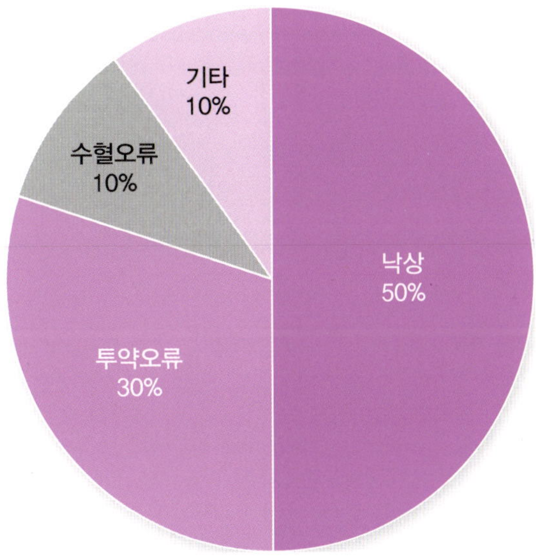

그림 6-7 환자안전 보고사건 원 차트(pie chart)

주요 내용

① 인과관계도(cause & effect diagram)는 카오루 이시카와(Kaoru Ishikawa)가 제안한 결과(특성)를 가져오게 한 원인(요인)들을 파악함으로써 문제 해결방안을 찾는 방법이다. 원인과 효과도표(cause & effect diagram), 어골도(fishbone diagram), 특성요인도로도 불린다.

② 흐름도(flow chart)는 업무과정을 개선하고자 할 때 사용하는 방법으로 업무수행과정의 각 단계인 행위, 의사결정, 대기기간 및 문서화 등의 과정을 기호로 도식화하는 기법이다.

③ 유사성 다이어그램(affinity diagram)은 다량의 유사한 아이디어를 그룹으로 묶기 위한 접근법이다.

④ 근본원인분석(RCA, root cause analysis)은 어떤 문제나 사건과 직접적으로 관련된 근본원인을 찾아내 유사한 문제나 사건의 재발을 예방하는 개선방안을 마련하기 위해 사용한다.

⑤ 5Why 기법(5why method)이란 근본원인분석의 한 종류로서 어떤 사고(event), 결함이나 문제의 근본원인을 찾고 사고의 재발 방지를 위한 대책을 마련하는 방법이다.

⑥ 산점도(scatter plot)는 대응하는 두 연속변수 간의 관계를 그래프로 표시한 것으로 두 변수 사이에 어느 정도 관계가 있는지를 검토하는데 사용한다.

⑦ 원 그래프(pie chart)는 항목의 측정값 크기, 전체 중 차지하는 비율을 파악하고자 할 때 사용하는 방법으로 항목 백분율을 원 조각으로 표현한다.

학습 문제

1. 개선활동에서 발견된 문제의 원인을 생선뼈 모양으로 도식화한 것은?
   ① 런 차트(run chart)
   ② 원 그래프(pie chart)
   ③ 유사성 다이어그램(affinity diagram)
   ④ 인과관계도(cause & effect diagram)
   ⑤ 명목집단기법(nominal group techniques)

2. 흐름도에서 도형과 의미가 바르게 연결된 것은?
   ① 타원형 : 프로세스의 절차나 조치
   ② 직사각형 : 결과 출력
   ③ 마름모형 : 예, 아니오의 의사결정
   ④ 원형 : 시작과 끝
   ⑤ 화살표 : 흐름도에서 거리에 의해 분리되는 두 부분 사이의 연결

3. 대응하는 두 연속변수 간의 관계를 그래프로 표시한 것으로 두 변수 사이에 관련성을 파악하는데 사용하는 방법은?
   ① 런 차트(run chart) ② 흐름도(flow chart)
   ③ 파레토 차트(pareto chart) ④ 관리도(control chart)
   ⑤ 산점도(scatter plot)

4. 문제의 원인을 파악하기 위해 브레인스토밍으로 도출된 요인들을 인력, 장비, 방법, 시설, 과정 등의 특성별로 분류하고 제시함으로써 원인 파악에 도움을 주는 질 향상 도구는?
   ① 흐름도(flow chart)
   ② 명목집단기법(nominal group techniques)
   ③ 파레토 차트(pareto chart)
   ④ 어골도(fishbone diagram)
   ⑤ 유사성 다이어그램(affinity diagram)

5. 문제점을 확인하기 위해 업무나 일의 진행과정을 기호를 이용하여 각각의 순서 단계로 도식화한 향상 도구는?
   ① 런 차트(run chart) ② 흐름도(flow chart)
   ③ 관리도(control chart) ④ 산점도(scatter diagram)
   ⑤ 브레인스토밍(brainstorming)

6. 외래환자 대기 지연사유에 대한 해결방안을 찾기 위한 원인분석에 가장 적절한 도구는?
   ① 관리도(control chart)
   ② 인과관계도(cause & effect diagram)
   ③ 유사성 다이어그램(affinity diagram)
   ④ 브레인스토밍(brainstorming)
   ⑤ 히스토그램(histogram)

7. 브레인스토밍 등으로 도출된 다량의 비슷한 아이디어를 그룹으로 묶기 위한 질 향상 도구는?
   ① 흐름도(flow chart)
   ② 명목집단기법(nominal group techniques)
   ③ 파레토 차트(pareto chart)
   ④ 어골도(fishbone diagram)
   ⑤ 유사성 다이어그램(affinity diagram)

8. 어떤 문제나 사건과 직접적으로 관련된 근본원인을 찾아내 유사한 문제나 사건의 재발을 예방하는 개선방안을 마련하기 위한 도구는?
   ① 흐름도(flow chart)
   ② 명목집단기법(nominal group techniques)
   ③ 5Why 기법(5why method)
   ④ 근본원인분석(RCA, root cause analysis)
   ⑤ 유사성 다이어그램(affinity diagram)

9. 근본원인분석의 한 종류로서 어떤 사고, '왜?'라는 질문을 반복하여 결함이나 문제의 근본원인을 찾고 사고의 재발 방지를 위한 대책을 마련하는 방법은?
① 흐름도(flow chart)
② 명목집단기법(nominal group techniques)
③ 5Why 기법(5why method)
④ 근본원인분석(RCA, root cause analysis)
⑤ 유사성 다이어그램(affinity diagram)

10. 항목의 측정값 크기, 전체 중 차지하는 비율을 파악하기 위해 항목 백분율을 원 조각으로 표현한 도구는?
① 흐름도(flow chart)
② 원 그래프(pie chart)
③ 5Why 기법(5why method)
④ 근본원인분석(RCA, root cause analysis)
⑤ 유사성 다이어그램(affinity diagram)

[정답] 1. ④ 2. ③ 3. ⑤ 4. ④ 5. ② 6. ② 6. ⑤ 6. ④ 6. ③
10. ②

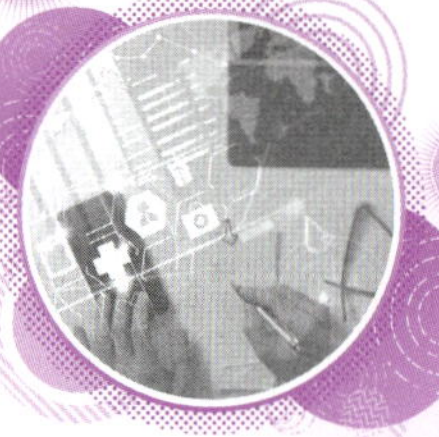

Chapter 7

개선안 선정 및 관리 도구

학습목표

우선순위 교차표, SWOT 분석, 고장유형영향분석, 역장분석, 런챠트, 관리도에 대해 이해하고 활용할 수 있다.

1. 우선순위 교차표(prioritization matrix)

우선순위 교차표는 질 향상 또는 제안된 해결책을 위한 기회들 간의 우선순위, 문제 및 쟁점(issue) 등에 우선순위를 부여하기 위하여 사용되는 방법으로, 구조화된 접근법을 이용하여 어떤 제안이 가장 큰 주의를 필요로 하는가를 평가하는 목적으로 활용하는데, 개선의 핵심 영역을 발견했지만 더 초점을 좁혀야 할 때, 자원의 제한이 있을 때, 대안의 순서를 정할 때 사용한다.

우선순위 교차표의 6단계

① 대안을 나열하고 대안이 뜻하는 바를 모든 팀원들이 이해할 수 있도록 설명

② 의사결정에 사용할 기준 선정(중요성, 변화에 대한 지원, 문제의 가시성, 위험도, 실행 가능성 등을 기준으로 사용)

③ 교차표(matrix)를 그리고 대안과 기준을 기입

④ 각 기준을 적용하여 대안을 평가하는 데 사용할 척도 결정(대안이 기준을 잘 충족하는지 여부에 따라 높음(3점), 보통(2점), 낮음(1점)을 부여)

⑤ 각 대안의 기준을 검토하고 척도를 이용하여 평가

⑥ 각 기준의 점수를 합산하여 최우선 순위 선택

표 7-1 우선순위 선정 기준

질 향상 활동	우선순위 등급			
	높음(3)	중간(2)	낮음(1)	없음(0)
환자치료 결과에 영향 • 환자 치료의 질 향상 • 치료 효율 시기적절성 향상 • 환자 체류기간 절감				
환자 만족도에 영향 • 환자/보호자 만족 • 직원 만족 • 환자의뢰 의사 만족				
재무적 영향 • 자산 증가 • 서비스 비용 절감 • 의료자원 절감				
기타 • 6개월 이내 활동 완료 가능성 • 장기적 이익 • 병원신임/인증기관 기준 부합				

〈출처 : 미국 North Carolina 대학병원 QI프로그램〉

2. SWOT분석 [SWOT(strengths, weaknesses, opportunities, and threats) analysis]

SWOT는 강점(strength), 약점(weakness), 기회(opportunity), 위협(threat)의 첫 철자를 모아 만든 단어로 경영 전략을 수립하기 위한 분석 도구에 해당한다. 내적인 면을 분석하는 강점/약점 분석을 비롯하여 외적 환경을 분석하는 기회/위협 분석으로 나누기도 하며 긍정적인 면을 보는 강점과 기회 그리고 그 반대로 위험을 불러오는 약점이나 위협을 저울질하는 도구 등이 있다.

보통 X와 Y축으로 2차원의 사분면을 그리고 각각 하나의 사분면에 하나씩 배치하여 연관된 사항들을 우선순위로 배치한다.

SWOT분석은 전략수립을 위한 기법. 도출하고자 하는 문제에 대해 현 상황을 인식하고, 앞으로의 전략을 수립하기 위해 활용한다.

표 7-2 SWOT분석

전략	기회	위기
내부	강점(strength)	약점(weakness)
외부	기회(opportunity)	위협(threat)

3. 고장유형 영향분석(FMEA, failure mode and effect analysis)

프로세스 내에서 발생할 수 있는 모든 고장(사건)유형(failure mode)을 찾아 그 원인 및 영향(effect)을 분석하여 우선순위를 정하고 개선계획을 실행하여 실행결과를 측정하는 것을 내용으로 한다.

고장유형 영향분석 시 확인할 사항

① 진료과정, 장비, 업무프로세스 내에서 발생 가능한 오류 확인(failure mode)
② 각각의 오류에 따른 영향과 결과(effect)를 사정하고 분석(analysis)
③ 프로세스 내에서 가장 변화가 필요한 부분을 확인
(risk priority or criticality)

(1) 고 위험 프로세스 선정 및 팀 구성

① 일반적으로 브레인스토밍을 통해 개선이 필요한 몇 가지 고위험 프로세스를 선정한다.
② 발생가능성, 심각도, 발견가능성의 세 가지 우선순위 기준에 따라 주제를 선정한다.
③ TF팀 구성과 역할
- 리더 : FMEA 사용에 대한 지식·관심·기술을 보유한 사람
- 촉진자 : 팀을 가이드하고 팀 구성원이 각 단계를 완수하도록 돕는 사람

- 프로세스전문가 : 해당 프로세스를 잘 아는 사람
- 특수부서대표자 : 프로세스 변화에 직간접적으로 영향을 받는 영역의 대표

(2) 프로세스 검토 및 도식화

① 프로세스는 가능한 세밀하고 효과적으로 도식화(흐름도 이용)하며, 해당 프로세스 내에 어떤 문제가 있고 관련 변수가 무엇인지 확인하기 위해서 프로세스를 검토한다.

② 프로세스에 투입되는 인력구조·업무능력 등 프로세스의 구성 요소도 함께 검토한다.

(3) 가능한 고장유형 및 영향 확인

① 발생 가능한 고장유형을 확인한다. 고장유형(failure mode)이란 각 프로세스 단계의 실패로 나타나는 오류의 방식이나 형태를 의미한다.

② 프로세스에 영향을 줄 수 있는 가능한 고장유형과 그 오류로 인한 효과를 확인하는 과정으로는 브레인스토밍을 이용하여 프로세스 내의 위험지점(risk point)을 확인하고 유용한 고장유형을 리스트로 산출한다. 가시적 결함(active failure)과 잠재적 결함(latent failure)을 모두 고려한다. 전자는 사람과 시스템 간에 직접적인 상호작용 중에 발생하는 오류로 의료제공자 요인이며, 후자는 잠재적이고 드러나지 않을 수 있는 오류로 자원·교육훈련·시스템설계 등이 요인이 된다.

③ 고장유형의 영향 확인은 "이 고장유형이 실제로 일으킬 수 있는 문제는 무엇인가"를 FMEA 워크시트를 이용하여 기록한다.

(4) 고장유형 우선순위 설정

아래 3가지 요소에 따라 각 고장유형의 치명도(criticality)를 계산한 후 우선순위를 결정한다.

① 고장유형의 발생가능성(probability of occurrence)

② 고장유형의 발견가능성(detachability)

③ 고장유형으로 인한 영향의 심각성(severity)

RPN(risk priority number) 또는 CI(criticality index)
= 심각성(severity) × 발생가능성(probability of occurrence) × 발견가능성(detachability)

(5) 고장유형 근본원인 확인

각 고장유형의 근본원인분석(RCA)을 수행한다.

(6) 프로세스 재설계

프로세스 재설계 시 3가지 고려사항

① 사건이 일어나는 것을 예방하는 것(발생가능성 감소)
② 사건이 개인에게 도달하는 것을 예방하는 것(발견가능성 증가)
③ 사건이 발생한다면 개인을 보호하는 것(영향의 심각성 감소)

효과적인 교육 및 훈련과정을 반드시 포함하여야 하며, 시스템적 접근으로 오류를 관리하는 원칙과 팀워크의 접목이 필요하다.

(7) 새로운 프로세스 분석 및 검토

새로운 오류의 발생가능성, 발견가능성, 심각성 등을 고려하여 재설계된 프로세스를 검토한다. 이때 새로운 프로세스는 시범적용을 통해 위험성을 재평가한다.

(8) 실행 및 모니터링

새로운 프로세스에 대한 검토가 성공적으로 완료되면 확대 적용 및 모니터링을 수행하고, 기존 프로세스와 새로운 프로세스의 차이점을 업무를 수행하는 구성원들에게 알리는 작업이 필요하다.

4. 역장분석(FFA, force field analysis)

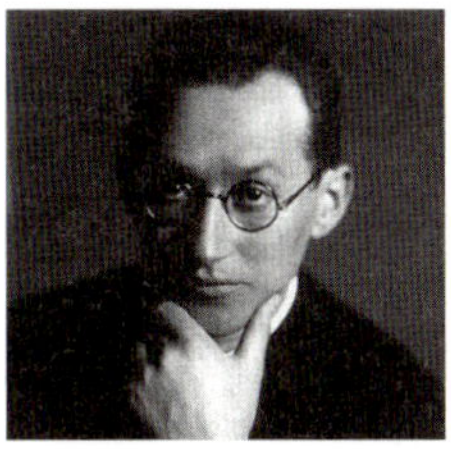

미국의 사회학자 쿠르트 레빈(Kurt Lewin)이 개발한 기법으로 '장이론(field theory)', '세력권 분석기법', '요인역학분석' 등의 명칭으로 불리우고 있다.

잠재적 변화에 대한 추진력(driving force)과 저항력(restraining force)을 보여주는 도표로, 저항력(견제세력)이 추진력(추진세력)보다 강하면 바람직한 변화는 일어나지 않는다.

어떤 상황이나 운영에는 이를 이끌어 가는 힘과 이에 반대하는 힘이 존재하고, 이 힘의 균형이 깨질 때 변화가 발생하게 되는 것이다. 조직의 변화를 위해서는 기존의 균형을 깨고 새로운 균형을 이룬 후 그 상태가 변하지 않도록 정착시키는 것이 필요하다.

또한, 역장분석은 조직개발 실천가들이 사용해 온 개입기법으로 창조적 문제해결, 기획, 조직, 교육훈련과 개발을 실행하는데 사용되고 있다.

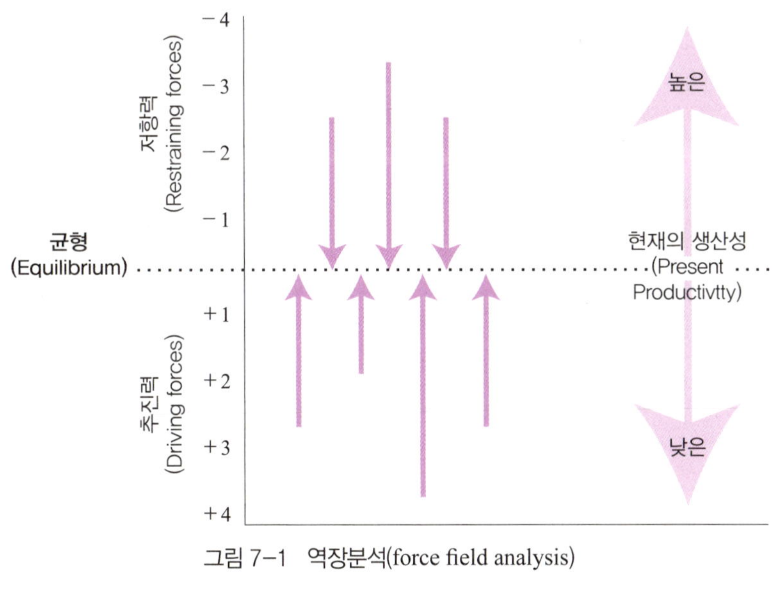

그림 7-1 역장분석(force field analysis)

역장분석의 7단계

① 개선이 필요한 문제 상황 파악 및 현재 상황 설명
② 원하는 상황에 대하여 설명
③ 현재 작용하는 세력 및 요소 파악, 원하는 장으로 가기 위한 추진요소 및 제거요소 파악. 힘의 장에 대한 철저한 분석을 통하여 현재 상황이 야기된 이유를 이해
④ 힘(세력)들에 대한 검토
⑤ 원하는 상태(장)로 이동하기 위한 전략 수립
⑥ 실천계획 실행
⑦ 원하는 상황에서 균형을 유지하면서 개선 행동 실행

5. 런 차트(run chart) : 추세 차트(trend chart)

시간의 변화에 따른 과정의 변이들을 그림으로 나타내는 것으로 추세 차트라고도 하며, 일종의 꺾은선 그래프라 할 수 있다, 또한, 런 차트는 개선조치를 취하기 전·후의 상태를 파악한다.

물론 자료 획득에 비용과 시간이 소요되므로 런 차트를 만드는 경우에는 환자의 관점에서 가장 중요하고 질의 변이를 가장 잘 나타낼 수 있는 항목들을 선정하는 것이 필요하게 된다. 예를 들면, 월별 민원접수 건수, 잘못된 투약의 비율, 흉부방사선의 재 촬영률 등이 해당한다.

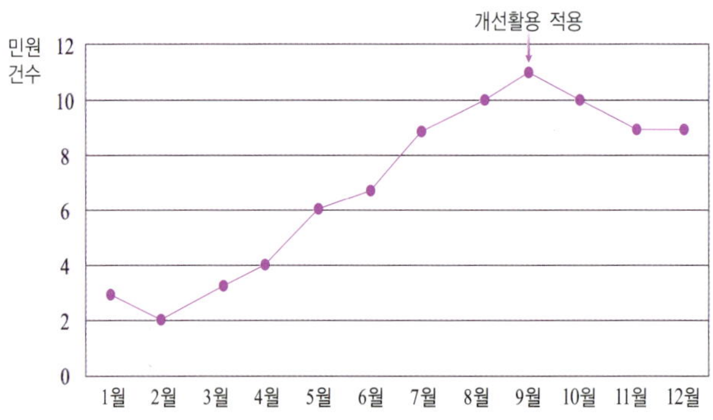

그림 7-2 민원건수의 런 차트(run chart)

6. 관리도(control chart)

관리도는 1920~1930년대 미국의 벨연구소(Bell Laboratory)에서 근무한 통계학자 슈하트(Shewhart)가 창안한 것으로 슈하트 사이클(Shewhart cycle)이라고도 한다. 관리도는 품질관리기능에 통계적 기법을 접목시킨 통계적 질 관리의 시초라 할 수 있고, 슈하트는 완성품에서 불량품을 제거하는 품질검사는 사후약방문으로 제품의 질을 향상시키거나 불량품을 예방하기는 어렵다고 주장하였다. 이에 예방 원칙에 입각한 합리성과 경제성을 추구한다.

관리도는 문제를 해결하거나 수행을 개선시키는 용도는 아니지만, 현재의 상태에 대한 변화를 감지하고자 할 때 사용하며, 통계적으로 관리한계선을 결정하고 관리한계는 각각의 측정치들이 평균에서 얼마나 많이 벗어나는지를 판단해 줌으로써 과정의 변화 여부를 확인 가능하게 한다.

관리도를 통하여 관찰된 프로세스 값에 영향을 준 특별한 원인이 있는가? 측정치 중 일부 점이 관리 상한보다 높이 위치하거나 관리 하한보다 낮게 위치한다면, 불안전한 것으로 판단하고 원인조사가 필요하게 된다. 또한, 공통 원인이 있는가? 만약 각각의 점들이 관리 한계 외부에 있지 않고 변화가 없다면 그 과정은 안정에 가까운 것이고, 전체적인 과정을 개선할 수 있었던 이유 파악이 필요하다.

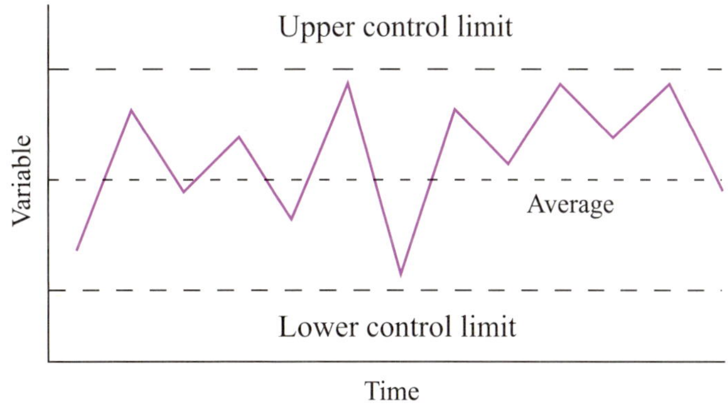

그림 7-3 관리도(control chart)

주요 내용

① 우선순위 교차표(prioritization matrix)는 질 관리 문제, 제안된 해결책의 우선순위를 부여하기 위하여 사용되는 방법이다.

② SWOT 분석은 강점(strength), 약점(weakness), 기회(opportunity), 위협(threat)의 첫 절차를 모아 만든 단어로 경영 전략을 수립하기 위한 분석 도구이다.

③ 고장유형영향분석(FMEA, failure mode and effect analysis)은 프로세스 내에서 발생할 수 있는 모든 고장(사건)유형(failure mode)을 찾아 그 원인 및 영향(effect)을 분석하여 우선순위를 정하고 개선계획을 실행하여 실행결과를 측정하는 방법이다. RN(risk priority number) 또는 CI(criticality index)는 심각성(severity), 발생가능성(probability of occurrence), 발견가능성(detachability)을 곱해서 산출한다.

④ 역장분석(FFA, force field analysis)은 쿠르트 레빈(Kurt Lewin)이 개발한 기법으로서 '장이론(field theory)', '세력권 분석기법', '요인역학분석' 등으로 불리며, 잠재적 변화에 대한 추진력(driving force)과 저항력(restraining force)을 보여주는 도표로 창조적 문제해결, 기획, 조직, 교육훈련과 개발을 실행하는데 사용한다.

⑤ 런 차트(run chart)는 시간의 변화에 따른 과정의 변이들을 그림으로 나타내는 것으로 추세차트(trend chart)라고도 하며, 일종의 꺾은선 그래프이다.

⑥ 관리도(control chart)는 슈하트(Shewhart)가 개발한 품질관리기능에 통계적 기법을 접목시킨 통계적 질 관리 방법으로 각 측정치들이 관리 한계선과 평균에서 얼마나 많이 벗어나는지를 파악하여 과정의 변화 여부를 확인할 수 있게 한다.

학습 문제

1. 고장유형영향분석(FMEA)에 대한 설명으로 옳은 것은?
   ① 고장유형영향분석은 문제가 발생하기 전에는 활용이 어렵다.
   ② 심각성(severity)은 문제의 결과가 심각할수록 낮은 점수를 부여한다.
   ③ 발생가능성(probability of occurrence)은 자주 발생하는 문제일수록 낮은 점수를 부여한다.
   ④ 발견가능성(detachability)이 높을수록 낮은 점수를 부여한다.
   ⑤ CI(criticality index)는 심각성(severity), 발생가능성(probability of occurrence), 발견가능성(detachability)을 더해서 산출한다.

2. 각 측정치들이 관리 한계선과 평균에서 얼마나 많이 벗어나는지를 나타내 과정의 변화 여부를 확인하는데 사용하는 도구는?
   ① 런 차트(run chart) ② 흐름도(flow chart)
   ③ 파레토 차트(pareto chart) ④ 관리도(control chart)
   ⑤ 산점도(scatter diagram)

3. 추세 차트(trend chart)라고도 하며 시간의 변화에 따른 과정의 변이들을 장기간 관찰하여 그림으로 나타낸 것은?
   ① 런 차트(run chart) ② 흐름도(flow chart)
   ③ 파레토 차트(pareto chart) ④ 산점도(scatter diagram)
   ⑤ 우선순위 매트릭스(prioritization matrix)

4. 상위한계와 하위한계를 벗어난 이상 변이의 원인을 파악하여 그 변이를 최소화하는데 활용하는 질 향상 활동 도구는?
   ① 관리도(control chart)
   ② 흐름도(flow chart)
   ③ 체크 시트(check sheet)
   ④ 인과관계도(cause & effect diagram)
   ⑤ 히스토그램(histogram)

5. 근접오류의 유형과 영향을 분석하여 환자에게 손상을 일으킬 수 있는 가능성을 발견하여 위험을 예방하기 위한 도구는?
① 균형성과표(BSC) ② 고장유형분석(FMEA)
③ 관리도(control chart) ④ 체크 시트(check sheet)
⑤ SWOT분석(SWOT analysis)

6. 질 관리 문제, 제안된 해결책의 우선순위를 정하기 위하여 사용하는 질 향상 활동 도구는?
① 우선순위 교차표(prioritization matrix)
② 흐름도(flow chart)
③ 관리도(control chart)
④ 체크 시트(check sheet)
⑤ SWOT분석(SWOT analysis)

7. 조직의 강점, 약점, 위기, 기회를 파악하여 현 상황을 인식하고 경영 전략 수립에 활용하는 분석도구는?
① 우선순위 교차표(prioritization matrix)
② 흐름도(flow chart)
③ 관리도(control chart)
④ 체크 시트(check sheet)
⑤ SWOT분석(SWOT analysis)

8. 쿠르트 레빈(Kurt Lewin)이 개발한 기법으로 잠재적 변화에 대한 추진력과 저항력을 보여주는 도표로 창조적 문제해결, 기획, 조직, 교육훈련과 개발을 실행하는데 사용하는 도구는?
① 우선순위 교차표(prioritization matrix)
② 균형성과표(BSC)
③ 관리도(control chart)
④ 역장분석(force field analysis)
⑤ SWOT분석(SWOT analysis)

9. 고장유형영향분석(FMEA)에서 최종단계에서 우선순위 결정 시 참고하는 것은?
① 발견가능성(detachability)
② 심각성(severity)
③ 발생가능성(Probability of occurrence)
④ 위험 우선순위 점수(RPN, risk priority number)
⑤ 고장유형(failure mode)

10. 질 향상 활동에서 프로세스의 안정상태를 유지하기 위한 관리도구로 가장 적절한 것은?
① 우선순위 교차표(prioritization matrix)
② 흐름도(flow chart)
③ 런 차트(run chart)
④ 역장분석(force field analysis)
⑤ 고장유형영향분석(FMEA)

[정답] 1. ④ 2. ④ 3. ① 4. ① 5. ② 6. ① 7. ⑤ 8. ④ 9. ④ 10. ③

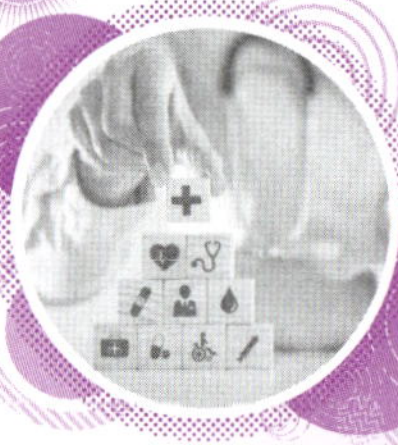

Chapter 8

질 향상 활동 실습

1. 질 향상 활동 실습

본 수업에서 학습한 질 관리 도구를 바탕으로 팀원들이 창의적인 노력과 협동을 통하여 생활주변에서 발생될 수 있는 문제점 개선 및 비용절감, 고객 만족도를 향상시킬 수 있는 주제를 찾아서 이에 대한 사례를 만들어 발표해 봄으로써 적정 질 관리를 좀 더 깊이 있게 이해할 수 있다. 전공 분야로 진출했을 때, 현장의 분위기를 빠르게 습득하여 이론을 실무로 접목할 수 있으므로 실제 사례를 만들어 적용해 보는 질 관리의 개념과 이해를 돕는데 매우 유용하다.

이러한 실제 질 관리 사례를 발표함으로 달성할 수 있는 목적은 다음과 같다.

질 개선이 필요한 분야에 적용함으로써 고객만족도 등에 기여할 수 있으며, 개선 방안을 토대로 그 분야의 발전 및 표준안을 제시할 수 있다.

일반적으로 의료기관에서 질 향상(QI) 활동을 하기 위해서는 우선적으로 주제선정이 이루어져야 하고, 주제에 맞추어 팀을 구성하며, 주제에 관한 조사 및 현황 파악이 이루어진다. 그 다음으로 문제점 개선을 위한 개선안을 제시하여, 일정기간 동안(최소 3개월 이상) 실제 현장에 개선안을 적용한 뒤에 평가를 통하여 질 향상(QI) 전후의 성과 측정 및 추가적인 문제를 파악한다. 마지막으로 이 주제에 대한 지속적인 모니터링과 재평가의 형태로 지속적인 질 향상(CQI)이 이루어지게 된다.

그러나, 학습현장에서는 질 향상(QI) 활동의 단계를 현장과 똑같이 적용하는데는 무리가 있다. 다음에서는 질 향상(QI) 실무를 의료현장의 내용을 부분적으로 반영한 수업에서 적용 가능한 절차를 제시하였다.

1. 주제 선정 및 팀 구성

우선적으로 수행되어야 하는 단계는 주제선정이나 주제선정보다 앞서 팀원이 구성되어야 한다. 학생들이 우선적으로 팀원을 구성하고 난 뒤에 주제선정을 하는 것이 적정하다고 본다.

앞서 진행된 강의의 내용을 토대로 우리 주변에서 해결해야 할 주제들을 탐색한다. 주제를 선정할 때는 마땅히 되어 있어야 할 상태와 현 상태와의 차이가 있는 것을 채택한다. 주제 선정을 위해서는 브레인스토밍, 다중 투표, 명목집단기법, 파레토 차트, 체크 시트, 히스토그램, 우선순위 매트릭스, 고장유형영향분석 등을 이용할 수 있다.

주제는 문제의 시급성, 개선 후 만족도의 정도 등을 감안하여 선정하게 된다. 주제는 상식을 벗어나지 말아야 하며, 관련 법적 내지는 규정을 준수하는 표준 및 기준에 따라서 선정되어야 한다. 다시 말해, 왜 이 주제여야만 하는지에 대한 타당한 이유가 있어야 한다.

일반적으로 의료기반 질 향상(QI) 활동을 위한 주제 선정의 우선순위는 다음과 같다.

- 다빈도, 고위험, 고비용, 문제발생 가능성이 높은 것
- 질 향상(QI) 활동의 효과가 큰 것
- 개선활동의 성공 가능성이 높은 것
- 질 향상(QI) 활동의 목표에 대한 논란이 적고 의견일치를 보기 쉬운 것
- 관련 데이터를 쉽게 구할 수 있는 것, 즉 계량화된 자료의 수집이 용이한 것
- 너무 장기간 소요되지 않는 것
- 초기에 쉽게 가시적인 성과가 나타날 수 있는 것
- 조직의 가치관에 부합하는 것 등으로 선정

질 향상(QI) 팀은 협의를 거쳐 팀장을 선정한다. 팀장이 선정되면 팀장을 중심으로 서기, 팀원으로 5~8명 정도의 인원으로 구성하면 적당하다.

팀원이 구성되고 나면 팀장은 충분한 대화를 통하여 실현 가능한 기간을 정하고, 단계별로 업무를 분장한다. 활동계획서는 간트 차트(Gantt chart)를 사용하면 편리하므로 이에 따라 실행한다.

간트 차트(Gantt chart)

① 미국의 간트(Henry Laurence Gantt)가 1919년 창안한 작업진도 도표
② 조사 진행과정을 시간에 따라 표시한 수직 막대그래프의 한 종류
③ 조사가 시작되는 시점부터 종료시까지 업무별로 소요시간을 예측하고 각 담당자가 책임지고 진행할 업무를 명확히 표시
④ 질 향상 프로그램 등의 활동계획서에 주로 사용

2. 문제점 도출

선정된 주제를 중심으로 팀원들이 아이디어 도출방법의 기법을 적용하여 다양한 현 상태를 파악한다. 팀원들은 각자 조사 내지는 생각한 내용을 정리하여 주제에 대한 문제점을 도출해 내고, 지속적인 개선 및 유지 방법도 함께 생각해 본다.

3. 현황 및 설문조사

주제와 관련된 문제점을 중심으로 설문을 작성한다. 이때 관련문헌이나 관련 분야 전문가 등의 도움을 받아 작성할 수 있다.

주제와 관련하여 무엇이 얼마나 문제가 되고 있는지, 어떠한 영향을 주고 있는지 등을 상세히 파악할 수 있는 설문을 만든다.

4. 자료수집 및 분석

설문 및 팀원들의 아이디어 등을 취합하여 자료를 수집하고, 통계 프로그램을 이용하여 분석한다. 이때, 통계방법은 SPSS, Excel 등을 사용할 수 있다. 파악된 현상을 철저히 분석하여 어떤 요인이 문제에 큰 영향을 미치고 있는가를 파악하여 분석한다. 이때 팀원 전체가 지혜를 총동원해 문제의 원인을 분석하고 가능한 한 데이터화할 수 있어야 한다.

5. 목표설정 및 개선안 제시

자료 분석을 통해 파악된 결과를 토대로 실제적이고 수행 가능한 목표를 설정한다. 기존의 규정이나 규칙을 위반하지 않고 조직의 가치관에 부합하는 것, 부정적인 부작용을 최소화하는 것, 구체적인 도구로 측정 가능한 목표설정이 이루어져야 한다. 예를 들면, 입원환자의 만족도를 3/4분기까지 현재 수준에서 20% 이상 향상시키거나 향후 6개월 내 수술 취소율을 6% 이하로 감소시키는 것 등이 될 수 있다.

QI팀 운영의 성공비결

① 팀 구성원들이 적극적이어야 한다.
② 팀은 정기적으로 만나고 참석률이 높아야 한다.
③ 질 향상(QI) 활동에 알맞은 주제를 선택해야 한다.
④ 구체적인 실행계획이 있어야 한다.
⑤ 정해진 절차에 따라 자료수집을 하여 안건을 정하고 회의록으로 남겨야 한다.
⑥ 팀의 임무완료 목표 날짜를 반드시 정해야 한다.

2. 질 향상 활동 실습 사례

1. 학교식당의 질 개선 QI

학교식당 질 개선 QI

목 차

1. QI 과제선정 사유
2. 개선목표
3. 조사방법
4. 개선 전 수준확인
5. 원인분석
6. 개선방안
7. 개선활동
8. 개선 후 재평가
9. 결론

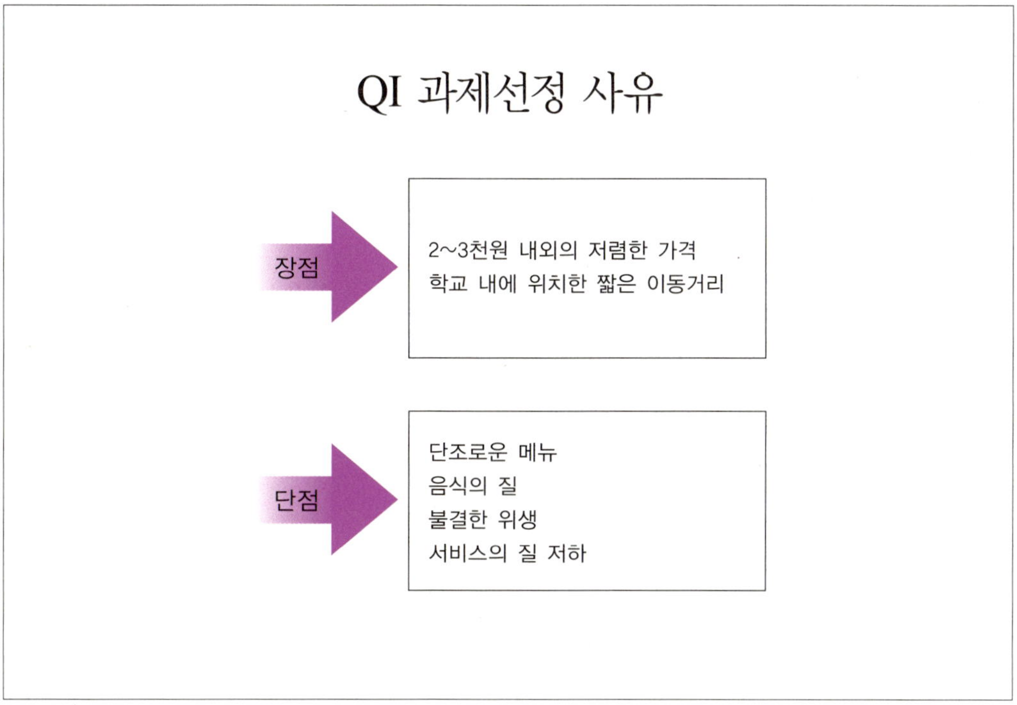
QI 과제선정 사유
장점
2~3천원 내외의 저렴한 가격
학교 내에 위치한 짧은 이동거리
단점
단조로운 메뉴
음식의 질
불결한 위생
서비스의 질 저하

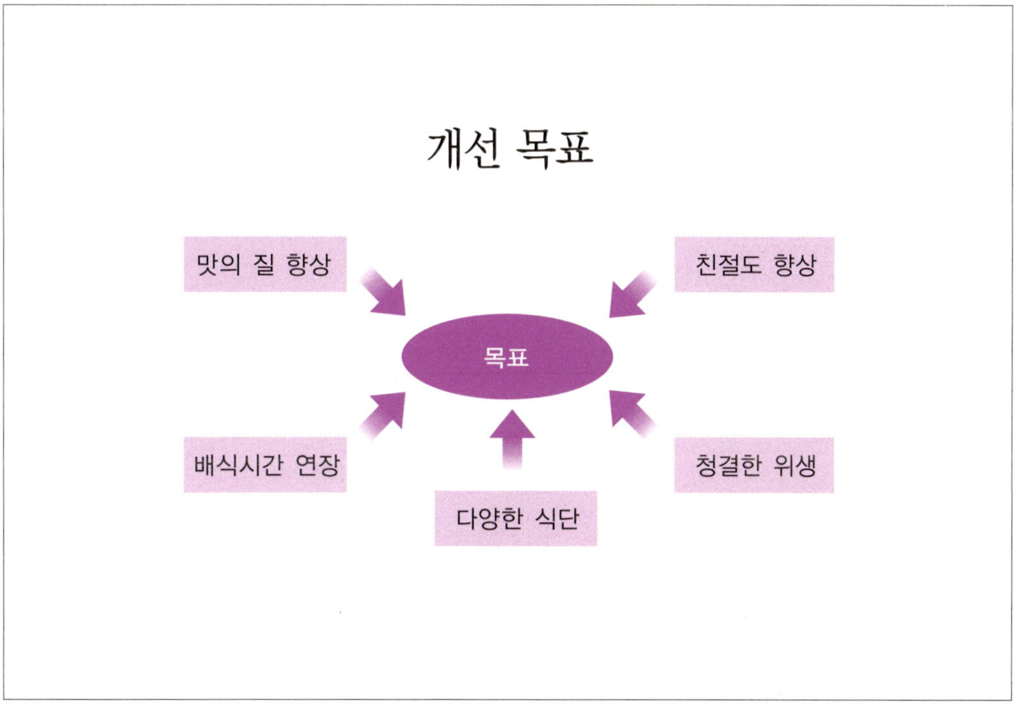
개선 목표
맛의 질 향상
친절도 향상
목표
배식시간 연장
청결한 위생
다양한 식단

조사방법

- 직접조사 – 시식과 위생상태 점검
- 설문조사 – 대상 : 보건행정학과 학생 30명(2회)

  –설문기간 : ○○○○. . . ~ ○○○○. . .

  –설문내용 : 맛, 위생, 시간 등

  전반적인 학교식당 만족도

학교식당 만족도에 관한 설문지

다음은 학교식당에 대한 만족정도를 묻는 질문입니다. 각 항목에 대해 자신이 만족하는 정도를 v로 표시하여 주십시오.

성별 : (남) (여) 나이: ( )세

항 목	매우 그렇다	약간 그렇다	보통 이다	그렇지 않다	전혀 그렇지않다
1. 식단의 질적 양적으로 만족하는가?					
2 식당의 테이블 수에 대하여 만족하십니까?					
3 음식에 영양소가 골고루 들어가 있다고 생각합니까?					
4 전반적으로 급식으로 제공되는 음식에 만족하십니까?					
5 현재 운영되고 있는 배식운영시간에 만족하는가?					
6 배식원 및 매표소 직원의 태도에 만족하는가? (말투, 미소 등)					
7 음식과 식수는 위생적이라고 생각하십니까?					
8 식판, 수저, 물컵 등은 깨끗하다고 생각하십니까?					
9 배식과정이 위생적이라고 생각하십니까?					
10 음식을 만들 때 조리과정이 위생적으로 이루어진다고 생각하십니까?					
11 조리종사자들 차림은 깨끗하다고 생각하십니까?					
12 (식당에서 식사하는 경우만 답하시오) 식당의 환경(밝기, 난방, 환기)에 만족하십니까?					
13 (식당에서 식사하는 경우만 답하시오) 식당의 식탁과 의자는 편리하다고 생각하십니까?					

개선 전 수준확인

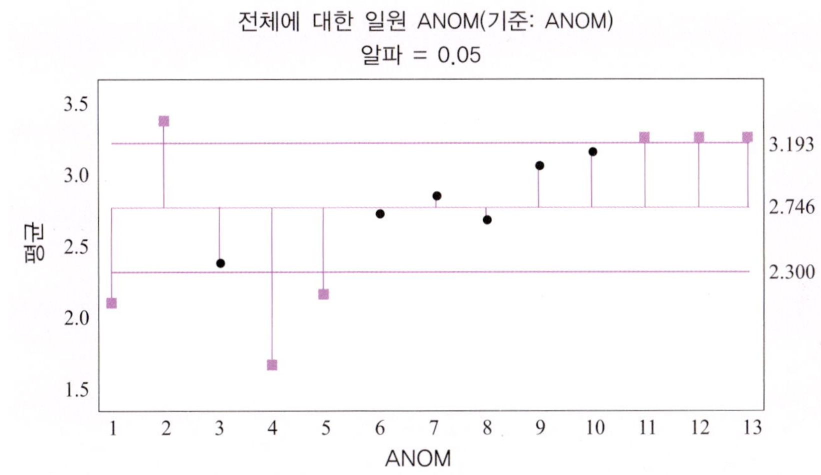

원인분석결과(fishbone)

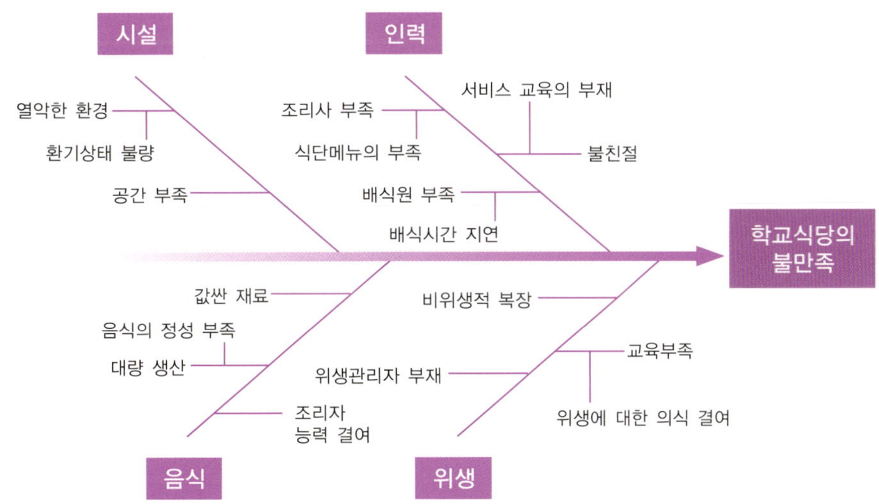

문제점들에 대한 개선방안 찾기

	← 관리하기 어려움	관리하기 쉬움 →
개선효과 큼 ↑	비위생적 복장 배식시간 지연 값싼 재료	서비스 교육의 부재 식단메뉴의 부족 조리사 능력 결여 위생에 대한 의식 결여 위생관리자 부재 교육 부족 불친절
개선효과 적음 ↓	배식원 부족 열악한 환경 공간부족 수요자의 증가 정성부족	환기상태 불량 조리사 부족 대량 생산

구체적 개선안과 개선활동

서비스 교육의 부재	체계적인 교육 시스템 도입
식단 메뉴의 부족	메뉴의 다양화-원하는 메뉴 제고
조리사 능력 결여	식단 질 향상에 대한 교육
위생관리자 부재	학생 자치 관리자 운영

개선 후 수준확인

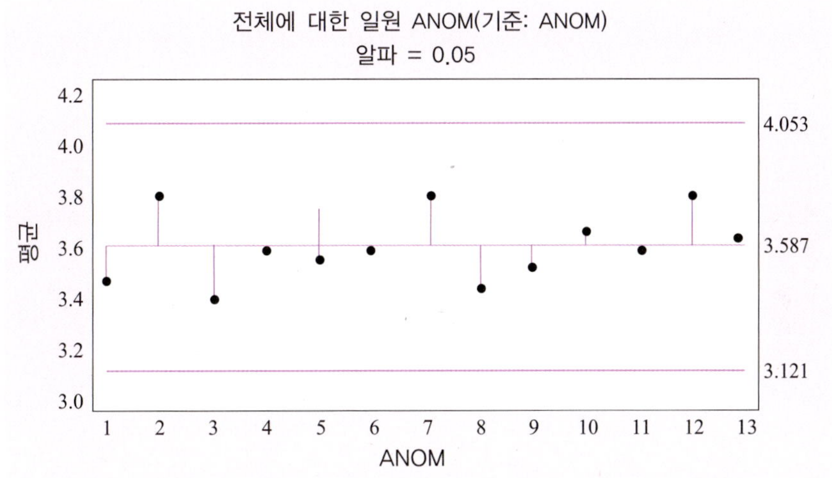

개선 전 VS 개선 후

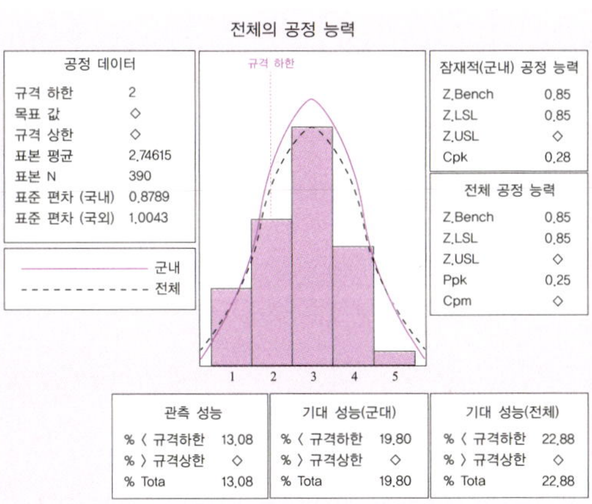

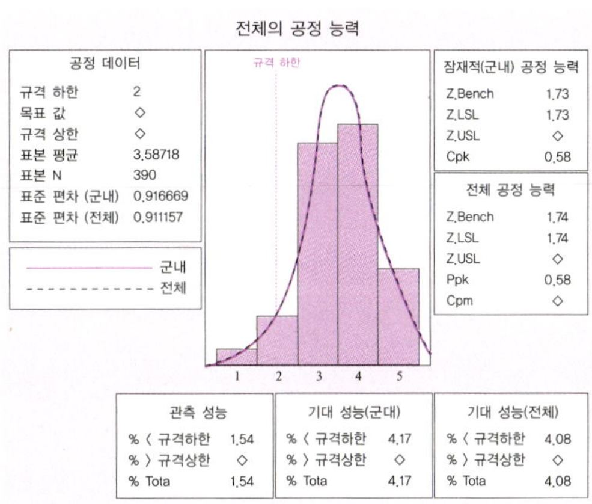

결 론

- HACCP 도입
- 체계적인 식당관리 시스템
- 장기적, 지속적 대책마련

질 향상(QI) 활동 순서와 방법

순서	단계	적용수법	중점관리사항
1	과제선정	① 문제점 발견 • 브레인스토밍 • 히스토그램 • 체크 시트 • 관리도 등 ② 문제점 분류 • 파레토 차트 • 유사성 다이어그램 등 ③ 문제점 정리 • 다중투표 • 명목집단기법 • 우선순위 매트릭스 • 고장유형영향분석 등	• 내용이 구체적이고, 실천 가능한 문제 • 현실적으로 해결이 시급한 문제
2	활동계획	① 추진일정 간트 차트(Gantt chart) ② 활동업무 분담	• 실현가능한 기간 설정 • 반드시 지킬 수 있는 계획 수립 • 구체적인 계획 작성
3	현상파악	① 자료 수집 • 체크 시트 • 설문지 • 전산프로그램 자료 ② 현재수준 파악 • 파레토 차트 • 관리도 • 산점도 • 각종 그래프 • 통계 프로그램	• 조사대상을 결정 • 사실 그대로 자료 수집 • 최대한 층별, 문제점 도출
4	목표설정	통계치, 수학적 • 지난 자료 조사 • 조직 목표 • 그래프 • 파레토 차트 • 히스토그램	• 목표는 수치에 의해 정량적으로 표기 • 개선 활동 후 평가할 수 있도록 설정 • 목표수가 2~3개 있을 경우 중요도에 따라 목표 설정 • 목표는 도전적이면서도 실현 가능한 수준에서 설정
5	원인분석	원인분석 • 브레인스토밍 • 원인효과도 • 파레토 챠트 • 산점도	• 전 팀원의 아이디어 총동원 • 구체적으로 원인 파악 • 결론 명확화 • 중요 요인 정리

순서	단계	적용수법	중점관리사항
6	개선안 마련	개선안 작성 • 설문지 • 브레인스토밍	• 세부적인 업무분담을 통해 자료관리 등의 업무 명확화 • 모든 항목이 구체적이고 명확하게 수립, 혼돈을 일으키거나 중요 사항이 누락되지 않도록 주의
7	개선활동	① 개선안 선택 • 다중투표 • 명목집단기법 • 우선순위 매트릭스 • 고장유형영향분석 등 ② 개선활동 대상, 기간, 적용 범위 결정	• 자체 개선이 가능한 것부터 순차적으로 시행 • 전체 적용에 따른 위험 감소를 위한 시범 적용
8	개선효과 분석	유형 및 무형효과를 평가 • 런 챠트 • 관리도 • 히스토그램 • 통계 프로그램	• 경제성을 검토 • 개선안 적용 편이성 검토 • 질 점검 • 개선안 안전성 검토
9	표준화	① 표준의 제정, 개정, 폐지 ② 표준화 할 내용을 작성한다	• 개선사항은 반드시 표준화로 연결 • 표준이 될 수 없는 것은 실시사항 또는 준수사항으로 정리 • 담당부서, 담당자에게 변경사항 통보(병원)
10	사후관리 및 향후 계획	① 재발방지 대책 • 관리도 • 런 챠트 • 체크 시트 • 자기진단 Check List ② 과제 해결 중 어려웠던 사항, 부족했던 사항 정리	• 표준화가 되었다고 안심하지 말고 정기적인 모니터링 계획 설정 • 별도 관리가 필요한 사항은 점검용 체크 시트로 정기적인 확인 • 활동기간 중 발견한 취약점 및 보완이 필요한 사항 정리

3. 병원의 질 향상 활동 사례

1. 의무기록 충실성 향상 활동

(1) 주제선정 배경

의무기록은 의료기관평가 및 병원신임평가 등 외부기관의 평가 자료의 지표로 이용되고 있는 중요한 자료이므로, 이에 대비하여 완결성과 충실성이 향상된 의무기록이 되도록 많은 노력이 필요한 때이다. 특히 의료기관평가 결과에 따라 수가차등화 및 종별 가산율 등 인센티브를 부여하는 방안이 본격 논의되고 있는 현실이며, 평가결과를 공공매체에 모두 공개 발표하기에 의료기관의 신뢰성에 직접적 영향을 줄 수 있다.

또한 의무기록의 법적 가치 증가는 각종 의료사고의 발생시 병원과 의료진을 보호할 뿐만 아니라 진료비 청구시의 근거자료로도 이용된다. 이에 서식별 미비를 검토하고 내용의 완결성과 충실성을 관리하여 의무기록의 Quality를 향상시키고 의료서비스의 질 향상에도 기여하고자 한다.

(2) 목적

각 과별·서식별 미비기록의 현황을 파악하고 문제가 된 과 및 기록의 항목별 관리로 미비기록 및 내용의 완성도를 높여 의료기관 평가에 대비한다. 또한 각 서식의 필수 기재항목에 대한 알림을 통해 주치의와 전공의의 의무기록에 대한 인식을 높여 미비를 감소시키며 완전하고 정확한 기록을 유지하고자 한다.

(3) 팀 구성

① 팀장 : ○○○
② 팀원 : 입원파트전원, ○○○(의료정보팀)

(4) 현황파악

① 조사대상 : ○○○○년 9월 퇴원환자(서식별 항목별 미비확인 완료)
② 자료수집 : 과별·의사별·서식별 미비기록과 항목별 미비현황에서 데이터 추출

③ 자료 분석결과

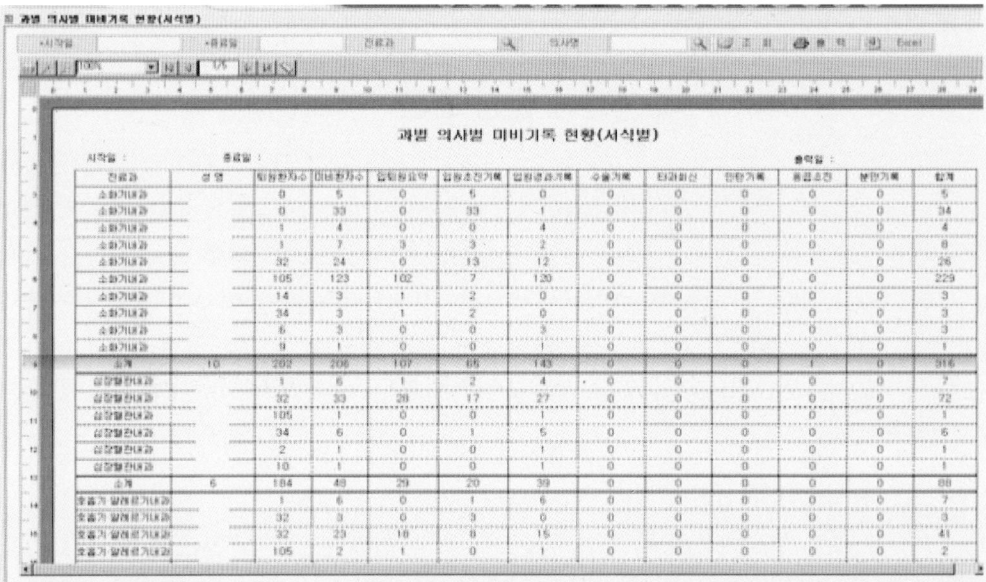

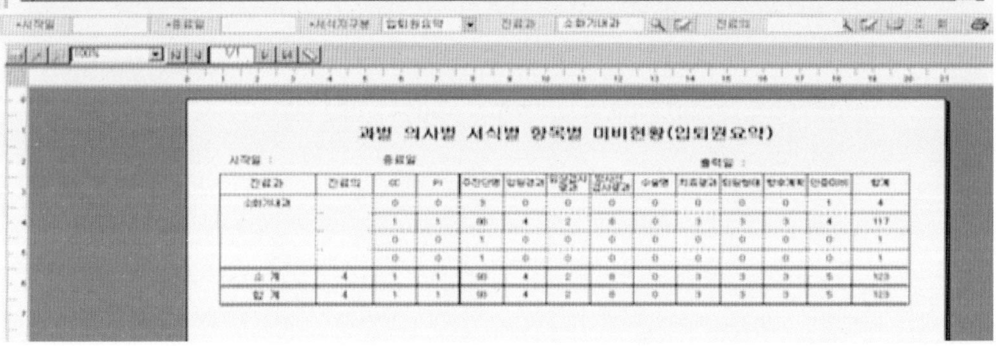

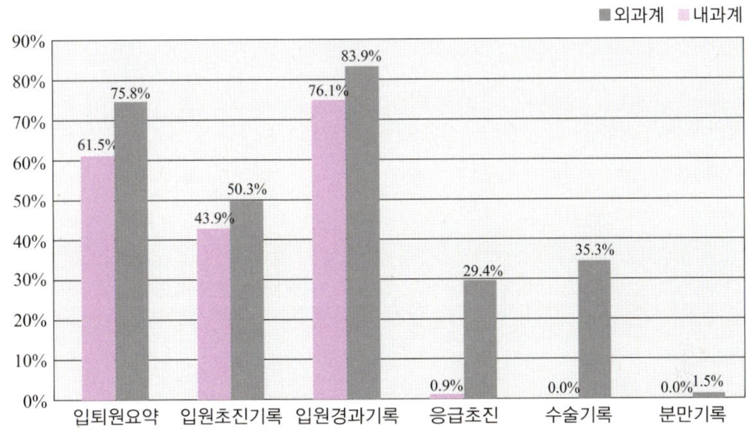

그림 8-1 9월 퇴원환자 미비 현황

○○○○년 9월 한 달 간의 퇴원환자를 분석한 결과를 보면 내과계는 입·퇴원요약 61.5%, 입원경과기록 70.1%, 입원초진기록 43.9% 등의 미비율을 나타냈다. 외과계는 입퇴원요약 75.8%, 입원경과기록 83.9%, 입원초진기록 50.3%의 미비율을 기록하여 외과계의 미비율이 내과계보다 상대적으로 높은 것을 알 수 있다(그림 8-1).

표 8-1 각 과별 입·퇴원 및 진료기록

진료과	퇴원 환자수	미비 환자수	입퇴원 요약	입원초 진기록	입원경 과기록	수술 기록	응급 초진	분만 기록	합계
소화기내과	137	229	107	88	143	0	1	0	339
심장혈관내과	37	49	29	20	40	0	0	0	89
호흡기·알레르기	55	51	27	17	35	0	0	0	79
신장내과	32	2	2	0	0	0	0	0	2
내분비대사내과	21	6	3	2	6	0	0	0	11
종양혈액내과	26	28	23	5	26	0	0	0	54
류마티스내과	6	3	1	2	0	0	0	0	3
감염내과	4	4	3	1	3	0	0	0	7
소아과	202	219	165	123	156	0	1	0	445
신경정신과	21	29	10	7	21	0	2	0	40
신경과	42	44	13	10	34	0	2	0	59
신경외과	82	130	58	57	106	20	3	0	244
피부과	12	9	8	4	6	0	0	0	18
외과	127	173	119	99	124	66	8	0	416
흉부외과	18	25	13	11	20	7	0	0	51
정형외과	147	171	140	48	129	53	0	0	370
성형외과	72	76	69	34	63	56	2	0	224
산부인과	89	157	86	68	98	27	0	11	290
안과	41	11	11	8	2	8	0	0	29
이비인후·두경	87	12	3	0	11	2	0	0	16
비뇨기과	45	52	41	31	41	10	0	0	123
재활의학과	19	32	12	9	30	0	0	0	51
마취통증의학과	1	22	1	1	6	0	0	0	8
가정의학과	10	1	0	1	0	0	0	0	1
응급의학과	7	200	0	0	0	0	199	0	199
치과	6	3	6	6	6	6	0	0	24
핵의학과	6	0	0	0	0	0	0	0	0
인공췌장클리닉	30	3	3	1	2	0	0	0	6
합계	1382	1744	953	653	1108	255	218	11	3198

(5) 문제점 분석

1) Fishbone Chart

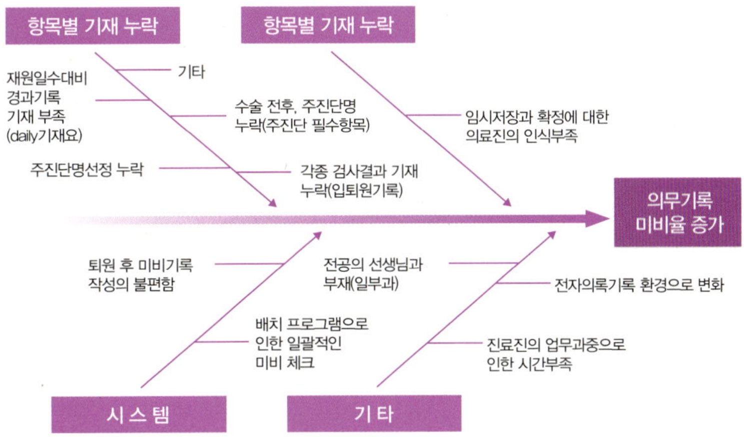

2) 목표설정

9월 퇴원환자 데이터(data, 자료)를 분석하여 나온 결과를 바탕으로 내과계는 입·퇴원요약·입원경과기록·입원초진기록을, 외과계는 수술기록을 포함하여 네 종류의 서식지에 대해 20% 미비율 감소를 목표로 설정한다(그림 8-2, 그림 8-3).

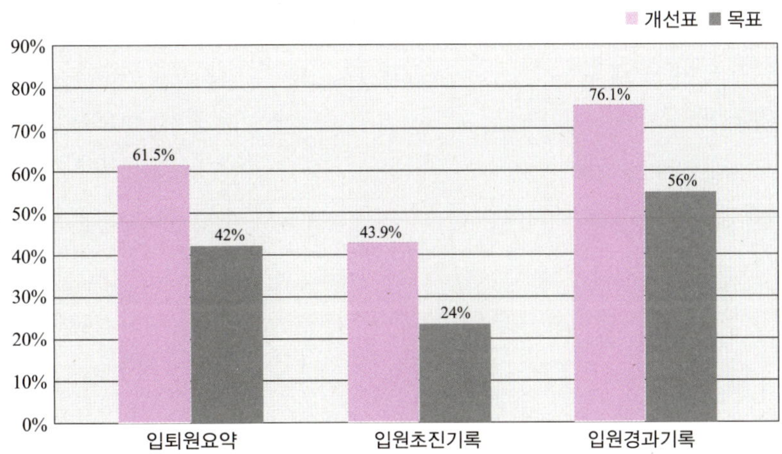

그림 8-2 내과계 목표설정

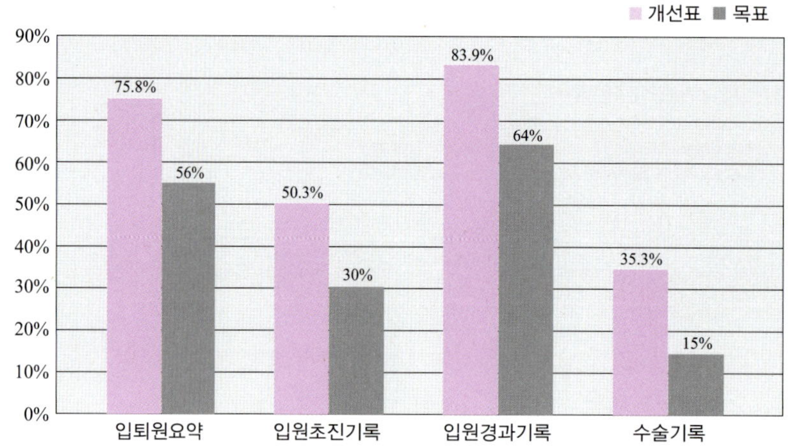

그림 8-3 외과계 목표설정

(6) QI활동 계획 및 실천 안

1) 계획표 및 팀원 업무분장

활 동 단 계	9 월	10 월	11 월	12 월	00년 1월	담 당
주제선정 및 팀구성	■──■					팀원전체
현황 및 문제점 파악	■──	──■				·
1차 개선안 도출 및 실행		■──	────	────	──■	·
문제분석 및 2차 자료수집			■──■			·
2차 개선안 실행			■	────	──■	·
결과분석 및 개선안 도출				■──	──■	·
결과 도출					■──■	·

2) 개선 활동

월	활동 내용
○○○○.9	• 미비작성, 검색 프로그램의 사용 후 오류나 불편사항 접수 • 미비배치로 발생된 미비는 의료정보팀에서 서식 항목별로 검토 후 재확인함 • 의무기록 필수기재 항목 및 관리지침 GW에 공지
○○○○.10	• 보건의료정보관리사별 담당과 지정 후 각 과 전공의 선생님 일대일 미비관리 • 의사알림장을 통한 기록의 미비사항 주치의에게 구체적으로 공지 • 월별 과별 미비율 게시판에 공지
○○○○.11	• EMR 미비기록 검색 및 작성관련 프로그램 수정 • 매월 2회의 SMS 미비기록 독려 문자 전송
○○○○.12	• 퇴원 이후의 기록미비 작성 시 오류 메시지 팝업 창으로 알림 • 지속적인 미비기록 작성의 독려 및 재원 기간 내의 기록완성 유도
○○○○.1	• 진료과 과장님께 미비현황 메일 발송 및 출력물 보고 • 서식지 추가(단기 입·퇴원기록지)

3) 팀 회의 일정

일자	안건
○○○○. 9. 28	항목별 미비기록 관리 후 홍보 및 각 과별 협조 요청
○○○○. 10. 24	각 과별 문자 전송 서비스 후 개선효과에 대한 토의
○○○○. 11. 23	사용자 위주의 프로그램 개발 후 작성률 현황 분석
○○○○. 12. 27	재원기간 후 기록미비 작성 시 오류 메시지에 대한 공지
○○○○. 1. 24	의무기록 충실성 활동 분석

(7) QI 활동 결과 분석

1) 조사대상 : ○○○○년 9월 ~ ○○○○년 12월 퇴원환자

2) 활동기간 : ○○○○년 9월~ ○○○○년 1월

① 내과계 서식별

활동 전과 후 내과계 미비율을 비교 분석해 보면 입·퇴원요약은 61.5%에서 50.3%로 11.2%의 개선효과가 있었고, 입원초진기록은 43.9%에서 33.3%로 10.6%가 개선되었고, 입원경과기록은 76.1%에서 60.4%로 15.7% 미비율이 개선되었다(그림 8-4).

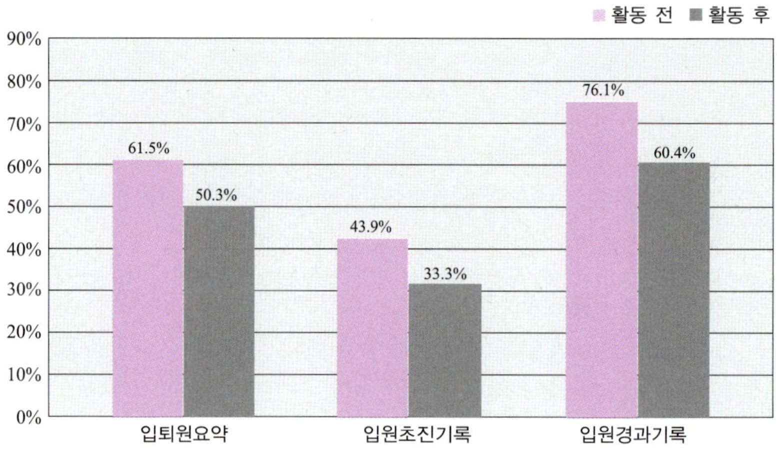

그림 8-4 활동 전·후 내과계 미비율 현황

② 외과계 서식별

외과계의 활동 전과 후 미비율을 비교해 보면 입·퇴원요약은 75.8%에서 39.7%로 36.1%의 개선을, 입원초진기록은 50.3%에서 22.2%로 28.1%의 개선효과가 있었다. 입원경과기록도 83.9%에서 54.3%로 29.6%의 개선이 나타났고, 수술기록 또한 35.3%에서 20.3%로 15% 개선되었다(그림 8-5).

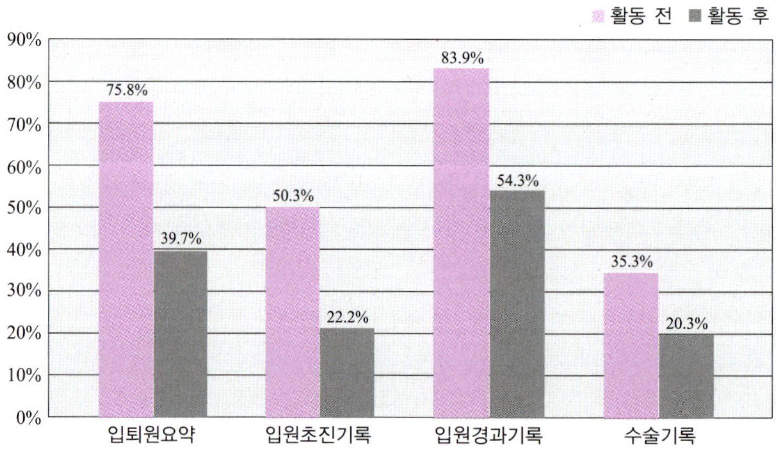

그림 8-5 활동 전·후 외과계 미비율 현황

③ **수술기록** : 9월 수술기록 미비율이 35.3% → 10월 미비율 24% → 11월 미비율 19.8% → 12월 미비율 17.6%를 기록하며 9월과 12월의 편차가 17.7%로 나타났다. 활동 후 평균 15%의 미비율 감소를 보였다(그림 8-6), (표 8-2).

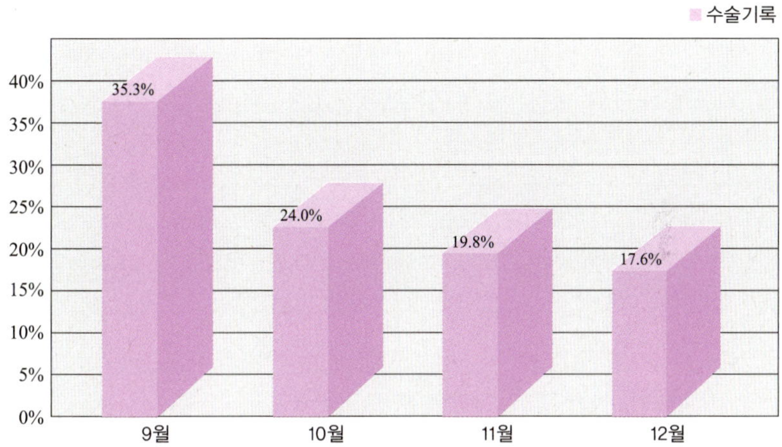

그림 8-6 월별 수술기록 미비 현황

표 8-2 각 과별 수술 및 입·퇴원 기록

월	9월			10월			11월			12월			10~12월 합계		
진료과	퇴원환자수	수술기록	미비율	퇴원환자수	수술기록	미비율	퇴원환자수	수술기록	미비율	퇴원환자수	수술기록	미비율	퇴원환자수	수술기록	미비율
신경외과	82	20	24.4%	97	30	30.9%	96	28	29.2%	94	23	24.5%	287	81	28.2%
외과	127	66	52.0%	119	38	31.9%	130	11	8.5%	166	17	10.2%	415	66	15.9%
흉부외과	18	7	38.9%	26	0	0.0%	22	2	9.1%	26	2	7.7%	74	4	5.4%
정형외과	147	53	36.1%	151	69	45.7%	174	60	34.5%	168	33	19.6%	493	162	32.9%
성형외과	72	56	77.8%	81	27	33.3%	71	38	53.5%	79	40	50.6%	231	105	45.5%
이비인후·두경	87	2	23%	82	0	0.0%	89	0	0.0%	94	0	0.0%	265	0	0.0%
산부인과	89	27	30.3%	110	14	12.7%	130	18	13.8%	126	25	19.8%	366	57	15.6%
안과	41	8	19.5%	55	2	3.6%	60	5	8.3%	64	12	18.8%	179	19	10.6%
비뇨기과	45	10	22.2%	47	6	12.8%	48	2	4.2%	45	1	2.2%	140	9	6.4%
마취통증의학과	1	0	0.0%	1	0	0.0%	2	0	0.0%	0	0	#DIV/0!	3	0	0.0%
응급의학과	7	0	0.0%	12	0	0.0%	15	0	0.0%	9	0	0.0%	36	0	0.0%
치과	6	6	100.0%	6	3	50.0%	7	3	42.9%	14	3	21.4%	27	9	33.3%
합계	722	255	35.3%	787	189	24.0%	844	167	19.8%	885	156	17.6%	2516	512	20.3%

④ **입·퇴원요약** : 내과계는 9월 미비율이 61.5%에서 10월 48.2% →11월 48.4% → 12월 51.2%를 나타내며 9월과 12월의 편차가 10.3%로 나타났다. 외과계는 9월 미비율 75.8%에서 10월 48.2% → 11월 33.8% → 12월 37.9%로 9월 대비 12월은 38%의 미비율 감소를 나타내어 외과계가 내과계보다 기록 작성이 좋음을 알 수 있다(그림 8-7).

또한 활동 전 입·퇴원요약지의 전체 미비율이 69%였으나, 활동 후 45%로 24%의 개선이 되었음을 확인하였다(표 8-3).

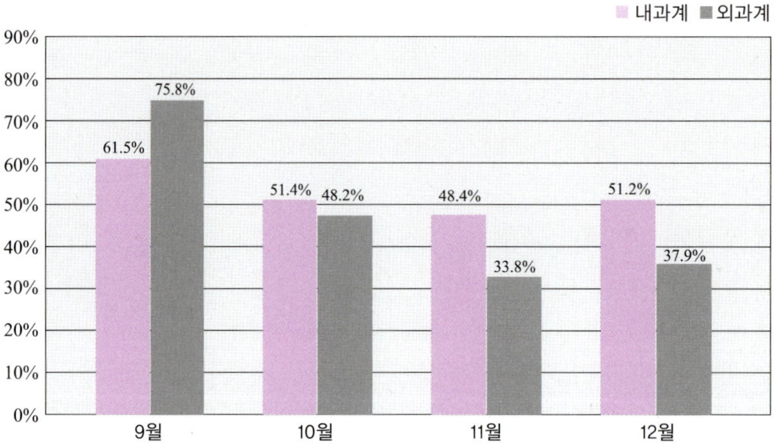

그림 8-7 월별 입퇴원요약 미비 현황

표 8-3 활동 전후의 입·퇴원요약

월	9월			10월			11월			12월			10~12월 합계		
진료과	퇴원환자수	수술기록	미비율	퇴원환자수	수술기록	미비율	퇴원환자수	수술기록	미비율	퇴원환자수	수술기록	미비율	퇴원환자수	수술기록	미비율
소화기내과	137	107	78.1%	133	43	32.3%	126	63	50.0%	144	74	51.4%	403	180	44.7%
심장혈관내과	37	29	78.4%	61	49	80.3%	67	11	16.4%	60	16	26.7%	188	76	40.4%
호흡기·알레르기	55	27	49.1%	56	1	1.8%	69	25	36.2%	79	38	48.1%	204	64	31.4%
신장내과	32	2	6.3%	32	0	0.0%	23	5	21.7%	38	24	63.2%	93	29	31.2%
내분비대사내과	21	3	14.3%	27	22	81.5%	26	1	3.8%	22	0	0.0%	75	23	30.7%
종양혈액내과	26	23	88.5%	19	18	94.7%	31	6	19.4%	33	0	0.0%	83	24	28.9%
류마티스내과	6	1	16.7%	4	0	0.0%	4	2	50.0%	1	1	100.0%	9	3	33.3%
감염내과	4	3	75.0%	5	2	40.0%	5	1	20.0%	3	1	33.3%	13	4	30.8%
소아과	202	165	81.7%	243	202	83.1%	276	222	80.4%	323	250	77.4%	842	674	80.0%
신경정신과	21	10	47.6%	34	2	5.9%	30	12	40.0%	25	0	0.0%	89	14	15.7%
신경과	42	13	31.0%	49	3	6.1%	54	2	3.7%	53	9	17.0%	156	14	9.0%
신경외과	82	58	70.7%	97	55	56.7%	96	43	44.8%	94	44	46.8%	287	142	49.5%
외과	127	119	93.7%	119	77	64.7%	130	52	40.0%	166	83	50.0%	415	212	51.1%
피부과	12	8	66.7%	9	0	0.0%	9	0	0.0%	13	0	0.0%	31	0	0.0%
흉부외과	18	13	72.2%	26	5	19.2%	22	7	21.8%	26	8	30.8%	74	20	27.0%
정형외과	147	140	95.2%	151	112	74.2%	174	79	45.4%	168	61	36.3%	493	252	51.1%
성형외과	72	69	95.8%	81	6	7.4%	71	40	56.3%	79	59	74.7%	231	105	45.5%
이비인후·두경	87	3	3.4%	82	0	0.0%	89	0	0.0%	94	0	0.0%	265	0	0.0%
산부인과	89	86	96.6%	110	72	65.5%	130	16	12.3%	126	25	19.8%	366	113	30.9%
안과	41	11	26.8%	55	1	1.8%	60	4	6.7%	64	7	10.9%	179	12	6.7%
비뇨기과	45	41	91.1%	47	46	97.9%	48	42	87.5%	45	36	80.0%	140	124	88.6%
가정의학과	10	0	0.0%	7	0	0.0%	7	0	0.0%	15	0	0.0%	29	0	0.0%
재활의학과	19	12	63.2%	31	13	41.9%	32	14	43.8%	35	7	20.0%	98	34	34.7%
마취통증의학과	1	1	100.0%	1	1	100.0%	2	2	100.0%	0	0	#DIV/0!	3	3	100.0%
응급의학과	7	0	0.0%	12	0	0.0%	15	0	0.0%	9	0	0.0%	36	0	0.0%
치과	6	6	100.0%	6	4	66.7%	7	0	0.0%	14	12	85.7%	27	16	59.3%
핵의학과	6	0	0.0%	8	0	0.0%	11	0	0.0%	11	0	0.0%	30	0	0.0%
인공췌장클리닉	30	3	10.0%	39	34	87.2%	23	20	87.0%	40	38	95.0%	102	92	90.2%
합계	1382	953	69.0%	1544	768	49.7%	1637	669	40.9%	1780	793	44.6%	4961	2230	45.0%

⑤ **입원 초진기록** : 입원 초진기록의 내과계의 월별 추이를 보면 9월 미비가 43.9%에서 10월 29.9% → 11월 20.6% → 12월 16.8%로 9월과 12월의 편차가 13.1% 나타났다. 외과계의 9월 입원 초진기록 미비는 50.3% 에서 10월 29.9% → 11월 20.6% → 12월 16.8%로 9월 대비 12월은 33.5%의 미비율이 감소되었다(그림 8-8).

입원 초진기록의 개선 활동 전 전체 미비율은 47.3%였으며 개선 활동 후 미비율은 27.7%로 19.6%의 미비율이 감소되었다(표 8-4).

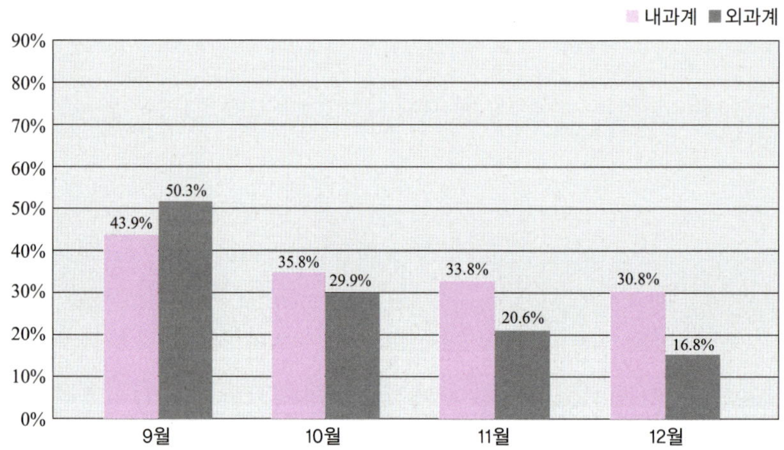

그림 8-8 월별 입원 초진기록 미비 현황

표 8-4 입원 초진기록의 개선활동 전·후의 미비율

월	9월			10월			11월			12월			10~12월 합계		
진료과	퇴원환자수	수술기록	미비율	퇴원환자수	수술기록	미비율	퇴원환자수	수술기록	미비율	퇴원환자수	수술기록	미비율	퇴원환자수	수술기록	미비율
소화기내과	137	88	64.2%	133	28	21.1%	126	40	31.7%	144	35	24.3%	403	103	25.6%
심장혈관내과	37	20	54.1%	61	14	23.0%	67	5	7.5%	60	4	6.7%	188	23	12.2%
호흡기·알레르기	55	17	30.9%	56	4	7.1%	69	2	2.9%	79	4	5.1%	204	10	4.9%
신장내과	32	0	0.0%	32	5	15.6%	23	2	8.7%	38	2	5.3%	93	9	9.7%
내분비대사내과	21	2	9.5%	27	2	7.4%	26	2	7.7%	22	0	0.0%	75	4	5.3%
종양혈액내과	26	5	19.2%	19	4	21.1%	31	3	9.7%	33	0	0.0%	83	7	8.4%
류마티스내과	6	2	33.3%	4	0	0.0%	4	0	0.0%	1	0	0.0%	9	0	0.0%
감염내과	4	1	25.0%	5	1	20.0%	5	0	0.0%	3	1	33.3%	13	2	15.4%
소아과	202	123	60.9%	243	161	66.3%	276	187	67.8%	323	177	54.8%	842	525	62.4%
신경정신과	21	7	33.3%	34	9	26.5%	30	1	3.3%	25	3	12.0%	89	13	14.6%
신경과	42	10	23.8%	49	3	6.1%	54	1	1.9%	53	7	13.2%	156	11	7.1%
신경외과	82	57	69.5%	97	45	46.4%	96	34	35.4%	94	18	19.1%	287	97	33.8%
외과	127	99	78.0%	119	65	54.6%	130	26	20.0%	166	23	13.9%	415	114	27.5%
피부과	12	4	33.3%	9	0	0.0%	9	0	0.0%	13	0	0.0%	31	0	0.0%
흉부외과	18	11	61.1%	26	1	3.8%	22	0	0.0%	26	3	11.5%	74	4	5.4%
정형외과	147	48	32.7%	151	37	24.5%	174	38	21.8%	168	12	7.1%	493	87	17.6%
성형외과	72	34	47.2%	81	3	3.7%	71	27	38.0%	79	31	39.2%	231	61	26.4%
이비인후·두경	87	0	0.0%	82	0	0.0%	89	0	0.0%	94	0	0.0%	265	0	0.0%
산부인과	89	68	76.4%	110	40	36.4%	130	6	4.6%	126	9	7.1%	366	55	15.0%
안과	41	8	19.5%	55	0	0.0%	60	5	8.3%	64	5	7.8%	179	10	5.6%
비뇨기과	45	31	68.9%	47	38	80.9%	48	34	70.8%	45	36	80.0%	140	108	77.1%
가정의학과	10	1	10.0%	7	0	0.0%	7	0	0.0%	15	1	6.7%	29	1	3.4%
재활의학과	19	9	47.4%	31	4	12.9%	32	4	12.5%	35	3	8.6%	98	11	11.2%
마취통증의학과	1	1	100.0%	1	1	100.0%	2	2	100.0%	0	0	#DIV/0!	3	3	100.0%
응급의학과	7	0	0.0%	12	1	8.3%	15	0	0.0%	9	0	0.0%	36	1	2.8%
치과	6	6	100.0%	6	4	66.7%	7	2	28.6%	14	12	85.7%	27	18	66.7%
핵의학과	6	0	0.0%	8	0	0.0%	11	0	0.0%	11	0	0.0%	30	0	0.0%
인공췌장클리닉	30	1	3.3%	39	36	92.3%	23	21	91.3%	40	39	97.5%	102	96	94.1%
합계	1382	653	47.3%	1544	506	32.8%	1637	442	27.0%	1780	425	23.9%	4961	1373	27.7%

⑥ **입원경과기록** : 입원경과기록은 사건위주로 daily작성을 원칙으로 하는 서식이며, 서식 중에서도 특히 미비율이 높은 서식이기도 했다. 내과계 입원경과기록 추이를 보면 9월 76.1% → 10월 59.6% → 11월 58.6% → 12월 62.8%로 9월과 12월의 편차가 13.3%로 나타났다. 외과계는 9월 미비율 83.9% → 10월 61.0% → 11월 48.2% → 12월 54.1%로 9월 대비 12월은 29.8%의 미비율이 개선되었음을 알 수 있다(그림 8-9).

전체 입원경과기록 미비율은 활동 전 80.2%에서 활동 후 57.3%로 22.9% 개선효과가 있었다(표 8-5).

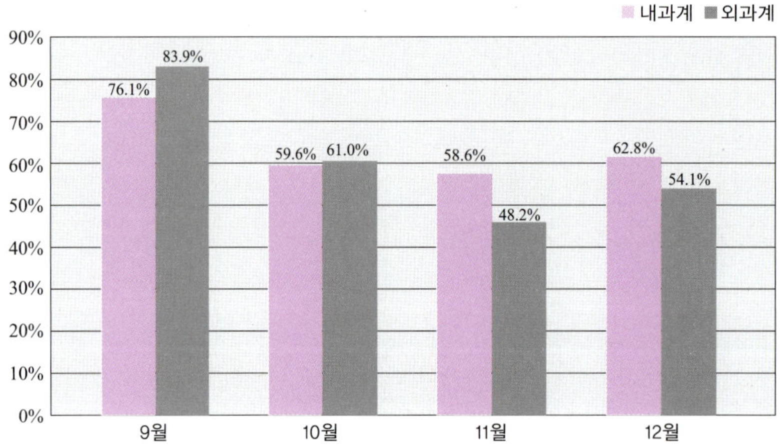

그림 8-9 월별 입원경과기록 미비 현황

표 8-5 활동 전후의 미비율 입원 경과기록

월	9월			10월			11월			12월			10~12월 합계		
진료과	퇴원 환자수	수술 기록	미비율	퇴원 환자수	수술 기록	미비율	퇴원 환자수	수술 기록	미비율	퇴원 환자수	수술 기록	미비율	퇴원 환자수	수술 기록	미비율
소화기내과	137	143	104.4%	133	83	62.4%	126	107	84.9%	144	133	92.4%	403	323	80.1%
심장혈관내과	37	40	108.1%	61	54	88.5%	67	14	20.9%	60	15	25.0%	188	83	44.1%
호흡기·알레르기	55	35	63.6%	56	6	10.7%	69	17	24.6%	79	39	49.4%	204	62	30.4%
신장내과	32	0	0.0%	32	4	12.5%	23	7	30.4%	38	25	65.8%	93	36	38.7%
내분비대사내과	21	6	28.6%	27	22	81.5%	26	12	46.2%	22	3	13.6%	75	37	49.3%
종양혈액내과	26	26	100.0%	19	16	84.2%	31	10	32.3%	33	4	12.1%	83	30	36.1%
류마티스내과	6	0	0.0%	4	1	25.0%	4	2	50.0%	1	1	100.0%	9	4	44.4%
감염내과	4	3	75.0%	5	5	100.0%	5	0	0.0%	3	2	66.7%	13	7	53.8%
소아과	202	156	77.2%	243	187	77.0%	276	221	80.1%	323	251	77.7%	842	659	78.3%
신경정신과	21	21	100.0%	34	16	47.1%	30	34	113.3%	25	21	84.0%	89	71	79.8%
신경과	42	34	81.0%	49	6	12.2%	54	5	9.3%	53	12	22.6%	156	23	14.7%
신경외과	82	106	129.3%	97	125	128.9%	96	98	102.1%	94	68	72.3%	287	291	101.4%
외과	127	124	97.6%	119	97	81.5%	130	100	76.9%	166	149	89.8%	415	346	83.4%
피부과	12	6	50.0%	9	0	0.0%	9	0	0.0%	13	0	0.0%	31	0	0.0%
흉부외과	18	20	111.1%	26	5	19.2%	22	8	36.4%	26	11	42.3%	74	24	32.4%
정형외과	147	129	87.8%	151	120	79.5%	174	100	57.5%	168	100	59.5%	493	320	64.9%
성형외과	72	63	87.5%	81	10	12.3%	71	45	63.4%	79	69	87.3%	231	124	53.7%
이비인후·두경	87	11	12.6%	82	0	0.0%	89	0	0.0%	94	0	0.0%	265	0	0.0%
산부인과	89	98	110.1%	110	78	70.9%	130	9	6.9%	126	24	19.0%	366	111	30.3%
안과	41	2	4.9%	55	0	0.0%	60	1	1.7%	64	6	9.4%	179	7	3.9%
비뇨기과	45	41	91.1%	47	41	87.2%	48	42	87.5%	45	39	86.7%	140	122	87.1%
가정의학과	10	0	0.0%	7	0	0.0%	7	0	0.0%	15	1	6.7%	29	1	3.4%
재활의학과	19	30	157.9%	31	15	48.4%	32	15	46.9%	35	15	42.9%	98	45	45.9%
마취통증의학과	1	6	600.0%	1	1	100.0%	2	4	200.0%	0	1	#DIV/0!	3	6	200.0%
응급의학과	7	0	0.0%	12	0	0.0%	15	0	0.0%	9	0	0.0%	36	0	0.0%
치과	6	6	100.0%	6	3	50.0%	7	0	0.0%	14	12	85.7%	27	15	55.6%
핵의학과	6	0	0.0%	8	0	0.0%	11	0	0.0%	11	0	0.0%	30	0	0.0%
인공췌장클리닉	30	2	6.7%	39	36	92.3%	23	21	91.3%	40	40	100.0%	102	97	95.1%
합계	1382	1108	80.2%	1544	931	60.3%	1637	872	53.3%	1780	1041	58.5%	4961	2844	57.3%

(8) 평가 및 제언

1) 평가

서식별 항목별 미비관리를 통한 충실성 활동의 결과를 요약하면 다음과 같다.

① 내과계는 입·퇴원요약지 11.2%, 입원초진기록 10.6%, 입원경과기록 15.7%로 목표달성에는 도달하지 않았지만 개선의 효과를 볼 수 있었다.

② 외과계는 입·퇴원요약 36.1%, 입원초진기록 28.1%, 입원경과기록 29.6%, 수술기록 15%의 개선을 이루면서 수술기록을 제외한 3종의 서식지는 활동 전 목표했던 20% 미비율 감소의 목표달성을 하였다.

2) 제언 및 향후계획

의무기록의 충실성 활동의 중요성은 앞에서도 언급했듯 각종 기관평가뿐만 아니라 의학연구 및 교육에 필요한 임상자료, 병원통계 및 진료비산정의 근거자료에 이용되므로 완전하고 정확하게 기록·유지되어야 하며, 사용자의 필요한 정보는 적시에 신속하게 검색할 수 있어야 한다.

현재 병원의 EMR이 초기단계인 관계로 의무기록의 충실도를 파악하기에는 기간도 짧았고 데이터의 확보도 충분하지 못해 작성률의 추이나 항목별 미비 추이를 분석하기에는 어려움이 있었다. 따라서 1년 정도의 데이터가 축적된 후 다시 의무기록 충실도에 대한 분석이 이루어져야 할 것이다. 이에 의무기록팀은 앞으로도 지속적인 충실성 활동을 하고자 한다.

3) 향후 활동 계획

① 각 과별 담당 보건의료정보관리사와 진료과 전공의 선생님들과의 지속적인 Monitoring을 한다.

② 의사 알림장을 적극 활용한 미비 공지를 한다.

③ 사용자 불편사항을 계속적으로 수렴하여 프로그램 Version up에 적극 활용한다.

④ 우수과, 우수자 선정 공지 및 포상 제도를 실시한다.

⑤ 교직원 수첩 목록에 의무기록 관리지침을 수록하여 배부한다.

⑥ 사용자 교육을 실시한다(신규 인턴 및 전공의 선생님).

국내 QI활동 주제 선정의 예

① CT판독률 개선
② DRG에 따른 질병별 원가분석
③ TKRA 환자를 위한 표준진료지침서 개발 및 적용
④ 감염 발생률
⑤ 검사 대기시간 단축
⑥ 계획에 없던 재수술률 분석
⑦ 계획에 없던 재입원율 분석
⑧ 균혈증 환자 분석
⑨ 보험진료비 삭감 최소화, 청구기간 단축
⑨ 수납창구 대기시간 단축
⑩ 수술 취소율 및 수술취소이유 분석
⑪ 수술 후 창상감염률 조사
⑫ 외래진료 대기시간 단축
⑬ 수혈의 C/T Ratio 분석
⑭ 응급실 검사 소요시간 단축
⑮ 응급실 의사 호출, 도착 시간 단축
⑯ 응급실 재원기간 단축
⑰ 입원수속 후 병실 입원까지의 수속 소요시간 단축
⑱ 응급실 입원대기 시간 감소
⑲ 환자 잔반 감소를 위한 중재활동
⑳ 오류 처방 개선 활동
㉑ 입원 환자를 위한 입원 생활 안내 파일 제작
㉒ 진료 의뢰/회송 센터 활성화 방안
㉓ 진료 예약 체제 구축
㉔ 사전 심사를 통한 보험청구명세서 삭감률 감소 방안
㉕ 장기 재원 환자의 효율적 관리
㉖ 미완결 의무기록 감소 방안
㉗ OCS 입력 오류 개선 방안

주요 내용

① 앞서 학습한 질 향상 도구를 활용하여 실제 질 향상 활동을 수행해 보면서 질 관리의 개념과 질 관리 도구의 이해를 높인다.

② 학생들이 작성한 질 관리 사례와 병원의 질 관리 사례를 통하여 질 향상 활동의 이해도를 향상시킨다.

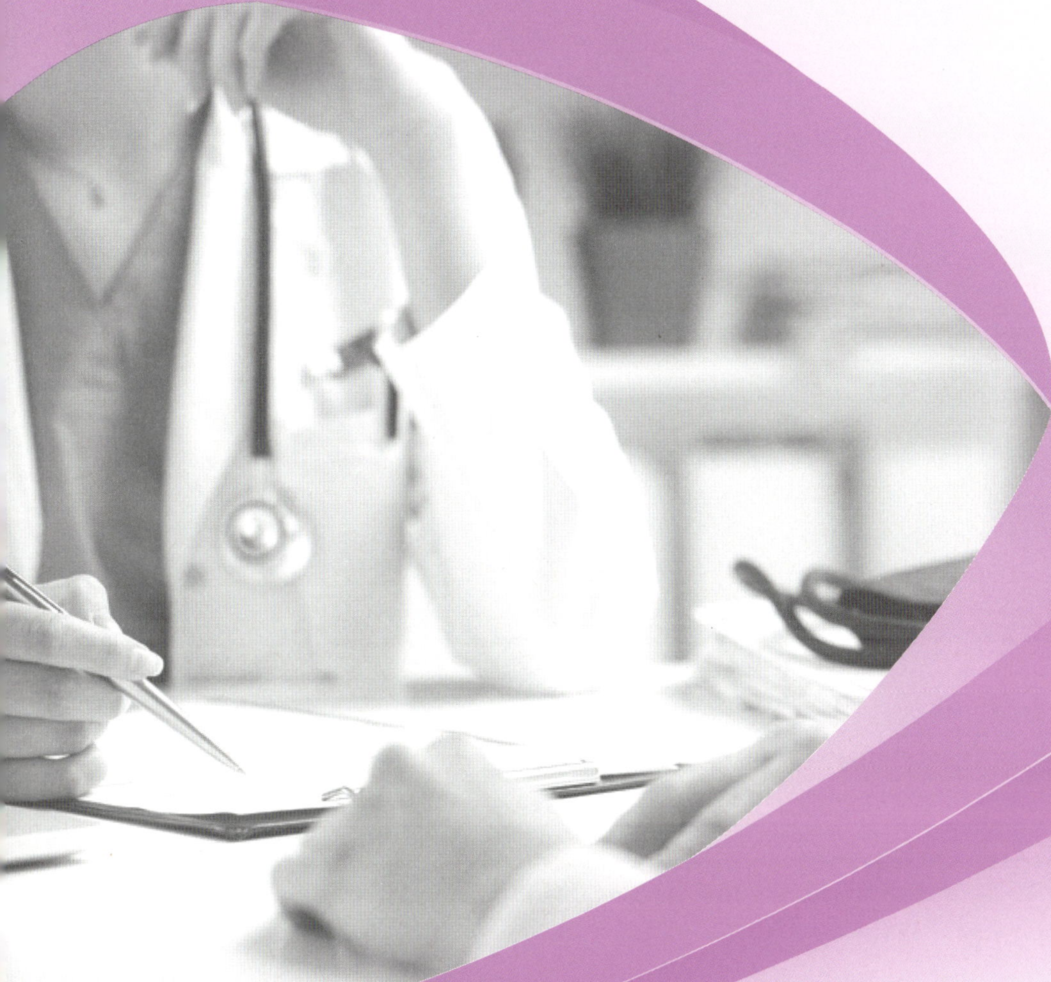

PART Ⅳ

의료의 질 관리 활동

Chapter 9

표준진료지침과 임상진료지침

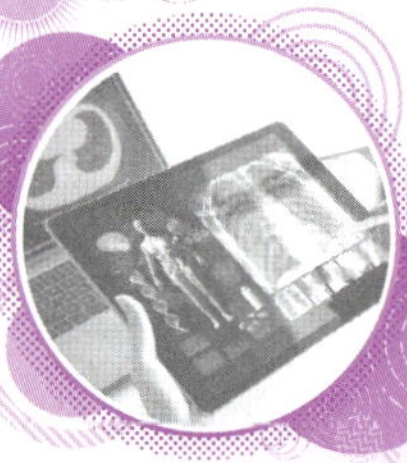

학습목표

1. 표준진료지침의 개념, 특징, 장·단점, 개발과정을 이해할 수 있다.
2. 임상진료지침의 개념, 사용목적, 개발과정을 이해할 수 있다.
3. 표준진료지침과 임상진료지침의 차이점을 이해할 수 있다.
4. 환자중심진료 개념에 대해 이해할 수 있다.

1. 표준진료지침(CP, critical pathway)

1. 표준진료지침의 연혁

표준진료지침(CP)은 건설·공학분야 대규모 사업에서 시간·재무자원을 통제할 목적으로 개발된 PERT(program evaluation and review technique) 또는 CPM(critical path method)을 의료분야 환자진료에 도입한 것이다.

PERT와 CPM은 여러 가지 공정으로 편성된 작업현장에서 가장 빠르게 제품을 완성하는 경로로써 산업의 효율성을 개선하기 위해 도입된 시스템이다.

2. 표준진료지침의 개념

표준진료지침이란 환자의 진료목표를 설정하고 이를 효율적으로 달성하기 위하여 특정 진단명의 진료순서와 치료의 시점 등을 사전에 정해 둔 표준화된 주진료 과정으로, 양질의 진료와 적절한 의료자원의 이용이라는 두 가지 목표를 동시에 충족시키기 위해 고안된 환자관리도구이다.

또한, 특정 진단명별로 진료순서와 치료시점 등을 미리 정해둔 표준화된 주진료 과정으로 진료를 담당하는 의료진(의사 및 간호사)이 참고할 수 있게 하고, 환자나 가족이 진료 과정을 미리 알고 마음의 준비를 하여 두려움이나 궁금증 없이 진료에 협조할 수 있게 하기 위해 시간대별로 진료행위를 제시한 시간표이다.

규격화된 진료과정을 통해 전체 진료과정을 한눈에 파악하고 이해하도록 구조화시켜 놓은 것이다.

① **표준진료지침의 종류** : 체크리스트 형식(check list format), 의무기록 형식(medical record format), 시간-업무교차표 형식(time-task matrix)

② **표준진료지침**(critical pathway) : Critical Path. Care Map, Collaborative Care Management Plan, Collaboratory Path. Care Path. Care Track. Clinical Protocol, Case Management. Time-Task Matrix, Anticipated Recovery Pathway 등과 유사한 개념

관리의료(MC, managed care)에서 사례관리(CM, case management), 표준진료지침(CP, critical pathway)으로 발전되었으며, 사례관리(CM, case management)는 의료의 질과 비용-효과적인 결과를 증진시키기 위하여 사용가능한 자원을 입원 전부터 퇴원 후까지 필요한 의료서비스를 사정, 계획, 수행, 조정, 감시, 평가하는 활동이다.

표 9-1 시간-업무 교차표

시간 →

과업 ↓	Day #1	Day #2	Day #3	퇴원
사정 (Assessment)				
식이 (Diet)				
투약 (Medication)				
주사 (Injection)				
마취 (Anesthesia)				
처치 및 수술 (Tx & Op)				
검사 (Lab)				
활동 (Activity)				

표 9-2 의료진용 CP의 구성내용

항목 \ 날짜	입원 1일	입원 2일		입원 3일	입원 4일	퇴원
	수술 하루 전날	수술 전	수술 후	수술 후 1일	수술 후 2일	수술 후 3일
측정 및 관찰 (assessment)						
활동(activity)						
식이(diet)						
주사(injection)						
투약 (medication)						
검사(lab)						
처치(treatment)						
교육 및 설명 (education & explanation)						

3. 의료분야의 표준진료지침 도입배경

(1) 미국의 도입배경

1983년 메디케어(Medicare)에서 포괄수가제도(DRG, diagnosis related group) 도입으로 재원일수 단축 및 진료형태의 변화가 발생했으며, 1985년 보스턴 뉴잉글랜드 메디컬센터(New England Medical Center)에서 효율적 의료 제공 및 의료의 질 유지를 목적으로 표준진료지침(CP)을 진료과정에 도입하여 성공적으로 적용하였다.

미국에서 포괄수가제 적용과 개별 의료보험의 진료비 상승 억제를 위한 관리의료(managed care)가 발전하면서 진료비용을 통제하기 위해 자연스럽게 표준진료지침의 활용이 일반화되었다.

(2) 한국의 도입배경[5)6)]

1994년 진료의 질적 수준 향상과 진료원가 절감 및 행위별수가제의 문제점을 해결하기 위해 단계적으로 DRG 도입이 건의되었고, 1997년 2월부터 2001년 12월까지 시범사업, 2002년 선택적 본 사업을 실시하였다.

5) 박은철 등, 포괄수가제 당연적용 효과평가, 보건행정학회지, 2016,Vol.26(2), p.135-147.

6) 건강보험심사평가원, 신포괄수가제 시범사업 안내, 2019. https://www.hira.or.kr/bbsDummy.do?pgmid=HIRAA020049000100&brdScnBltNo=4&brdBltNo=21#none

2009년 4월부터는 1년간 20개 질병군에 대해 신포괄지불제도 시범사업을 시행하였다. 신포괄수가제는 진료비 산정 시 포괄수가와 행위별수가를 병행하는 진료비 지불방식으로 기본 진료는 포괄수가로 묶고, 진료비 차이를 가져오는 고가서비스와 의사 시술행위 등은 행위별수가로 별도로 보상하는 방식이다. 2012년 2월부터 6월까지 신포괄지불제도는 공공병원 2단계 시범사업으로 모의 운영되었다.

2012년 7월부터 안과, 이비인후과, 외과, 산부인과 4개과 백내장수술, 편도수술, 맹장수술, 항문수술, 탈장수술, 자궁수술, 제왕절개 분만 7개 질환 포괄수가제도(DRG)를 병·의원에 적용하였다. 2013년 7월부터는 4개과 7개 질환에 대해 종합병원 이상에 확대, 당연 적용하였으며, 2019년 559개 질병군 대상으로 신포괄수가제를 운영하기 시작하였다.

4. 표준진료지침의 특성 및 목적

(1) 표준진료지침의 특성

표준진료지침은 대상 질환군의 진료과정을 표준화한 것으로 일반적으로 대상 환자의 60~80%에 적용하게 되며, 변할 수 없는 규격화된 진료과정을 의미하는 것은 아니다.

개발된 표준진료지침은 모든 사람이 쉽게 사용 가능하며, 표준진료지침 개발에는 환자진료에 관련된 모든 사람들이 참여한다. 표준진료지침의 궁극적인 목표는 의료의 질 향상이며 질 향상이 필요한 시스템의 문제를 해결하는데 사용한다.

모든 표준진료지침에는 변이가 발생하며, 필요에 따라 수정이 가능하다. 표준진료지침은 입원진료의 경우 입원이나 수술 시에 시작하여 퇴원 시에 종료되며, 전체 진료에 적용할 경우에는 환자가 의사를 방문할 때부터 시작하여 퇴원 후 추후관리가 끝날 때까지 적용 가능하다. 또한, 특수한 사례로 외래 수술환자나 신장투석환자에 적용할 수 있다.

(2) 표준진료지침의 적용목적

① 의료서비스의 지연 최소화, 효율적인 자원 활용을 통해 최적의 진료를 제공함으로써 의료의 질 향상을 도모한다.

② 치료방침이 불필요하게 변할 때 최선의 치료 선택이 가능하다.

③ 입원기간, 검사, 처치에 대한 표준을 설정한다.
④ 치료단계별 소요 시간 감소를 위해 각 단계의 상호관계를 조정 가능하다.
⑤ 모든 의료진에게 총괄적인 진료계획을 제시하여 의료팀 개인별로 주어지는 역할을 전체 치료 관점에서 이해하도록 도움을 준다.
⑥ 처치단계별 자료 수집 기본 틀을 제공함으로써 의료진이 환자변이 사유의 인식이 가능하다.
⑦ 의사와 간호사의 기록작성 부담을 줄일 수 있다.
⑧ 치료방침을 환자와 가족에게 설명하고 교육하여 환자만족도, 순응도를 향상할 수 있다.
⑨ 최적의 지침을 선택하여 일관된 진료 제공이 가능하다.
⑩ 진료과정 중 발생할 수 있는 문제에 대해 미리 고려 가능하다.
⑪ 진료의 경제성을 도모할 수 있다.
⑫ 의료기관평가인증(7.5 진료지침 개발 및 관리) 등 외부 평가에 대비할 수 있다.

(3) 표준진료지침의 기대효과

① **진료의 효율성 증진** : 재원기간 단축, 진료원가 절감, 실행과정에서 문제점을 파악하고, 개선할 수 있다.
② 진료환경을 개선할 수 있다.
③ 진료과정 및 결과에 대한 변이를 감소할 수 있다.
④ **치료계획의 명확성 확보** : 전체 계획을 제공하여 진료의 전체 과정을 이해하고 수행할 수 있다.
⑤ **진료에 대한 합의와 계획 제공** : 표준진료지침 개발을 통해 공감대를 형성하고, 규칙적인 대화가 가능하며, 문제의 조기 발견과 개입이 가능하다.
⑥ 직종 간 협조와 의사소통 향상을 기대할 수 있다.
⑦ **교육 도구로 활용** : 개발과정에 의료진이 참여함으로써 관심을 유발할 수 있으며, 신규 의료진, 직원의 교육자료로 활용할 수 있다.
⑧ **질 관리 도구로 활용** : 진료 지연의 감소와 의료의 질 향상이 가능하다.
⑨ **진료비 예상 가능** : 환자만족도 향상에 효과적이다.

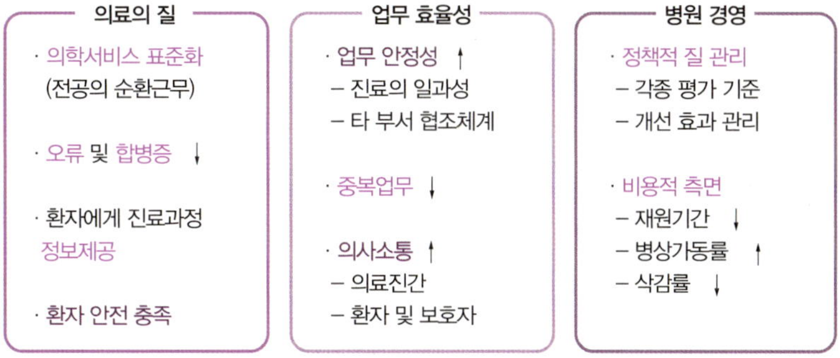
의료의 질
· 의학서비스 표준화
(전공의 순환근무)
· 오류 및 합병증 ↓
· 환자에게 진료과정
정보제공
· 환자 안전 충족
업무 효율성
· 업무 안정성 ↑
– 진료의 일관성
– 타 부서 협조체계
· 중복업무 ↓
· 의사소통 ↑
– 의료진간
– 환자 및 보호자
병원 경영
· 정책적 질 관리
– 각종 평가 기준
– 개선 효과 관리
· 비용적 측면
– 재원기간 ↓
– 병상가동률 ↑
– 삭감률 ↓

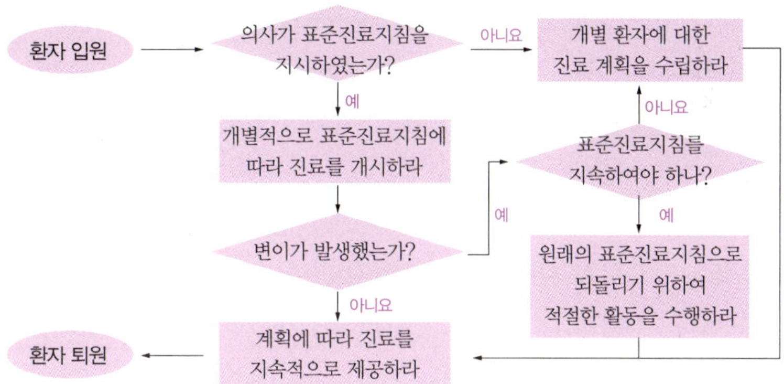

그림 9-1 CP 진료과정

5. 표준진료지침의 구성 및 개발과정

(1) 표준진료지침의 대상질환

① 충수절제술, 편도절제술 등 다빈도 질환 및 수술에 적용한다.

② 감마 나이프 등의 고비용, 관상동맥우회술, 심근경색 등의 고위험 수술 및 시술에 적용한다.

③ 진료결과가 예측 가능한 질환에 적용한다.

④ 적용이 쉽고 진료과정에서 환자 간 변이가 적은 질환이나 수술에 적용한다.

(2) 표준진료지침 개발의 선정기준

① **우선순위 영역** : 진단(diagnosis), 수술(operation), 시술(procedure), 질병(disease), 환자집단(patient group)이 해당한다.

② **선정기준** : 다빈도, 고위험, 질병 경과의 다양성, 적용 및 실행의 용이성, 재원일수 단축 가능성이 그 기준이 된다.

(3) 표준진료지침 개발 시 고려사항

① 표준진료지침 적용의 목표, 개선의 핵심사항 명확화
② 적용기준 상세화
③ 항생제의 적정성 검토
④ 보험기준의 적정성 검토
⑤ 검사, 약제, 영양, 원무 등의 자문 및 협력 프로세스 구축
⑥ 기타 진료과의 특수한 요청사항 반영
⑦ 일정한 유형이 없는 상태에서 너무 짜 맞추지 않아야 함
⑧ 비용절약만을 목적으로 하지 않아야 함
⑨ 이미 개발된 표준진료지침을 차용하거나 빌리기 보다는 해당 의료기관의 상황에 맞게 개발
⑩ 모든 관련 직종의 적극적인 참여 유도 필요(특히 의료진)
⑪ 의사의 진료패턴을 지나치게 강조하지 않아야 함
⑫ 자료수집은 정확히 하되 너무 많은 양의 자료수집 부담이 될 수 있음
⑬ 의무기록에 포함되어야 함
⑭ 표준진료지침 사용, 자료수집, 평가에 대한 책임을 명확히 해야 함
⑮ 지나친 완벽주의 지양

표 9-3 표준진료지침 개발 체크리스트 사례

Check list	
Y☐ N☐	병원의 사명(mission)과 계획에 일치한다.
Y☐ N☐	환자, 가족, 직원, 다른 관련된 사람의 요구를 충족시킨다.
Y☐ N☐	최신의 업무 지침, 임상기준, 과학적 문헌, 기타 증거를 근거로 한다.
Y☐ N☐	병원의 운영과도 일치한다.
Y☐ N☐	연관된 위험관리(risk management)정보를 고려한다.
Y☐ N☐	병원 내에서 이용 가능한 지식과 기술을 토대로 한다.
Y☐ N☐	타병원의 최상위/우수/양호한 실무 예시를 토대로 비교 분석한다.
Y☐ N☐	관련된 질 향상 활동 정보를 사용한다.
Y☐ N☐	시스템과 과정을 통합하고 연결되고 통합한다.
Y☐ N☐	개발팀에는 동일상병을 진료하는 의사가 모두 포함되어 있다.

〈출처 : 한국의료질향상학회, "2020년 연수교육 입문과정 진료지침", 김윤숙, 2020〉

표 9-4 환자용 치핵수술 표준진료지침 사례(인천광역시 의료원)

	입원일	수술일		수술 후 1일(퇴원일)
		수술 전	수술 후	
측정	혈압, 맥박, 체온 측정 키 몸무게 측정 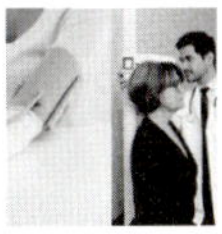	혈압, 맥박, 체온 측정	혈압, 맥박, 체온 측정	혈압, 맥박, 체온 측정
활동		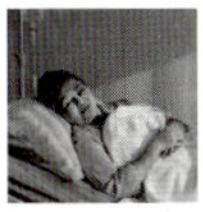	6시간 침상안정 (머리 들거나 움직이시면 두통이 발생할 수 있습니다.)	일상 생활 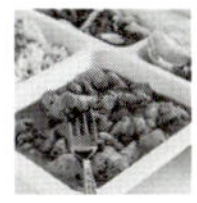
식사	밤 12시부터 금식 (물도 마시면 안됩니다.)	금식 	6시간 경과 후 물 조금씩 섭취 가능 이후에 죽부터 식사 조금씩 가능	정상 식이
처치	수술부위 준비 저녁 9시에 관장 후 배변여부 확인	항생제 피부검사 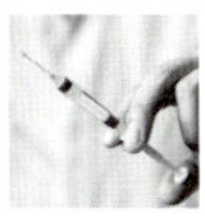		수술부위 팩킹 제거 좌욕(하루 4회) 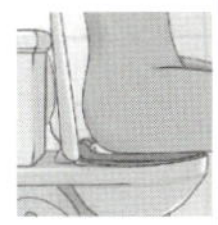
투약	지참약 확인 후 투약	수액 주사 항생제 주사	수액주사 유지 항생제 주사 통증 사정 후 진통제 투약	지참약 및 경구약 투약
검사	외래 검사 시행 여부 확인			혈액검사
설명교육	심호흡, 기침, 통증관리 교육 수술동의서, 무통주사 동의서 작성 마취과 협진		소변 보시기 어려우시면 알려주세요. 수술부위 출혈 혹은 통증이 심하면 간호사실에 알려주세요.	퇴원 안내, 퇴원 후 주의사항 외래 예약(1주 후 방문)

*환자의 상태에 따라 치료계획은 변경될 수 있습니다.

*진단서 및 진료기록 복사는 퇴원 전일 미리 간호사실/진료의사에게 신청하기 바랍니다.

〈출처 : 2018년도 신포괄수가제 표준진료지침(CP) 우수사례집. 건강보험심사평가원. 2018〉

표 9-5 의료진용 치핵수술 표준진료지침 사례(인천광역시 의료원)

	입원일#1	입원일#2		입원일#3
		Pre OP	Post OP	
사정	V/S Check q̄ 8hr	V/S Check q̄ 8hr	V/S Check q̄ 8hr (V/S 안정시)	V/S Check q̄ 8hr
검사	외래검사 확인	–	–	CBC, Electrolyte, OT/PT, Bun, Cr, Glucose
처치	Enema 9 P.M.	IV line 확보 Antibiotics skin test send to OR	if S/V(–) a → nela-tion	packing remove sitz bath
주사	–	• 하트만용액 500ml IV(당뇨–생리식염주사액 500ml) • 후루마린주 1g IV(혹은 세라도란정주)	• 하트만덱스 1000ml(당뇨–생리식염주사액 1000ml)+트라우밀주 3ampule + 뻬콤헥사 1ampule MIX IV • 후루마린주 1g IV(혹은 세라도란정주) • 동아가스터주 20mg IV	–
투약	지참약 확인 후 투약	–	저녁식후(아크로펜정 1Tab PO 실콘 2Tab PO 마그밀 1Tab PO)	아크로펜정 1Tab bid PO 베니톨 2Tab tid PO 실콘 2Tab tid PO 마그밀 1Tab bid PO
식이	MN NPO	NPO	SOW(after 6hrs) → SD	RD
교육 퇴원 계획	병실생활안내 수술동의서 작성 PCA 동의서 작성 마취과 협진	수술 전후 간호설명 수술 전 Full voiding 확인 Bowel prop. 확인 수술동의서 확인	수술 후 통증 확인 및 교육 PCA 사용법 교육 자연배뇨 확인 supine position 유지 anal bleeding 확인	수술 후 통증 확인 Anal bleeding 확인 sitz bath 교육 및 확인 퇴원안내 퇴원 후 주의사항 교육 외래 예약(1주 후)

〈출처 : 2018년도 신포괄수가제 표준진료지침(CP) 우수사례집. 건강보험심사평가원. 2018〉

6. 표준진료지침의 개발과정과 단계

(1) 진단명 선정

표준진료지침 대상 질환은 고비용, 다빈도, 고위험 성격의 진료군을 중심으로 변이가 적고 결과가 예측가능한 질환을 중심으로 선정한다. 주로 개발 초기에는 외과계 질환에 대한 표준진료지침 개발이 용이하다.

① 대상질병군 선정 시 고려사항

표 9-6 대상질병군 선정 시 고려사항

관리/경영 측면	임상/진료 측면	구조/체계 측면
• 재정적 손실 여부 • 환자 불만 정도 • 조직의 비전 부합 정도	• 대상환자 규모 • 서비스 양 • 치료방법의 변이 • 치료지침 개발 상황 • 임상전문가의 동의 정도	• 충분한 정보의 입수 가능성 • 실행과정의 용이성 • 물리적 환경의 지원 정도 • 타부서와의 협력 및 의사소통 • 공식적, 비공식적 명령체계 • 직원들 간의 인간관계

② 자료검토

- 손익계산서, 대차대조표, 현금흐름표, 기본재산 변동계산서 등 재무제표 검토
- 진단군에 따른 기본자료로 진료비계산서, 입·퇴원자료, 전원자료, 원가계산에 대한 정보 파악
- 환자 진료결과 검토. 몇 가지 지표를 적용하여 질병의 문제발생 확인
  - 병원감염 발생건, 30일 이내 재입원건, 보험급여 삭감건수, 합병증발생건, 분쟁발생건 등
- 부서 및 위원회 회의록, 과별 조사자료, 각종 비교자료 확인

③ 표준진료지침 적용범위 선정

- 표준진료지침이 시작되고 종료되는 서비스의 시점 결정
- 일반적으로 입원부터 퇴원까지로 설정(넓게는 외래부터 포함하여 퇴원 후 외래 첫 방문 시까지 포함 가능)

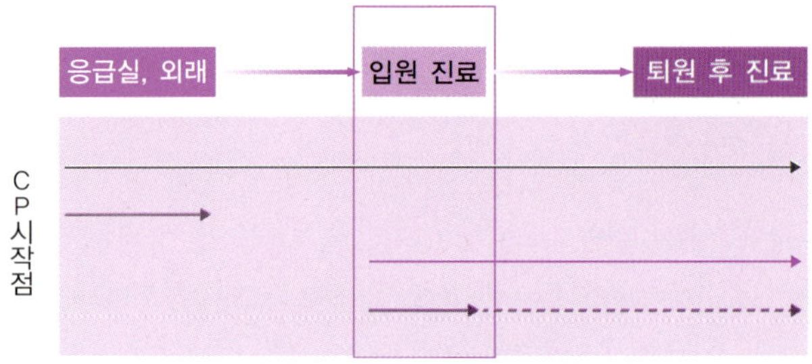

그림 9-2 CP시작 시점

(2) 개발팀 구성

환자진료에 관여하는 모든 부서의 구성원들을 중심으로 하여 진료에 적극 관여하는 의료인들을 중심으로 팀을 구성하고 진료지원부서 및 기타 전문가는 필요 시 포함시킨다.

① 팀 구성원의 역할분담

표 9-7 팀 구성원의 역할분담표 예시

구성원	역 할	공통 역할
의사	• CP 진료과정 결정, 의사 교육 • CP 수행과정의 전반적 관리, 조정 • 임상결과 중심의 평가를 개발 및 평가 수행	• CP적용 및 효과 분석 • 목표에 대한 평가 • 진료의 질 관리와 모니터링
수간호사 간호사	• CP 간호과정 결정, 간호수행 • 전체적인 진료수행 과정의 관리 및 조정 • 간호 팀의 교육 • 환자용 교육자료 준비 및 상담·교육	
약사	투약업무 개발 참여	
영양사	영양, 식이 개발에 참여	
사회사업가	사회 상담 부분 개발 참여	
원무 팀	입·퇴원 시점의 업무수행 개발 참여	

② 명확한 목표 설정

- 재원일수의 단축
- 비용절감을 통한 병원수익 증대
- 환자교육 및 체계적인 진료과정을 통한 만족도 증진
- 의료의 질 향상(진료결과의 향상)
- 불필요한 의료자원의 낭비 감소
- 진료의 일관성과 연속성의 증진
- 진료절차의 표준화를 통한 의료사고의 감소

- 부서 및 직원간 협조 증진
- 직원, 학생, 환자, 가족의 교육효과 증진
- 입원 대기기간 단축
- 보험청구삭감률 감소
- 의사 간 진료수준 차이 감소 등을 내용으로 한다.

(3) 진료과정 조사

① **진료현황 자료수집**

- 조사방법의 결정 : 후향적 조사, 전향적 조사, 동시 조사
- 조사기간에 대한 합의
- 대상 질병군의 의무기록을 찾아 전 진료과정에 대한 모든 자료 확인·조사
- 검토 의무기록 수는 30~50건 정도
- 진료과정의 내용, 진료의 변이, 현재 진료의 기초수준 설정의 기본자료

② **외부자료 수집**

- 효율성을 높이고 불필요한 일을 예방, 합리적인 진료과정 결정을 위해 필요
- 외부 자료원은 전문가조직, 전문학술지, 학회지, 정기간행물, 서적, 건강보험심사평가원의 고시 및 매뉴얼, 학술대회자료, 타병원 사례 등

(4) 변이 분석

변이(variance)는 진료과정을 조사하는 과정에서 대상 환자군이 일반적인 환자진료 과정을 따르지 않고 적용할 수 없을 만큼 벗어난 경우이다.

변이의 발생 요인은 환자상태의 변화, 진료수행자의 차이와 함께 변이에 대한 의료진의 합의 과정이 반드시 필요하며, **변이의 예**는 활력증후 측정빈도, 항생제 사용기간 및 종류, 배액관 유지기간, 검사의뢰 빈도·종류 등이다.

(5) 진료과정의 결정

진료과정 결정은 공통된 진료과정과 시점을 일목요연하게 정리, 진료의사들의 합의가 중요하다.

의료진용 표준진료지침 개발을 위해서는 표준화된 처방, 의사기록, 간호기록지 등이 필요하다. **환자용 표준진료지침 개발**을 위해서는 의료진용 표준진료지침을 일반인이 쉽게 이해할 수 있는 단어와 문장으로 변경하는 것이 필요하다.

환자용 표준진료지침 개발 시 유의할 점으로는 환자의 이해를 높이기 위해 쉬운 용어 사용, 진료과정을 환자 관점에서 기술, 간략하고 단순하게 개발, 시각적 교육효과 고려, 환자의 행동을 유도할 수 있는 방식으로 개발할 필요가 있다.

직원교육용 표준진료지침은 전체 직원 및 부서별 교육용으로 활용 가능하며, 실행계획 작성은 수행내용, 시기, 담당자, 필요자원 등 전반적인 일정을 간트 챠트(gantt chart)를 이용해 보기 쉽게 작성한다.

(6) 시범적용

개발된 표준진료지침이 효율적으로 업무흐름에 맞게 진행되는지, 관련 의료진들의 원활한 의사소통 및 협조하에서 잘 수행되는지에 대해 시범 적용한다. 한 병동을 중심으로 일정기간을 정해 수행해 보는 과정이다.

(7) 지속적인 모니터링 및 개선

표준진료지침 개발 후 일정기간 모니터링이 필요하다. 적용결과에 따른 이탈환자, 재원기간, 재입원율, 감염률, 환자 및 의료진의 인식 등을 조사하고 자료분석한다. 아울러 적용결과에 대한 분석에 근거하여 기존 표준진료지침을 수정·보완한다.

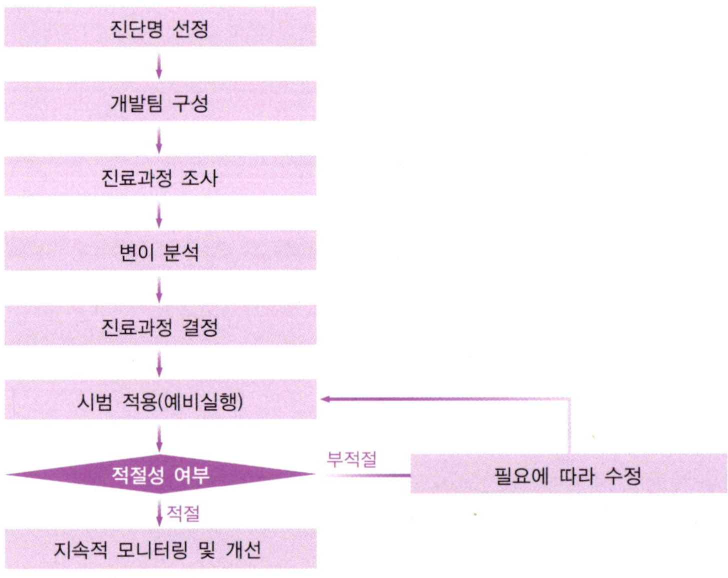

그림 9-3 CP 개발과정 업무흐름도

7. 표준진료지침의 적용 및 평가

(1) 표준진료지침의 장점

① 진료과정 누락 방지, 처방 누락 방지
② 의무기록 완결도 향상
③ 평균 재원기간 단축
④ 불필요한 진단이나 치료절차 감소 또는 제거
⑤ 간호사들의 직접간호 시간 증가
⑥ 과정이나 결과의 변이(variance) 감소
⑦ 의료진 간 의사소통 증진
⑧ 의료비 지불기관과 의사소통 증진
⑨ 환자 및 가족과의 의사소통 개선
⑩ 전공의, 신입직원, 학생, 환자 및 가족 교육에 도움
⑪ 의료진 업무만족도 향상

(2) 표준진료지침의 단점

① **진료의 자율권 침해** : 진료과정이 표준화되어 의사의 진료자율권을 침해
② **의료의 질 저하** : 의학적 연구 소홀
③ **의료과오 발생위험(malpractice risk)** : 매너리즘, 무리한 표준진료지침 적용으로 추가 진료가 필요한 환자를 간과할 수 있음

(3) 표준진료지침 적용상의 문제점 및 해결방안

① **문제점**

- 의사들의 참여 부족, 표준진료지침에 대한 이해부족
- 재원일수 단축에 대한 의사 및 환자의 거부감 발생
- 전공의나 타 진료과 직원들에 대한 홍보 부족으로 표준진료지침 수행에 어려움 발생
- 의사간의 진료형태가 다를 경우 조정의 어려움
- 목표 재원기간 후 이송할 병원이나 시설 부족
- 발생한 변이를 분석할 인력 부족으로 표준진료지침의 지속적인 평가, 지속적인 적용의 어려움

② 해결방안

- 표준진료지침개발이 용이하고, 문제가 없고, 표준진료지침 개발에 호의적인 진료과 중심으로 개발
- 해당 질환 치료에 관련된 모든 의료진을 표준진료지침 개발에 참여시켜 의견 제시 기회를 제공하면 개발 후 적용 시 협조 획득 가능
- 책임자급의 의사를 표준진료지침개발 태스크포스 팀장으로 지정
- 외래, 입원일에 표준진료지침에 의한 진료진행절차 설명
- 교육용 표준진료지침을 적극 이용하여 환자 교육
- 표준진료지침 적용에 대한 결과와 경험을 전체 의료진이 나누고 직원교육을 통해 공감대 형성
- 지속적인 활용을 위한 Case Manager를 선정하여 효과 평가

8. 표준진료지침의 평가 및 변이관리

(1) 적용 및 모니터링 계획

적용일정은 진료과 내에서 확인 후 공식적용 일자를 개시한다. 모니터링 대상은 표준진료지침을 적용하여 해당 수술이나 시술 예정 환자이다.

① **표준진료지침 적용률** : 표준진료지침을 적용한 환자수/모니터링 대상중 기간내 해당 수술을 받은 환자

② **표준진료지침 완료율** : 표준진료지침을 완료한 환자수/(표준진료지침을 적용한 환자수-적용중인 환자수)

③ **모니터링 간격** : 1개월 또는 2개월 간격, 추이확인 후 간격 조정 가능

(2) 모니터링 및 수행평가 요소

① **모니터링 내용** : 표준진료지침 적용군(실험군)과 적용하지 않은 군(대조군) 간의 효과분석을 위해 평균재원일수, 평균진료비, 병원수익, 합병증 발생빈도, 서비스 만족도조사 등

② **표준진료지침 수행평가 요소** : 환자측면, 시스템 측면, 의료 제공자 측면 등

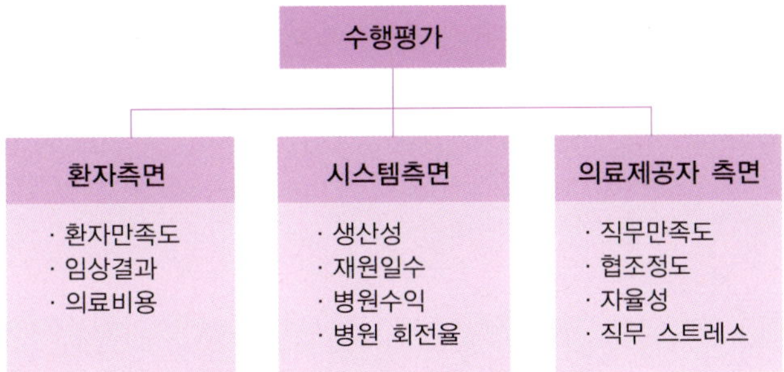

그림 9-4 표준진료지침 수행평가 요소

(3) 표준진료지침의 변이(variance)관리

변이는 표준진료지침 적용기간 동안 환자사례 관리계획의 시간대 속에서 미리 결정된 내용이 수행되지 않았거나 기대되는 결과가 이루어지지 않은 상태를 말하며, 표준진료지침에 의한 의료행위 외에 발생하는 환자의 결과나 의료진의 행위를 말한다.

표준진료지침 개선이 필요한 영역 파악에 이용하는데, 변이 발생이 항상 부정적인 것은 아니며, 변이 분석은 연속적인 의료의 질 향상에 필수 요소라 할 수 있다.

표 9-8 변이 측면에 따른 변이 발생 이유

변이 측면	변이 발생 이유
환자/가족 변이	• 환자의 지시 불이행 • 합병증 또는 환자상태 • 환자나 가족의 결정(예: 검사 거부) • 자아관리에 필요한 기술을 배울 능력 부족 • 가정에서 상처관리를 위한 교육에 참여하지 않음 • 부적절한 사회적 지원이나 체계(가족 없음)
의료진 변이	• 부적절한 지시(예: 불필요한 검사나 치료 처방) • 응답시간 지체, 진단명 변경 • CP에 벗어난 처방
기관(체계) 변이	• 장비이용 불가(예: CT 기계 고장), 일정상의 충돌 • 침상 가용성(예: 일반병실 없어 중환자실에서 퇴실 못함) • 검사나 자료를 이용 못함(예: 검사결과가 예상보다 늦음)
지역사회 변이	• 방문간호사의 부적절한 간호 • 요양시설 이용 불가

9. 표준진료지침 적용의 성공요소와 관리방법

(1) 표준진료지침 적용의 성공요소

① 경영진의 적극적인 참여와 지원

② 의료진의 적극적인 참여

③ 의료의 질 향상활동의 일환으로 병원체계의 문제점 개선 등이 이루어져야 함.

④ **병원정보시스템 구축** : 지속적인 모니터링과 업무수행, 수정·보완작업 필요

(2) 표준진료지침의 관리방법

① **자율성과 표준화 문제** : 표준화된 지침 때문에 자율적인 의료행위를 제한하거나 표준진료지침의 상황에 잘 맞지 않는 환자 관리에 한계가 있다.

- 단순한 약속처방(set order) 운영과는 차별화 필요
- 최적의 진료에 대한 연구 선행 필수
- 예상되는 변이에 대해서는 대응책 마련 필요
- 자주 발생하는 변이를 반영하여 몇 가지 버전의 표준진료지침 개발 필요
- 심각한 불확실성이 있는 경우 표준진료지침에서 제외

② **교육기회 제한 문제** : 의료진의 독립적, 창의적 사고를 제한하거나 표준진료지침 외의 의료에 대한 생각을 제한할 수 있다.

- 표준진료지침은 표준화된 의료를 이해하는데 도움
- 최신 치료법에 대한 교육기회 제공
- 비용효율이 높은 치료법에 대한 교육기회 제공
- 더 효과적인 치료법에 대한 고찰 기회
- 신규 의료진의 적응기간을 최소화시켜 의료의 질 관리가 가능하다.

③ **단순한 비용절감 도구 문제** : 표준진료지침이 단순히 입원비용을 외래비용으로 전환하는 도구로 인식될 수 있다.

- 조기퇴원으로 많은 외래 환자 발생
- 조기퇴원으로 추가적인 합병증 발생
- 표준진료지침은 강제적 재원일수 단축방법이 아니라 입원 진료 중 불필요한 과정을 최소화하여 입원기간 단축효과가 발생하는 것
- 재원일수 단축이 궁극적 목표는 아니며 비용보다는 환자치료에 집중
- 의료의 질이 확보된 후 비용절감 고려

2. 임상진료지침(CPG, clinical practice guideline)

임상진료지침은 "특정한 상황에서 의사와 환자의 의사결정을 돕기 위해 체계적으로 개발된 진술(Field MJ & Lohr KN, 1990)"로 1980년대 후반에 미국과 캐나다 등 여러 국가에서 관심을 가지고 개발하였다.

진료지침은 진료와 관련하여 의사와 환자 간의 의사결정에 도움을 주기 위해 적절한 진료의 내용을 기술한 도구이며, 진료의 지속성을 유지하고 의사의 진료와 과학적 근거의 간격을 줄이는데 효과적으로 지난 20여 년 동안 전 세계적으로 의료의 질을 향상하기 위한 진료지침의 활용이 계속 증가하고 있다.

환자진료를 위해 만든 1개 또는 그 이상의 계획에 따라 관리해나가도록 제시된 지침서이기도 한데, 특정 질병으로 의료이용 시 적절한 진료가 되도록 의사 및 환자간의 의사결정을 돕기 위해 체계적으로 작성된 임상진료지침서는 진료의 활동과정을 명확하게 규정짓는 것으로 표준진료지침과는 다르다.

임상진료지침서는 의료인들이 합리적인 방향으로 의사결정을 하도록 도움을 주는 것으로 여러 가지 선택과 그에 대한 근거를 포함하고 있다.

1. 임상진료지침의 사용 목적

① **의료의 안전관리(risk management)를 위한 진료지침** : 위험관리를 철저히 하여 의료소송의 위험을 줄일 수 있으며, 의료분쟁이 발생하는 경우에 충실한 진료 수행의 입증 자료로 사용할 수 있다.

② **질 관리를 위한 진료지침** : 진단과정, 검사의 실시 및 이송 등의 상황을 흐름도(flow chart)로 표현된 진료 지침에 맞추어 필요한 검사나 시술이 적절한 시점에 시행되었는지 점검하는데 활용할 수 있다.

③ **규제를 위한 진료지침** : 진료지침에 따라 진료하면 보상(incentive)을 주고 그렇지 않으면 불이익을 줌으로써 규제 수단으로 사용 가능하다.

④ **교육을 위한 진료지침** : 지역보건서비스의 계획이나 보수교육의 자료, 강의 및 진료결과에 대한 토론 및 재검토 시 참고자료로 활용 가능하다.

2. 임상진료지침의 개발 과정

임상진료지침 개발과정은 3부, 12단계로 구성되었다.

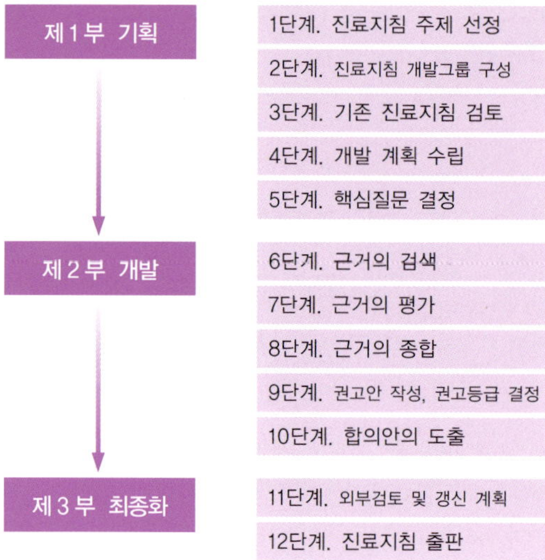

그림 9-5 CPG 개발과정

(1) 기획

① 1단계 : 진료지침 주제 선정

- 주요 현안 확인, 주제 제안, 진료지침 검토, 관련 체계적 문헌고찰 검토, 관련 의료기술평가 등을 이용하여 주제 확인

② 2단계 : 진료지침 개발그룹 구성

- 진료지침 개발 실무를 담당할 개발그룹과 운영위원회 등 관련 조직 구성
- 개발그룹 구성 시 다학제성, 대표성, 지속성 고려

③ 3단계 : 기존 진료지침 검토

- 기존 진료지침 검토과정은 진료지침 검색과 진료지침 요약표 작성, 평가로 구성
- 진료지침을 검색할 때는 WHO Guideline, NGC(national guideline clearinghouse), GIN(guidelines international network), NICE(national institute for health and care excellence, UK guideline), PubMed, 임상진료지침 정보센터(KoMGI, korean medical guidelines information center) 등 국내외 데이터베이스 확인 필요

④ 4단계 : 개발 계획 수립

- 진료지침의 존재 여부, 수용개작 방법론에 대한 신뢰 등을 고려하여 신규 개발이나 수정·보완 선택
- 진료지침의 실행과정, 업무, 수행주체, 시간표 등을 명시한 진료지침 개발 계획서 작성

⑤ 5단계 : 핵심질문 결정

- 핵심질문을 환자/문제, 중재술, 비교, 진료결과(PICO, patient/problem, intervention, comparison, outcomes)의 4가지 요소를 포함하여 구체적인 질문 목록을 생성
- 핵심질문의 목록을 진료지침에 제시

(2) 개발

① 6단계 : 근거의 검색

- 검색의 민감도를 최대한으로 높인 포괄적 검색 실시

② 7단계 : 근거의 평가

- 근거 평가는 연구설계 분류, 연구설계에 적합한 평가 도구 결정, 근거 평가 순으로 진행

③ 8단계 : 근거의 종합

- 근거의 종합을 위해 개별 연구에 대해서 연구 특성, 연구 대상자, 중재, 결과, 문헌의 질 평가 등을 내용으로 하는 근거표 작성

④ 9단계 : 권고안 작성, 권고등급 결정

- 근거수준은 현재까지의 근거로 해당 중재의 효과에 대해 확신하는 정도이며, 근거수준 평가는 지침서에서 근거의 질과 권고의 강도를 등급화하는 방법인 GRADE(grading of recommendations, assessment, development and evaluation) 접근법에 준해서 시행하되 분야, 목적 등에 맞게 수정하여 사용 가능
- GRADE 권고등급은 권고의 방향성과 중재의 원하는 효과(이득)와 원하지 않는 효과(위해)의 크기 중 더 큰 쪽으로 결정된다. 원하는 효과가 원하지 않는 효과보다 클 때, 권고의 방향은 해당 중재를 시행하도록('for') 권고할 것이고, 이와 반대로 원하지 않은 효과가 원하는 효과보다 클 때 해당 중재를 시행하지 않도록('against') 권고로 분류[7]

⑤ 10단계 : 합의안 도출

- 권고안 도출과정에서 이용된 합의 도출 방법 기술

⑥ 11단계 : 외부검토 및 갱신 계획

- 진료지침 초안이 완성되면 해당분야 전문가나 이해 당사자에게 초안을 보내고 그에 대한 의견 청취
- 갱신 계획을 마련

7) 김수영 등. 임상진료지침 실무를 위한 핸드북 Version 2.0. 한국보건의료연구원, 대한의학회. 2022. 서울.

- 진료지침 주제와 관련된 단체의 공식적인 승인 획득

⑦ 12단계 : 진료지침 출판

- 실제 사용할 진료 상황에 맞게 진료지침을 맞춤화하여 출판
- 진료지침, 보고지침의 양식 준용

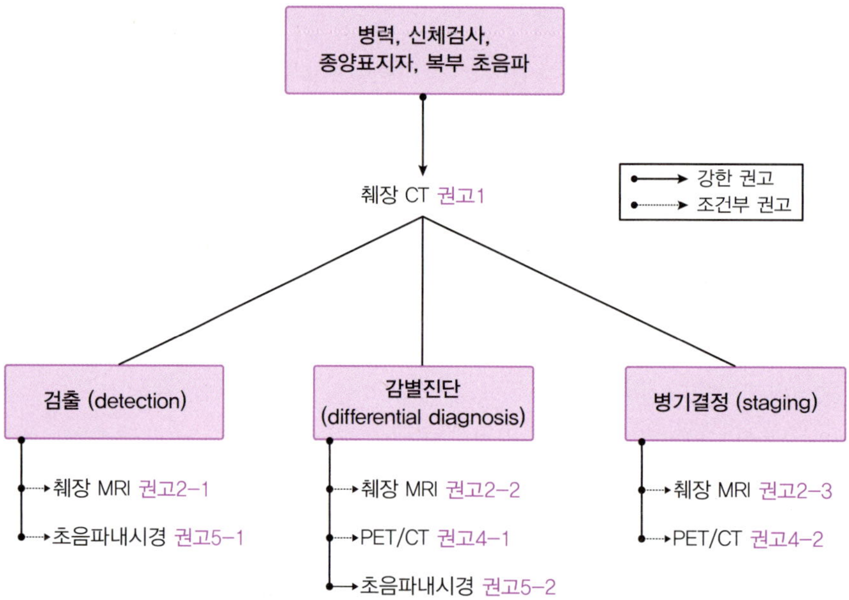

그림 9-6 췌장암 진단 알고리즘

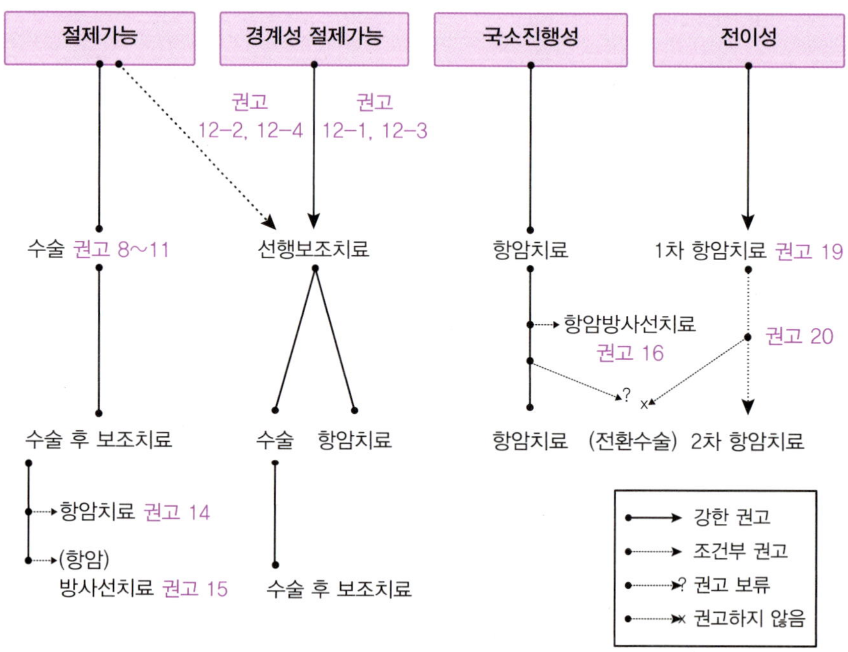

그림 9-7 췌장암 치료 알고리즘

3. 표준진료지침과 임상진료지침

표준진료지침은 특정 진단명의 진료순서와 치료과정을 정해둔 표준화된 시간표로 환자진료의 질과 효율성에 초점을 두고 있으며, 임상진료지침은 검사나 치료의 적응증이 제시된 지침서로 치료의 적정성에 대한 의사결정 도구라는 점이 가장 큰 차이라고 할 수 있다.

표 9-9 표준진료지침과 임상진료지침의 비교

표준진료지침	임상진료지침
• 특정 진단명의 진료순서 및 치료과정을 정해둔 표준화된 도식 • 환자진료의 질과 효율성에 초점 – 환자의 입원 및 시술 시행여부 결정 후	• 검사 또는 치료의 적응증이 제시된 지침서 • 치료의 적정성에 대한 의사결정 도구
• 의사 및 환자진료에 관련된 여러 전문분야 참여 – 개발 및 실행 과정 시	• 주로 의사 참여 – 개발 과정 시
• 기관의 특성을 반영하여 기관별로 개발한 지침서 • 임상진료지침을 수행하기 위한 도구 • 시간 개념 포함, 기대하는 진료결과 제시 • 업무내용에 따라 도표로 나타냄	• 국제적인 표준 • CP개발을 위한 기본자료 • 교과서적 형태를 따름
• 환자 진료에 관련된 대부분의 활동을 포함 – 의무기록의 일부로 이용가능 – 경우에 따라 기존의 의무기록 대체	• 환자 진료를 위해 세운 계획을 관리해 나가는 지침서 – 의료의 위험관리, 질 관리, 규제 및 교육 진료지침

3. 환자중심진료(PFC, patient focused care)

환자중심 진료체계란 모든 중심을 진료를 받으러 온 환자에게 두고 자원을 최대한 효율적으로 이용하고 진료의 계속성을 유지한다는 것이며, 1980년대 초 선불상환제(prospective payment system)의 시행으로 미국 병원들의 운영이 점차 어려워지자 많은 병원들은 내부적으로 비용절감 및 진료의 질 향상에 관하여 다양한 전략적 노력을 하였으나 비효율적인 면이 많이 남아 있다.

그 결과 대형병원들을 중심으로 새로운 전략을 시도하기 위한 움직임이 병원 운영 조직을 환자중심으로 재편성하는 것이다. 조직재편성(restructuring of organization)의 개념은 1990년대 초 미국의 대학병원 등에서 '환자중심 진료체계'라는 명칭하에 새로운 병원조직 형태로 시도된 후 미국이나 영국 등에서 급속히 확산된 경영전략이다.

이러한 병원운영조직은 진료에 관련된 모든 업무의 80% 이상을 자체 운영단위에서 처리하도록 조정한다.

(1) 환자중심진료의 기본원칙

① 간호사들의 업무영역을 확대한 새로운 종류의 조호자(care givers)들이 환자들에게 필요한 서비스의 80~90%를 직접 제공한다.

② 일반적 진단 및 치료서비스(검사, 촬영, 수술 등)와 보조서비스(공급, 급식, 청소) 등을 각 운영단위 내에서 수행하며, 입·퇴원수속 등도 운영단위 내에서 직접 처리한다.

③ 환자가족들도 진료팀의 일원으로 적극 참여한다.

(2) 환자중심진료 모델 수행을 위한 4가지 원칙

더 많은 직접 진료시간을 제공하기 위하여 새로운 운영기법인 환자중심 진료모델을 고안하여 환자중심 진료 수행을 위한 4가지 원칙은 다음과 같다.

① 유사환자군으로 그룹핑

유사한 환자의 그룹화는 환자중심단위를 설정하기 위한 1차 작업으로, 충분한 병상을 갖춘 운영단위(operating unit)의 수를 결정하기 위해서 지속적으로 통계를 산출하고 운영단위수가 결정되면 환자그룹을 선정하게 되는데, 병원에서는 종양, 소화기, 심장센터, 심폐계통 서비스, 정형외과, 신경외과 서비스, 산부인과, 가정서비스 등으로 구분하여 운영한다.

② 환자 가까이 서비스를 이동하여 분산화 된 서비스 제공

모든 진료의 중심은 환자에게 있으므로 각 층의 등록창구, 검사, 약국, 방사선실, 호흡치료실 등을 개설하여 모든 기본적인 서비스를 환자 중심으로 제공한다.

③ 직원의 기술 확대를 통한 다기능 인력활용

업무의 효율성을 높이기 위해서 정규 간호사와 보조 간호사에게 업무내용, 업무수행과정 등에 관하여 교육하고, 간호사와 검사요원들에게 검사, 처치 기술을 교육시켜 다기능 인력을 이용하여 환자가 너무 많은 의료요원을 만나야 하는 어려움을 감소한다.

④ 진료과정의 단순화와 재조정

환자중심 진료로 조직을 재편성하기 위해서 완전히 새로운 과정(process)과 절차(procedure)를 요구하는데, 조직의 분화가 각 과정과 절차에 얼마나 영향을 미칠 것인가를 정밀히 분석하여 반복되는 행위는 피하고 진료과정과 모든 행위를 단순화한다.

표준화하기가 곤란한 내용은 별도로 기록하는 예외 사항 별도기록제도(charting–by–exception documentation system)를 이용하고 동일 데이터를 함께 그룹핑하여 정보를 공유한다.

모든 절차를 능률적으로 개선하고 능력수준별로 업무를 재조정하여 인력활용의 효율성을 극대화 한다.

주요 내용

① 표준진료지침(CP)은 환자의 진료목표를 설정하고 이를 효율적으로 달성하기 위하여 특정 진단명의 진료순서와 치료의 시점 등을 사전에 정해 둔 표준화된 시간표이다.

② 임상진료지침(CPG)은 검사나 치료의 적응증이 제시된 지침서로 치료의 적정성에 대한 의사결정 도구이다.

③ 환자중심진료(PFC)는 모든 중심은 진료를 받으러 온 환자에게 있으며, 자원을 최대한 효율적으로 이용하고 진료의 계속성을 유지한다는 것이다.

학습 문제

1. 표준진료지침(critical pathway)에 대한 설명으로 바르지 않은 것은?
   ① 진료를 담당한 의사나 간호사들이 참고하게 한다.
   ② 특정 진단명의 진료순서와 치료의 시점 등을 사전에 정해 둔 진료과정이다.
   ③ 적절한 진료가 되도록 의사와 환자간의 의사결정을 돕는 체계적인 과정이다.
   ④ 환자는 진료 과정을 미리 알 수 있어 두려움이나 궁금증 없이 진료에 협조할 수 있다.
   ⑤ 양질의 진료와 적정한 의료자원 이용의 목표를 동시에 충족시키기 위한 환자관리도구이다.

2. 표준진료지침(critical pathway) 대상 선정 시 우선 고려대상이 아닌 것은?
   ① 다빈도 질환 ② 결과 예측이 어려운 질환
   ③ 변이가 적은 질환 ④ 외과계 질환
   ⑤ 고위험 질환

3. 표준진료지침(critical pathway)의 장점이 아닌 것은?
   ① 평균 재원기간 단축 ② 진료과정 누락 방지
   ③ 진료의 자율권 강화 ④ 의료진 간 의사소통 증진
   ⑤ 의료비 지불기관과 마찰 감소

4. 임상진료지침(clinical practice guideline)의 사용목적이 아닌 것은?
   ① 규제를 위한 진료지침 ② 교육을 위한 진료지침
   ③ 질 관리를 위한 진료지침 ④ 비용절감을 위한 진료지침
   ⑤ 의무기록

5. 임상진료지침(CPG)의 특성으로 맞는 것은?
① 개발주체 : 모든 진료관련자
② 특정 의료기관 내 사용을 목적으로 개발
③ 진료와 치료과정에 대한 시간표
④ 치료 적정성에 대한 의사결정 도구
⑤ 환자진료 효율성에 초점

6. 임상진료지침(CPG) 개발과정에서 제일 첫 단계에 해당하는 것은?
① 진료지침 주제 선정
② 진료지침 개발그룹 선정
③ 기존 진료지침 검토
④ 개발 계획 수립
⑤ 진료지침 출판

7. 환자중심 진료(patient focused care) 모델 수행을 위한 4가지 원칙이 아닌 것은?
① 유사환자군으로 그룹핑
② 진료과정의 단순화와 재조정
③ 직원의 기술 확대를 통한 다기능 인력활용
④ 환자 진료시간 단축을 위한 통합된 일괄서비스 제공
⑤ 환자 가까이 서비스를 이동하여 분산화 된 서비스 제공

8. 표준진료지침의 기대효과로 옳지 않은 것은?
① 진료 효율성 증진
② 진료비 예상 가능
③ 교육도구로 활용
④ 직종간 의사소통 향상
⑤ 진료의 획일화

9. 표준진료지침 개발의 첫 단계는?
① 개발팀구성
② 진료과정 조사
③ 진단명 선정
④ 변이 분석
⑤ 시범적용

10. 표준진료지침(CP)과 임상진료지침(CPG) 차이에 대한 설명으로 옳은 것은?

① 표준진료지침(CP)과 임상진료지침(CPG)은 의사가 개발한다.

② 표준진료지침(CP)과 임상진료지침(CPG)은 치료에 대한 의사결정 도구이다.

③ 표준진료지침(CP)과 임상진료지침(CPG)은 치료과정을 표준화한 시간표이다.

④ 표준진료지침(CP)과 임상진료지침(CPG)은 환자진료의 질 향상에 도움을 준다.

⑤ 표준진료지침(CP)과 임상진료지침(CPG)은 모두 진료의 효율성에 가장 초점을 둔다.

[정답] 1. ③ 2. ② 3. ③ 4. ④ 5. ④ 6. ① 7. ④ 8. ⑤ 9. ③ 10. ④

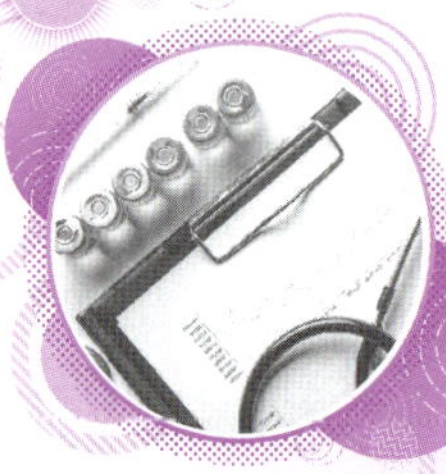

Chapter 10

임상의 질 지표

학습목표

1. 임상의 질 지표의 도입배경 및 개념을 이해한다.
2. 임상의 질 지표의 특성에 대해 파악한다.
3. 임상의 질 지표의 분류에 대해 정리할 수 있다.
4. 임상의 질 지표의 개발과정을 나열할 수 있다.
5. 임상의 질 지표 국·내외 적용 현황을 파악한다.

1. 임상의 질 지표 도입배경 및 개념

1. 도입배경

1992년 스코틀랜드 임상 자원 및 감사 그룹(CRAG, clinical resource and audit group)에 임상결과 워킹그룹(clinical outcomes working group)이 구성되어 임상의 질 지표 사업이 시작되고, 2005년 스코틀랜드 정보자유법(freedom of information act, 2002)이 완성되어 누구라도 공공부문의 정보를 요구하면 특별한 경우를 제외하고 정보제공을 보장받게 되었다.

임상의 질 지표는 보건의료 시스템에서 책임성(accountability), 질 향상(quality improvement), 우선순위(prioritization), 투명성(transparency) 등을 보장하는 기초자료가 된다.

2. 임상의 질 지표 개념

임상의 질 지표는 의료기관 또는 의료종사자가 제공하고 있는 의료서비스의 질을 정량적으로 평가함으로써 질적인 측면의 문제점이나 개선점을 찾아내 의료의 질 향상을 성취하는데 사용하는 도구이다.

임상의 질 지표와 유사한 용어로 질 지표(quality indicator), 성과지표(performance measure), 질 측정지표(quality measure indicator), 임상의 질 지표(CI, clinical quality indicator, clinical indicator) 등이 있는데, 이 중 임상의 질 지표(CI, clinical indicator)가 의료기관에서 가장 널리 사용되고 있다.

- **지표**(indicator) : 기관이 달성하고자 하는 목표에 비추어 현재 수행되고 있는 기능 및 과정의 수준을 정확하고 신뢰성 있게 정량적으로 나타낸 수치
- **임상의 질 지표**(clinical indicator) : 계량적인 방법으로 환자진료의 결과나 과정을 측정하는 객관적인 측정도구

미국 의료기관인증기구(TJC, the joint commission)는 1993년 임상의 질 지표를 의료기관이 달성하고자 하는 목표에 맞추어 현재 수행하고 있는 기능, 과정의 수준을 신뢰성 있게 정량적으로 나타낸 측정도구로 정의하였다. 미국의학협회(IOM)는 의료의 질을 개인과 인구집단에 제공되는 의료서비스가 바람직한 결과로 나타나고, 현재의 전문적 지식과 부합하는 정도로 정의한다.

의료의 질적 수준을 나타내는 임상의 질 지표는 의료기관, 의료진 및 직원, 정책 입안자 등에게 질 향상을 위한 기초자료를 제공하는 기능이 있다.

미국 의료기관인증기구(TJC, 1994)는 임상의 질 지표가 균일하게 적용될 수 있도록 구체적인 설명서의 필요성을 강조하고, 측정대상의 정의, 비율에 사용하는 분자와 분모, 분자와 분모에 대한 구체적인 설명, 자료 수집과 자료 분석 절차 등을 일정하게 기술하여야 한다고 하였다. 또한, 임상의 질 지표는 구체적 측정 단위가 제시되어야 하며, 가급적이면 각 측정치에 대한 신뢰 구간을 제시하는 것이 바람직하다.

3. 속성

지표는 질적 수준이나 목표 달성 정도를 나타내는 측정 가능한 변수나 특성으로서 질 그 자체를 나타내는 것은 아니지만 진료의 영역 중 문제가 있거나 개선의 여지가 있는 부분을 찾는 도구로 사용된다.

국제 의료기관인증기구(JCI, joint commission international)는 임상의 질 지표를 질 향상과 환자안전을 대변하는 개념으로 규정하였다. 이에 지표를 측정하는 절차, 시술, 결과를 명확하게 규명하고 과학적 근거에 기반을 두어 명확한 측정방법을 사용해야 함을 강조하였다.

바람직한 임상의 질 지표가 가져야 할 속성

① 명확한 정의
② 해당 부서의 중요한 진료/서비스 요소를 모두 포함
③ 지표 산출에 수반되는 자료 수집의 정확성과 용이성
④ 임상적 타당성(진료/서비스 결과와 관련성)
⑤ 중복되지 않으면서 가치 있는 정보 제공
⑥ 전문가, 최근 문헌 또는 병원의 실정에 기초한 지표
⑦ 지표 측정 결과 진료/서비스 개선 적용 가능성

임상의 질 지표와 관련한 용어 설명

① **기준**(criteria) : 평가항목이라 한다. 표준을 충족시키기 위해 달성해야할 진료/서비스 수준을 측정 가능한 형태로 기술한다.
② **표준**(standard) : 해당 주제에 대하여 병원이 목표로 하고 있는 진료/서비스의 질적 수준을 수치로 표현한다.
③ **역치**(threshold) : 지표를 통해 의료의 질을 평가할 때 모니터링 결과를 일정수준 이상 또는 이하일 때는 정밀검토가 필요하게 되는데 이때의 기준점이다.
④ **지표**(indicator) : 질적 수준이나 목표의 달성정도를 나타내는 측정 가능한 변수 또는 특성이다.
⑤ **변이**(variation) : 원칙적으로 모든 진료 또는 의료서비스의 질적 수준은 일정하지 않다. 이를 변이라 말하는데 변이가 있다는 것이 반드시 질적 수준 문제가 있음을 의미하는 것은 아니지만, 의료의 질적 수준에 차이가 있음을 의미한다.

2. 임상의 질 지표의 특성

1. 임상의 질 지표의 기본원칙(Mainz J., 2003)

근거 기반

① 합의된 정의에 기초, 지표 측정에 필요한 요소들에 대한 명확한 기술
② 특이적이고 민감도가 높아야 함. 위양성(false positive) 및 위음성(false negative)의 사례 추적 가능성
③ 타당성과 신뢰성 확보
④ 높은 변별력. 즉, 양질의 의료서비스와 그렇지 못한 의료서비스 구별
⑤ 의료서비스의 내용과 연관성. 사용자가 분명하게 파악할 수 있는 의료서비스의 내용과 명확한 연관성
⑥ 비교 가능성

2. 임상의 질 지표 성과측정의 조건(institute of medicine, USA)

① 안전성(safe)
② 효과성(effective)
③ 환자 지향성(patient centered)
④ 적시성(timely)
⑤ 효율성(efficient)
⑥ 공정성(equitable)

3. 임상의 질 지표의 필요성

(1) 일반적이고 구체적인 임상의 질 지표의 필요성

① 질 평가가 필요하다는 사회적 합의와 요구 증가
② 다양한 이해집단이 의료의 질에 대한 결과 요구
③ 의료기관 간 비교를 통한 벤치마킹 일반화
④ 의사결정과 우선순위 설정 요구
⑤ 사회적 책무, 질 향상 지원, 보건의료의 투명성 제고
⑥ 의료기관에서의 임상의 질 지표 관리에 대한 사회적 요구 증대
⑦ 임상의 질 지표 관리에 대한 국제 병원신임기구의 요구 증가
⑧ 보건의료관련 전문가단체, 정부, 보험자, 의료소비자 요구 증가

⑨ 질 향상 사업의 범위 확장 필요성

⑩ 병원정책 수립을 위한 적절한 지표 및 모형의 개발 필요성

⑪ 임상의 질 지표 관리와 질 향상 활동의 연계 요구 증가

(2) 보건의료 주체에 따른 임상의 질 지표의 필요성

① 의료소비자(환자)

환자의 입장에서 임상의 질 지표는 양질의 의료서비스에 대한 정보를 제공한다. 환자는 의료기관 간 임상의 질 지표 비교를 통해 더 좋은 의료서비스의 선택이 가능하다.

② 의료공급자(의료기관)

의료기관은 임상의 질 지표 측정결과를 활용하여 의료서비스의 문제점을 파악하고 개선 기회를 발견할 수 있고, 치료과정 및 치료결과 파악, 의사간 비교자료로 사용. 장기재원환자 재원일수 관리, 타 의료기관과 비교자료로 활용이 가능하다.

③ 국가(정부/보험공단)

정부/보험공단은 임상의 질 지표를 활용하여 비효과적이고 안전하지 못한 의료서비스의 규제가 가능하고, 병원의 과잉진료, 국민의료비 지출 증가 등을 해결하기 위한 용도로 활용할 수 있다.

- 임상의 질 지표를 통해 의료서비스의 질을 모니터링하여 양질의 의료서비스 제공 유도
- 포괄수가제도입으로 국민의료비 절감
- 언론, 소비자단체, 심평원 등의 정보공개를 통해 효율성 있는 진료 이유

④ 학계

- 임상의 질 지표에 대한 학계의 관심은 환자의 예후와 치료효과를 예측할 수 있는 좋은 지표 탐색
- 의료기관 간의 수준을 비교하는 자료

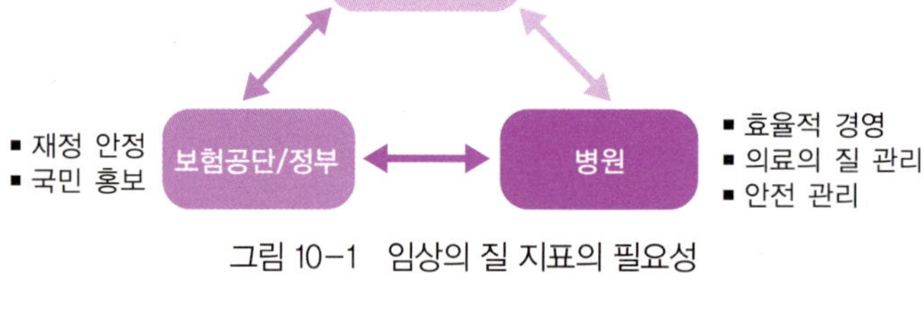

그림 10-1 임상의 질 지표의 필요성

4. 임상의 질 지표의 중요성 및 활용

(1) 임상의 질 지표의 중요성

① 임상의 질 지표는 의료의 질에 대한 객관적인 평가를 가능하게 하고, 의료기관뿐만 아니라 국가 간 의료의 질 비교를 가능하게 한다.

② 의료공급자가 제공하는 의료의 질에 대한 문제점을 발견하고 개선할 수 있는 기회를 제공한다.

③ 의료소비자들이 적절한 의료서비스를 받을 수 있는 권리 확보 및 의료기관 선택에 도움을 제공한다.

(2) 임상의 질 지표의 활용

① 임상의 질 지표는 의료의 질에 대한 객관적 결과를 제시, 개선과제 도출에 활용한다.

② 동료평가를 통한 의료의 질 개선 보조자료로 활용할 수 있다.

③ 중증도 보정을 통해 타 의료기관과 질적 수준을 비교할 수 있다.

④ 우선순위에 대한 선택 및 판단에 도움을 주고 환자가 의료기관 및 의사를 선택할 수 있는 정보를 제공한다.

(3) 임상의 질 지표와 표준진료지침

임상의 질 지표는 표준진료지침 개발 시 진료의 질적 기준을 제시하고, 표준진료지침 운영 및 성과 모니터링 결과인 적용률, 완료율, 재원일수, 진료비 등은 임상의 질 지표로 활용되는 등 상호 영향을 주고 받는다. 의료기관에서는 임상의 질 지표와 표준진료지침 연계관리를 통해 의료의 질 향상을 도모할 수 있다.

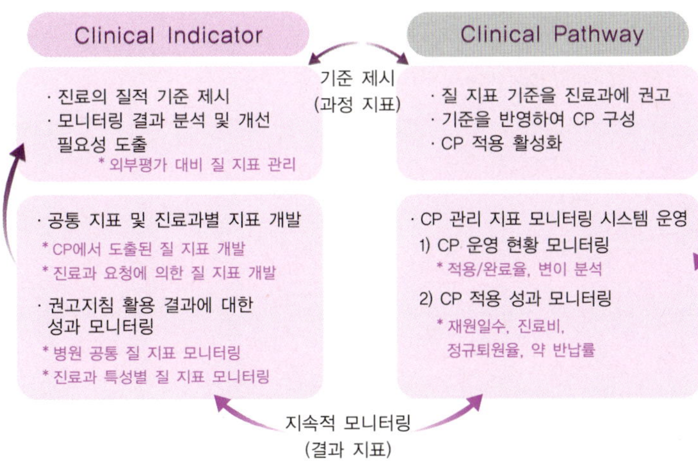

그림 10-2 CI와 CP의 연계관리에 의한 의료의 질 향상

3. 임상의 질 지표의 분류

마인츠(Mainz, 2003)는 임상의 질 지표의 유형[8]을 비율지표와 적신호지표, 구조, 과정, 결과지표, 일반지표 및 질병특이 지표, 진료유형, 기능, 중재방법으로 구분하였다.

1. 질병 관련 유무에 따른 분류

(1) 일반지표(generic indicator)

모든 환자에게 적용 가능한 진료측면을 반영한다. 일반의사와 전문의 비, 예정에 없는 수술실 귀환, 응급실에 6시간 이상 체류 환자 비율, 입원환자 사망률 등이 일반지표에 해당한다.

(2) 질병특이지표(disease-specific indicator)

특정 질병에 제공되는 진료내용을 반영한다. 병원 도착 60분 이내에 정맥 내 혈전용해제를 투여 받은 뇌졸중 환자 비율, 입원 후 24시간 이내 베타차단제를 투여 받은 급성심근경색환자 비율, 매년 망막검사를 받은 당뇨환자의 비율 등이 해당한다.

표 10-1 질병 관련 유무에 따른 지표 사례

구분	사례
일반지표	• 일반의사와 전문의 비 • 예정에 없는 수술실 귀환 • 응급실에 6시간 이상 체류한 환자 비율 • 입원환자 사망률
질병특이지표	• 심장내과 전문의에게 치료받은 심부전 환자 비율 • 고관절 골절로 2차 수술을 받은 환자 비율 • 병원 도착 60분 이내 정맥 내 혈전용해제를 투여 받은 뇌졸중 환자 비율 • 수술 후 30일 동안 생존한 폐암 환자 비율 • 입원 후 24시간 이내 베타차단제를 투여 받은 급성심근경색환자의 비율 • 매년 망막검사를 받은 당뇨 환자의 비율

8) 건강보험심사평가원. 병원평가정보. 2019, 2020 accessed at https://www.hira.or.kr/ra/eval/getDiagEvlView.do?pgmid=HIRAA030004000100&WT.gnb=%EC%9D%98%EB%A3%8C%ED%8F%89%EA%B0%80%EC%A0%95%EB%B3%B4

2. 진료 형태(type of care)에 따른 분류

임상의 질 지표는 진료형태(care type)에 따라 예방관련 의료와 급성질환과 만성질환 관련 지표로 구분할 수 있다.

① **예방관련 지표** : 예방접종률

② **급성질환관련 지표** : 병원 도착 60분 이내 정맥 내 혈전용해제를 투여 받은 뇌졸중 환자 비율

③ **만성질환관련 지표** : 매년 망막검사를 받은 당뇨 환자의 비율, 고혈압 환자의 처방일수율

3. 기능(function)에 따른 분류

임상의 질 지표는 기능(function)에 따라 스크리닝, 진단 및 치료, 추적관찰(follow up) 지표로 구분할 수 있다.

① **스크리닝 지표** : 국가 암 검진율

② **진단 지표** : 수술 전후 진단명 일치율

③ **치료 지표** : 입원환자 사망률

④ **추적관찰 지표** : 치료를 지속하는 고혈압 환자의 비율

4. 중재(modality) 유형에 따른 분류

모든 환자 및 질병 특이적 환자평가 및 치료 중재활동 시행여부를 지표로 선정 가능하다.

① **병력 지표** : 코로나-19(COVID-19) 재감염률

② **이학적 검진(physical examination) 지표** : 당화혈색소 검사를 시행한 당뇨병 환자 비율

③ **임상병리/방사선검사 지표** : 당화혈색소 검사를 시행한 당뇨병 환자 비율

④ **투약 관련 지표** : 항생제 처방률, 병원 도착 60분 이내 정맥 내 혈전용해제를 투여 받은 뇌졸중 환자 비율

⑤ **기타 중재(other interventions) 지표**

5. 결정근거에 따른 분류

① **과학적 근거 기반 지표(evidence-based indicators)** : 과학적 근거가 존재하는 지표

② 전문가 합의 기반 지표(consensus-based indicators) : 보건의료전문가 또는 의료기관 내 종사자 패널을 통해 결정되는 지표로 과학적인 근거가 부족할 경우 합의과정을 통하여 결정

6. 발생빈도에 따른 분류

(1) 비율 지표(rate−based indicators)

빈도를 담고 있는 자료를 사용하여 비율 혹은 평균값으로 결과를 제시한다. 표본집단의 평균값, 비율(proposition), 비(ratio)로 표현하고, 위험에 노출된 집단의 분모와 실제 발생한 수로 표현되는 분자를 필요로 하며, 비교 대상 간 혹은 시간의 흐름에 따른 추세를 파악하기 위해서는 분자와 분모가 특이적으로 정의되어야 한다.

(2) 적신호사건 지표(sentinel indicators)

본질적으로 바람직하지 못한 사건이 발생한 개별적 사건을 파악하는 것이다. 낮은 성과수준(poor performance) 관련 지표, 위험관리 대상 선별과 심층조사나 분석을 하게 하는 계기가 되는 지표. 적신호 사건은 의료의 질이 매우 불량하다는 것을 나타내며, 위기관리 대상. 수술 중 사망, 병원 내 환자 자살, 투약오류로 인한 환자 사망 등이 이에 해당한다.

표 10-2 발생빈도에 따른 지표

비율(rate based) 지표	적신호(sentinel) 지표
창상 감염 분자 : 수술 5일 이후 창상 감염 환자수 분모 : 수술 후 5일 이상 병원에 입원한 수술받은 환자 수	수술 중 사망한 환자 수
병원성 감염 분자 : 감염자 수 분모 : 연구 기간동안 병원입원 환자 수	주산기 동안 사망한 환자 수

7. 구조/과정/결과에 따른 분류

도나베디언(Donabedian)은 의료의 질 평가를 위해서 구조, 과정, 결과영역이 평가되어야 함을 제시하였다.

① **구조(structure) 지표** : 물적자원(병원시설, 장비, 재정), 인적자원(질·양), 조직구조(의사 수, 조직체계, 동료심사방법, 상환방법)

② **과정(process) 지표**

- 환자의 치료과정이 잘 이루어졌는지 나타내는 지표
- 진단과정에서 의사의 활동, 치료의 적정성, 환자와 의사와의 관계 등

③ **결과(outcome) 지표** : 환자 및 집단의 건강상태에 대한 치료효과를 나타내는 지표. 환자의 지식 및 행태변화, 환자의 만족도 등

표 10-3 구조 과정 결과 지표

<table>
<tr><td colspan="2">구조</td><td>• 전문의 비율
• MRI 접근성 뇌졸중 치료센터 접근도
• 임상 가이드라인 2년마다 갱신
• 물리치료사 수</td></tr>
<tr><td colspan="2">과정</td><td>• 당뇨 환자 중 규칙적인 발 관리를 받는 환자의 비율
• 급성심근경색환자 중 혈전용해제를 사용한 환자의 비율
• 의뢰 24시간 이내 의사에게 평가받은 환자 비율
• 임상 가이드라인에 의해 치료받는 환자 비율</td></tr>
<tr><td rowspan="2">결과</td><td>중간 결과</td><td>• 당뇨환자에서 HbA1c
• 이상지질혈증 환자에서 Lipid profile
• 고혈압 환자에서 혈압</td></tr>
<tr><td>최종 결과</td><td>• 사망률(mortality)
• 이환율(morbidity)
• 기능상태
• 건강상태측정(health status measurement)
• 작업을 할 수 있는 정도
• 삶의 질(quality of life)
• 환자 만족도(patient satisfaction)</td></tr>
</table>

4. 임상의 질 지표 개발과정

1. 개발과정

임상의 질 지표는 의미 있는 내용으로 과학적 근거에 기반을 두어 체계적으로 개발되고, 테스트 후 사용하는 과정이 적용된다. 마인츠(Mainz, 2003)가 제시한 임상의 질 지표 개발과정은 다음과 같다.

1. 개발 영역 선정(choose the clinical area to evaluate)
↓
2. 평가팀 구성(organize the measurement team)
↓
3. 근거자료 검토(provide an overview of existing evidence and practice)
↓
4. 질 지표 선정(select indicators and standards)
↓
5. 질 지표 세부사항 수립(design measure specification)
↓
6. 시범평가(perform pilot evaluation)

그림 10-3 임상의 질 지표 개발과정

(1) 개발영역 선정(choose the clinical area to evaluate)

임상의 질 지표의 개발영역은 크게 임상분야와 경영관리 분야로 구분된다.

평가는 의료의 질 관리가 요구되는 주요 영역을 검토하여 선정하며, 다빈도 진단 및 수술, 고위험, 고비용, 변이가 큰 영역, 임상적 중재가 요구되는 영역 등을 검토하여 선정한다. 이를 통해 임상적 중재술 파악이 가능하다.

대부분 가용자원은 한정되어 있으므로 의료기관의 사명, 제공하는 의료서비스의 특징, 환자의 특성 및 요구도 등을 반영하여 가장 중요한 임상 및 경영관리영역의 질 지표 선정이 중요하다.

임상분야는 환자평가, 진단검사서비스, 방사선 및 영상진단서비스, 외과적 시술, 항생제 및 기타 약물 사용, 약물오류 및 기타 약물사용, 마취제 및 진정제 사용, 혈액 및 혈액제제 사용, 의무기록, 감염예방 및 관리, 임상연구 등이 해당된다.

경영관리분야는 물품 및 약물의 구매, 법규로 요구되는 보고활동, 위험관리, 이용도관리, 환자와 가족의 기대 및 만족도, 직원의 기대 및 만족도, 환자집단의 특성 및 임상진단, 재무관리, 안전을 위협하는 사건사고의 관리 등이다.

(2) 평가팀 구성(organize the measurement team)

해당 영역의 실무를 잘 이해하고 있는 임상 전문가들로 의료의 질 관리 평가를 위한 팀을 구성한다. 연구나 역학전문가처럼 평가팀의 운영을 지원하는 팀원도 필요시 포함한다.

평가팀이 구성되면 전체 조직의 팀 회의 개최, 질 평가의 영역에 따라 세분화된 일부 팀원만 참여하는 소회의도 개최한다. 또한, 명확한 평가를 위해서 팀 구성원의 역할이 매우 중요하다.

(3) 근거자료 검토(provide an overview of existing evidence and practice)

잠재적인 지표를 선택하기 위해서는 과학적으로 검증된 지식이나 문헌을 근거로 해당 분야 실무 담당자들의 합의에 기초한 질 지표 선정을 위해 근거자료를 검토한다.

(4) 질 지표 선정(select indicators and standards)

해당 영역의 과정지표 또는 결과지표를 통하여 관리 질 지표를 선택한다. 질 지표 팀은 가능한 질 지표를 검토한 후 팀원의 합의과정을 거쳐 질 지표를 선택한다. 선택기준으로 질 지표의 중요성, 근거의 강도, 타당도 및 신뢰도, 자료수집의 용이성 등을 포함하여 선택할 수 있다. 이러한 기준에 근거하여 합의를 도출하거나 투표 혹은 우선순위 결정 방법 등의 다양한 방법을 통하여 질 지표를 선정한다.

(5) 질 지표 세부사항 수립(design measure specification)

질 지표의 세부 내용은 우선적으로 지표의 정의이다. 이는 지표의 개념을 명확히 정의하고, 의료의 질 평가에 요구되는 구조, 과정, 결과 등의 유형을 선정해야 한다. 다음으로 목표 집단을 규명하고, 포함기준 및 제외기준을 설정하게 된다. 또한 위험보정 방법을 규명하고, 자료 출처를 명시한다. 그 다음으로는 자료수집 방법을 기술하고, 시범평가계획을 수립하게 된다. 이는 순차적으로 이루어져야 한다.

(6) 시범평가(perform pilot evaluation)

임상의 질 지표의 지속적인 관리를 시작하기 전에 시범평가(pilot test)가 우선되어야 한다.

시범평가를 통해 질 지표와 관련하여 수립한 세부 내용을 검토하고 보완하여 데이터의 신뢰도와 타당도를 검증하게 된다. 질 향상 프로그램의 효과는 신뢰도 높은 데이터 사용 여부에 따라 달라질 수 있으므로 전체적인 평가지표를 시행하기 전에 면밀한 내부자료 검증절차를 거치는 것은 매우 중요하다.

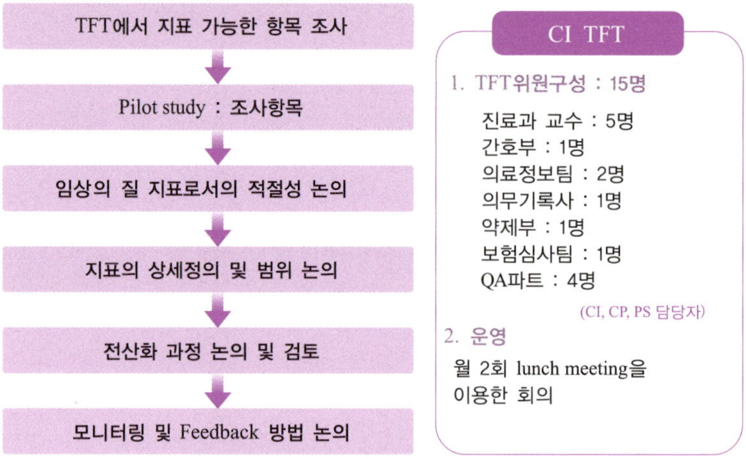

그림 10-4 임상의 질 지표 프로세스 사례

2. 임상의 질 지표 개발 시 고려사항

질 평가의 목적을 명확화 한다. 의료기관이 자체적으로 실시하는 질 평가와 정부, 보험자가 실시하는 외부평가에 활용되는 임상의 질 지표는 차이가 존재하기 때문이다.

진료의 어떤 측면을 평가할 것인지 결정한다. 임상적으로 중요한 내용을 다루는가? 평가대상자가 수용할 수 있는가? 의료의 질 개선을 기대할 수 있는가?를 우선적으로 선정한다.

임상의 질 지표의 실행가능성에 대한 검토가 필요하다. 의료의 질 측정에 필요한 자료의 존재 유무와 함께 조사방법 및 데이터시스템 등을 확인한다.

질 평가 결과의 해석과 활용에 있어서 신중한 접근이 필요하다. 측정오류 발생 가능성, 다른 영역에서 의료의 질 문제가 발생할 가능성의 예측과 부작용에 대한 예방 노력이 필요하다.

3. 임상의 질 지표 개발 시 기본사항

① 임상적으로 중요한 영역이어야 한다. 다빈도 중증질환, 다빈도 수술의 주요합병증 등이 해당된다.

② 자료를 병원에서 구할 수 있어야 한다.

③ 지표는 평가를 받는 주체(실제 수행자)에게 받아들여져야 한다.

④ 임상 지표 세트의 평균 개수는 약 4.5개가 적당하다.

⑤ 개별 임상지표의 평균 개수는 약 25개가 적당하다.

4. 임상의 질 지표 개발 시 우선순위

임상의 질 지표를 개발할 때에는 대부분의 환자에게 영향을 미치는 것, 잘못 수행될 경우 환자에게 심각한 위험을 초래할 수 있는 것, 문제의 발생소지가 클 것으로 예상되는 것, 병원경영이나 손익에 큰 영향을 미치는 것, 의료관계법상 국가의 규제사항, 국내외 의료기관평가 기준(JCI, 의료기관인증평가, 심평원 적정성평가, 상급종합전문요양기관평가 등), 학회의 권고안, 업무 처리 모범 기준(best practice, 근거에 대해 지표 정의서에 규정), 다른 기관의 실적, 병원 내부 자료를 기준으로 우선순위의 결정이 가능하다.

표 10-4 임상의 질 지표 개발 시 선정기준

기준	세부기준	내용
1. 중요도 (importance)	핵심요소(key leverage point)	의료의 효과성을 향상시키는 데 핵심적인 역할을 담당하는 것
	질적 변이(variation in quality)	의료의 질적 변이와 관련이 있을 것
	개선가능성(significant opportunity for improvement)	해당 의료행위의 개선가능성이 있을 것
	정보유용성(information caqn be used for action)	정책결정 또는 개선활동을 시행하기 위한 정보가 산출될 수 있을 것
2. 과학적 수용가능성 (scientific acceptable)	지표특이성(precisely specified)	모든 기관에 대해 동일하게 적용할 수 있고 다른 지표와 차별성이 유의하게 있을 것
	신뢰성(reliable)	동일대상에 반복 적용할 경우, 동일한 결과가 산출될 것
	타당성(valid)	평가하고자 하는 내용을 정확하게 반영하도록 구성할 것
	적용성(adaptable)	환자의 선호와 다양한 임상상황에 적용가능할 것
	중증도 보정(risk adjusted)	필요한 경우, 중증도나 환자구성 등을 보정할 것
	활용의 명확성(explicit conditions of use)	다양한 조건에서도 적절하게 활용될 수 있도록 명시적일 것
	환자와의 연관성(evidence linking measure to patient outcoms)	환자의 임상결과와의 관련성에 대한 과학적인 근거가 존재할 것
3. 활용성 (usable)		일반인이 결과를 이해할 수 있고 도움이 될 것
4. 기술적 실행가능성 (feasible)		자료수집, 분석, 행정, 비용부담 측면에서 실행가능할 것

국내 의료기관의 질 지표

한국 의료 QA학회에서 규정한 8개의 지표

① 계획에 없던 재입원율
② 재수술률
③ 교차시험/수혈비
④ 응급실 재원시간
⑤ 제왕절개율
⑥ 수술취소율
⑦ 신생아 합병증률
⑧ 응급실 CT촬영 소요시간

건강보험심사평가원의 요양급여 적정성 평가지표

① 고혈압 환자대상 지표
② 관상동맥우회술 환자대상 지표
③ 급성 심근경색증 환자대상 지표
④ 뇌졸중 환자대상 지표
⑤ 수술예방적 항생제 투여환자대상 지표

외국 의료기관의 질 지표

AHRQ(agency for health research and quality) : 외래의 질 지표, 입원의 질 지표, 환자안전 지표

ACHC(australian council on health care) : 18 Set, 245 Indicators

Joint Commission : JCI 핵심측정 지표 5개 영역

11개 주요 임상영역

① 환자 평가
② 진단검사 서비스
③ 방사선 및 진단영상 서비스
④ 외과적 시술
⑤ 항생제 및 기타 약물사용
⑥ 약물오류 및 근접사고
⑦ 마취제 및 진정제 사용
⑧ 혈액 및 혈액제제 사용
⑨ 환자 의무기록의 가용도, 내용, 사용
⑩ 감염예방 관리, 감시, 보고
⑪ 임상연구

9개 주요 행정영역

① 필수 물품과 약물의 구매
② 법규로 요구되는 보고 활동
③ 위험 관리
④ 이용도 관리
⑤ 환자와 가족의 기대 및 만족도
⑥ 직원의 기대 및 만족도
⑦ 환자집단의 특성 및 임상 진단
⑧ 재무관리
⑨ 환자, 가족, 직원의 안전을 해치는 사건사고의 예방과 관리

국제환자안전목표 6가지 영역

① 정확한 환자 확인
② 효과적인 의사소통
③ 고주의 약물관리
④ 정확한 환자, 정확한 부위, 정확한 수술/시술
⑤ 의료관련 감염 위험 저감
⑥ 낙상으로 인한 환자 위해 위험 저감

주요 내용

① 임상의 질 지표는 보건의료 시스템에 있어서 책임성(accountability), 질 향상(quality improvement), 우선순위(prioritization), 투명성(transparency)을 보장하는 기초자료이다.

② 지표(indicator)란 기관이 달성하고자 하는 목표에 비추어 현재 수행되고 있는 기능 및 과정의 수준을 정확하고 신뢰성 있게 정량적으로 나타낸 수치이다.

③ 임상의 질 지표(clinical indicator)란 의료기관 또는 의료종사자가 제공하고 있는 의료서비스의 질을 정량적으로 평가함으로써 질적인 측면의 문제점이나 개선점을 찾아내 의료의 질 향상을 성취하는데 사용하는 도구이다.

④ 임상의 질 지표의 분류는 질병관련유무에 따른 분류, 서비스의 형태에 따른 분류, 기능에 따른 분류, 중재유형에 따른 분류, 결정근거에 따른 분류, 발생빈도에 따른 분류, 구조/과정/결과에 따른 분류 등이 있다.

⑤ 임상의 질 지표의 개발은 개발영역 선정 → 평가팀 구성 → 근거자료검토 → 질 지표 선정 → 질 지표 세부사항 수립 → 시범평가 단계로 구성된다.

학습 문제

1. 다음 중 질병 일반지표에 해당하는 것은?
   ① 응급실에 6시간 이상 체류한 환자 비율
   ② 심장내과 전문의에게 치료받은 심부전 환자 비율
   ③ 고관절 골절로 2차 수술을 받은 환자 비율
   ④ 병원 도착 60분 이내 정맥 내 혈전용해제를 투여 받은 뇌졸중 환자 비율
   ⑤ 입원 후 24시간 이내 베타차단제를 투여 받은 급성심근경색환자의 비율

2. 임상의 질 지표를 선정하는데 해당되는 속성이 아닌 것은?
   ① 명확한 정의
   ② 자료 수집이 정확하고 용이
   ③ 가치 있는 정보를 제공
   ④ 측정한 결과는 참고용 자료로 사용
   ⑤ 해당 부서의 중요 요소를 모두 포함

3. 임상의 질 지표의 특성이 아닌 것은?
   ① 과학적 근거　② 특이성
   ③ 평이성　④ 변별력
   ⑤ 비교성

4. 진료의 질을 재는 자, 즉, 측정도구를 무엇이라고 하는가?
   ① Criteria　② Standard
   ③ Tracer　④ Technique
   ⑤ Idea

5. 표준과 역치 설정 시 근거로 옳지 않은 것은?
   ① 교과서　② 권위 있는 문헌
   ③ 타원의 참고자료　④ 과거의 자체 자료
   ⑤ 저명인사의 조언

6. 임상의 질 지표의 필요성 중 국가의 입장에 해당하는 것은?
① 타 의료기관과의 비교자료로 사용
② 양질의 의료서비스에 대한 정보 획득
③ 비효과적이고 안전하지 못한 의료서비스를 규제
④ 환자의 예후와 치료효과를 예측할 수 있는 지표 탐색
⑤ 측정결과를 활용하여 의료서비스의 문제점을 파악 및 개선

7. 임상의 질 지표의 분류 중 기능에 해당하지 않는 것은?
① 예방 지표
② 치료 지표
③ 진단 지표
④ 추적관찰 지표
⑤ 스크리닝 지표

8. 위험관리 대상 선별 및 심층조사나 분석을 하는 지표는?
① 병력 지표
② 중재 지표
③ 비율 지표
④ 적신호사건 지표
⑤ 질병특이 지표

9. 임상의 질 지표 개발 단계가 아닌 것은?
① 개발영역 선정
② 평가팀 구성
③ 근거자료 검토
④ 질 지표 선정
⑤ 결과 평가

10. 임상의 질 지표 개발 시 우선순위로 옳지 않은 것은?
① 학회의 권고안
② 특정 환자에게 국한된 것
③ 국가의 규제사항
④ 병원경영에 큰 영향을 미치는 것
⑤ 환자에게 심각한 위험이 따르는 것

[정답] 1. ① 2. ④ 3. ③ 4. ① 5. ⑤ 6. ③ 7. ① 8. ④
9. ⑤ 10. ②

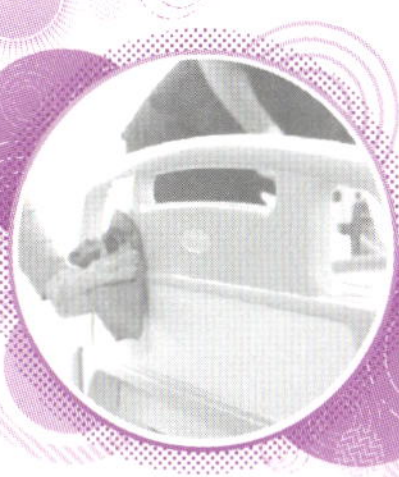

Chapter 11

환자 안전과 감염관리

학습목표

1. 위험관리의 개념, 목적, 필요성에 대해 이해한다.
2. 환자 안전의 기본개념을 파악한다.
3. 환자 안전관리 방법론에 대해 파악한다.
4. 위험관리 시행과정을 체계적으로 정리할 수 있다.
5. 병원감염에 대해 정리할 수 있다.
6. 의료분쟁에 대해 정리할 수 있다.

1. 환자 안전개요

1. 위험관리(RM, risk management)

(1) 개념

기원전 400년경 그리스 시대 의학의 아버지인 히포크라테스는 환자에게 해를 가하지 말라고 하였고, 기원전 4000년 전의 함무라비 법전(code of hamurabi)에는 환자에게 상처를 입힐 수 있는 손상에 대해 의사의 책임을 정의하였다. 함무라비 법전에 "의사가 사람의 몸에 깊은 절개를 가하여 죽게 하거나, 눈의 고름을 제거하다가 눈을 멀게 하면 수술한 의사의 손가락을 절단할 것이다."라고 한 것은 의인성(iatrogenic) 손상에 대한 의사 책임 원칙의 시작이 되었다.

미국 법원은 1965년 달링(Darling)이 찰스턴 커뮤니티 메모리얼 병원(charleston community memorial hospital)을 상대로 한 소송에서 의사와 병원의 의료과실에 대한 보상을 받을 환자 권리를 인정하였다. 그 후 1970년대의 의료과실 위기(malpractice crisis)로 병원 위험관리 프로그램으로 발전되었는데, 여기서의 위험은 진료 중 발생할 수 있는 예측할 수 없는 불확실한 상황, 사고 또는 경제적 손실 등이다.

위험관리란 인간의 실수나 기계로 인한 사고 등으로 인하여 의료기관이 책임져야 하는 사고 발생을 극소화하여 환자가 당하는 부상이나 병원이 겪는 손실을 경감시키기 위한 프로그램, 즉 의료서비스 중에 발생하는 위험상황이나 사고의 결과로 빚어지는 경제적 손실로부터 의료기관을 보호하기 위한 프로그램이다.

병원에서의 위험관리는 금전적 범위를 넘어서 병원 내에서 발생하거나 발생 가능성이 있는 임상적이고 행정적인 위험, 환자, 보호자, 방문객 및 직원의 안전과 관련된 위험을 발견하여 이를 평가하고 원인을 분석하여 개선방안을 마련하고 적용함으로써 위험을 감소시키거나 제거하고 예방하기 위한 역할이며, 위해사건의 발생을 감소시켜 병원자산을 보호하고 경제적 손실을 최소화하는 예방의 의미라고 할 수 있다.

(2) 목적

위험관리의 목적은 사고를 조기에 찾아내 발생 초기나 직후에 수습이나 보상하도록 하는 것이 1차적 목적이 된다.

① 안전하고 건강한 병원 환경 유지로 의료의 질 향상
② 병원의 문제점을 파악하고 대처하여 후유증을 감소하거나 극소화
③ 의료상 또는 비 의료상의 원내 사고와 그로 인한 손실 극소화
④ 재정적 손해를 최소화하기 위한 비용-효율적인 기법 제시

(3) 환자안전관리의 필요성

의료기관에서의 환자안전을 위한 위험관리는 의료서비스 제공과정에서 환자에게 발생할 수 있는 손상의 가능성을 조기에 발견하며, 안전을 위협하는 요인을 제거하여 의료사고의 발생을 감소시키고, 예방하여 비용손실 및 심리적 부담감을 감소시키기 위한 일련의 활동이다. 양질의 의료 제공을 위한 업무 표준화 작업과 모니터링 활동을 포함한 질 관리 활동으로 의료오류와 적신호사건에 초점을 둔 활동이다.

환자 안전관리를 위한 체계적인 위험관리가 필요한 이유

① 환자의 의학적 요구에 따라 의료서비스가 제공되는 상황에서 진료와 관련한 오류 발생 가능성을 배제하기 어려움
② 의료공급자인 의료진과 의료소비자인 환자 간의 의학적 처치 결과에 대한 기대 차이에 의한 소송 빈발
③ 의과학의 발달로 위험성이 높은 침습적 시술 증가
④ 환자들의 권리의식 증대로 의료과실에 대한 책임과 보상 요구 증가
⑤ 의료진과 환자 간 관계의 비인간화 경향

1991년 하버드의대 연구팀이 발표한 환자 안전과 관련된 연구에서 뉴욕주 51개 병원의 1984년 의무기록 30,121건을 검토한 결과 그 중 약 3.7%의 환자가 병원치료로 사망, 장애, 입원 등의 의료사고 또는 부작용을 경험한 것으로 보고하였다. 이 중 약 27.6%가 부주의(negligence)로 인한 것으로 확인되었다.

1999년 미국에서 발표된 "모든 인간은 실수한다(to error is human)"라는 보고서에 따르면 매년 44,000~98,000명이 의료과실로 인하여 사망한 것으로 추정된다. 의료오류에 의한 사망이 자동차 사고, 유방암, AIDS로 인한 사망보다 많고, 미국의 사망원인 순위 8위에 해당한다. 예방 가능한 위해사건으로 인한 국가 총 손실 규모는 170~210억 달러로 총 보건의료비의 절반을 상회하고 있다.

우리나라의 의료분쟁 발생 현황을 살펴보면 의료분쟁 발생건수 연간 93,000건(한국소비자원, 보건소, 법원, 소비자단체 등)이고, 이를 해결하기 위한 의료분쟁 비용은 연간 2,398억. 의료소송 청구건수는 연간 671건, 의료소송 종결기간은 1심 2.6년, 2심 1.3년 (성형외과는 평균 6.3년 소요) 소요. 환자측 승소율(일부승소 포함)은 1심 53.6%, 2심 43.9%, 3심 7.8% 수준이다.

1991년부터 미국, 호주, 영국 등 5개국 8개 연구를 종합한 병원 내 위해사건에 관한 보고서(the incidence and nature of in-hospital adverse event: a systemic review, qual safety health care)를 토대로 한 입원 환자의 의료사고 발생 가능성은 9.2%, 사망사고 발생 가능성은 7.4%, 예방가능성은 43.5%로 추계된다. 이를 우리나라 건강보험통계연보(2010)의 입원 건수인 574만4,566건에 적용하면 연간 약 3만9,109명의 입원 환자가 의료사고로 사망하고 있으며, 이 가운데 예방 가능한 사망은 약 1만 7,012건으로 추정된다.[9]

9) 이상일. (2013). 환자안전 증진을 위한 제도적 개선 방안 개발. 충북: 질병관리본부.

그 밖에 부작용에 의한 문제는 무형의 손실로 병원 신뢰 및 이미지 손상, 의료진의 심리적 위축에 따른 방어 진료 등이 증가하는데, 이 손실을 회복하려면, 20~50배의 추가 매출이 필요하다. 이것은 일반적인 진료수익률의 2~5%에 해당하는 수치가 된다.

의료분쟁 예방 및 환자안전관리 활동의 목적은 환자에게 나타날 수 있는 손상 가능성을 조기에 발견하고 환자안전을 위협하는 요인을 사전에 제거하여 안전한 진료를 받을 수 있는 시스템을 구축하는 것이 필수적이다. 아울러 과학적인 환자안전시스템과 의료종사자 및 의료기관의 환자안전 문화 형성이 필요하다고 할 수 있다.

2. 의료분쟁(medical dispute)

(1) 관련 용어

① 의료사고(medical accident)

의료서비스를 제공해서 발생한 예상하지 못한 나쁜 결과(악결과)로 그 자체로 가치중립적인 단계이다. 의료사고 피해구제 및 의료분쟁 조정 등에 관한 법률 제2조 제1호에 의하면 보건의료인이 환자에 대하여 실시하는 진단, 검사, 치료, 의약품의 처방 및 조제 등의 행위(의료행위 등)로 인하여 사람의 생명, 신체 및 재산에 대하여 피해가 발생한 경우로 정의하고 있다.

의료사고는 의료행위 중 발생하는 기대하지 않은 나쁜 결과 이외에도 병실에서 미끄러져 상해를 입거나 기구의 결함으로 환자가 부상을 입는 등의 병원의 환자관리나 시설 관리면에서 발생하는 사고도 포함한다.

② 의료분쟁(medical dispute)

의료사고 등으로 잘잘못을 다투는 상태로 가치개념의 개입단계에 해당한다. 의료인과 의료종사자의 행위로 인한 의료사고를 주원인으로 한 의료진과 환자측의 다툼으로 의료인이 의료행위에서 업무상 요구되는 주의 의무를 게을리하여 그 결과 환자의 증상 악화, 사망에 이르게 되었다는 환자측 주장에서 시작된다.

의료사고 피해구제 및 의료분쟁 조정 등에 관한 법률 제2조에 의하면 의료사고가 발생한 때부터 의료과실이 인정될 때까지 일반적으로 불리는 용어(의료사고로 인한 다툼)로 정의하고 있다.

③ **의료과오**(medical malpractice)

법원에 대해 객관적 판명을 요구하는 단계로 의료과오는 소송의 진행단계이다. 의료에서 일정한 사실을 인식할 수 있었는데도 부주의로 인식하지 못한 것, 의료에서 발생한 판단 및 시술의 잘못, 잘못된 의료행위에 대하여 법적으로 비난할 수 있는 요소로 의사가 주의 의무를 위반하여 진료 등을 행하여 환자의 생명이나 신체에 좋지 못한 결과를 발생하게 한 것 등으로 법률적 개념이다.

④ **의료과실**(medical negligence)

법원의 객관적 판단 이후 단계로 손해배상금을 지급하는 단계며, 넓은 의미의 의료과오에 포함된다.

(2) 의료분쟁의 원인

의료분쟁은 환자가 병원에서 진료를 받는 과정에서 의료인, 약사, 물리치료사 등의 과실 또는 병원 관리상의 하자 등으로 손해를 보게 되었다고 주장하는 과정에서 일어나는 의료와 관련된 사람이나 의료기관과 환자 간의 다툼으로 의료행위로 인하여 생기는 분쟁이다.

의료분쟁은 원인이나 책임소재를 고려하지 않은 현상을 의미하는 가치중립적인 개념이다.

의료분쟁이 발생하게 되는 원인

① 인체에 대한 침습적인 의료행위 증가
② 의료소비자들의 의료에 대한 권리의식 증대
③ 의료의 전문화와 대형화에 따른 의사와 환자 간의 탈개인화
④ 사회적 보상이나 배상제도 부재
⑤ 의료사고와 의료과실의 혼동으로 분쟁 야기
⑥ 의사와 환자 간 신뢰 감소 및 불신 증가
⑦ 의료 환경의 문제로 환자들이 양질의 의료서비스를 받는데 제약 존재. 우리나라 건강보험제도는 의료서비스의 접근성을 중심으로 설계된 저보험료, 저급여, 저수가로 구성되어 양질의 의료서비스에 한계가 있고, 또한 긴 대기 시간에도 불구하고 충분한 진료시간을 보장받지 못하는 환경 등

(3) 의료분쟁의 해결

의료분쟁의 원만한 해결을 위한 선행 사항은 다음과 같다.

① 환자 이익 보호를 위해서 환자를 의료사고의 위험으로부터 보호하고, 의료사고가 발생한 때에는 환자의 피해구제를 우선시한다.
② 의료진 이익의 보호를 위하여 건전한 의료의 자유를 보장하고 의료인의 명예를 보전하며 경제적 압박을 방지하여 방어 진료나 의료위축을 예방한다.
③ 의료사고의 원인이나 책임 주체에 상관없이 의료사고로 인한 손실은 궁극적으로는 불행한 사회적 손실이므로 사회적 손실의 예방 차원에서 대응한다.
④ 대결적 분쟁의 극복을 위하여 의료사고가 발생 시 당사자가 적대적 분쟁 양상으로 진행되지 않도록 상호 이해와 양보 및 정의 측면에서 평화로운 문제 해결을 도모한다.

(4) 의료분쟁의 처리 절차

① 의료사고는 환자 측에서 진료결과에 대하여 불만을 제기하는 데서 시작한다.
② 인지한 직원은 즉시 관련 부서(QI, 원무, 총무, 법무부서)에 보고한다.
③ 담당 부서에서는 의무기록 및 결과기록 등을 검토하여 주치의에게 통보하고, 필요 시 환자나 보호자를 면담한다.
④ QI부서 및 관련부서에서 적정진료관련 회의를 통하여 문제점을 검토하고 대처방안을 모색한다.
⑤ QI부서에서 처리방안을 보고하고 담당부서(총무(법무), 원무, QI)에서는 환자 측과 원만한 협상을 진행한다.
⑥ 합의가 이루어지면 합의금을 지급하고, 합의가 되지 않으면 소송으로 연결한다.
⑦ QI부서에서는 본 의료분쟁에 대한 처리결과를 보고하고 의료사고가 발생된 부서는 문제점을 개선하여 추후에 동일한 유형의 의료분쟁이 발생하지 않도록 예방활동을 수행한다.

(5) 의료분쟁의 예방

의료분쟁은 환자 측에서 의료인의 진료과실을 주장하면서 이에 대한 손해배상, 처벌 및 공개사과 등을 요구하는 형태로 발생하며, 의료인은 환자에게 성실한 자세로 진료에 대해 자세하게 설명하고, 친절한 태도로 대하는 등 원만한 관계를 유지할 때 문제가 발생되더라도 원만하게 해결이 가능하다.

의료분쟁을 능동적으로 대처하기 위해서는 이전에 발생한 사례를 분석하여 그 결과를 교육함으로써 의료사고를 미연에 방지하여야 한다.

의료분쟁 예방을 위한 실무사항

① **의료인 및 모든 직원이 환자진료의 원칙 준수** : 바쁘고 불편하다는 이유로 지켜지지 않는 진료의 원칙들을 반드시 지킬 수 있도록 교육 필요

② **충분한 설명과 동의 필요** : 충분한 설명과 함께 환자나 보호자로부터 받은 동의서를 포함한 충실한 의무기록은 의료분쟁 시 진료과정의 정당성을 입증할 수 있는 근거 자료이며, 의료인 스스로를 보호하는 근거

③ **철저한 의무기록 작성** : 의무기록은 누구나 알아볼 수 있도록 정확하게 작성해야 하고 공인된 약어를 사용하고, 진료 후 즉시 빠짐없이 기록

④ **항상 환자의 호소를 주의 깊게 듣고 추후관리** : 환자의 호소를 무시하거나 지속적인 추후관리가 이루어지지 않으면 의료분쟁이 발생했을 때 대응하기 어려움

⑤ 필요 시 즉시 보고하고 도움을 요청하여 의료기관 내 정해진 절차에 의하여 검토하고 처리하기 위해서는 발생 즉시 주관부서에 신고하고 도움을 청해야 하며, 전공의들의 경우 반드시 주치의에게 보고

2. 환자 안전관리

1. 환자안전 보고시스템

(1) 스위스치즈 모델(the swiss cheese model, James Reason, 1997)

스위스치즈 모델은 심리학적 측면에서 인간이 실수를 범할 수 있는 요인에 대한 시스템적 접근방법을 제시한 모델이다. 항공사고는 최종적으로 조종사의 불완전한 행동으로 발생하지만, 그 배경에는 불완전한 행동의 전제조건(감독·조직 등)들이 하나로 연결되어 사고의 원인으로 작용하게 된다는 이론이다.

스위스치즈 모델을 보건의료분야에 적용하면, 환자안전사건이 발생했을 때 의료제공자(개인)보다는 의료제공시스템(구조) 내에 보이지 않는 결함의 연속으로 인해 발생한다는 가정하에 후자에 초점을 맞추는 것이 효과적이라는 견해가 된다.

보건의료시스템에서 구멍(결함)은 의료제공시스템의 다양한 수준(제도·조직·팀·개인·기술 등)에서 발생할 수 있는 오류를 말하고, 환자안전사고를 피하기 위해서는 조직적·인적·기술적 방어기전이 성공적으로 작동되어야 함을 의미한다.

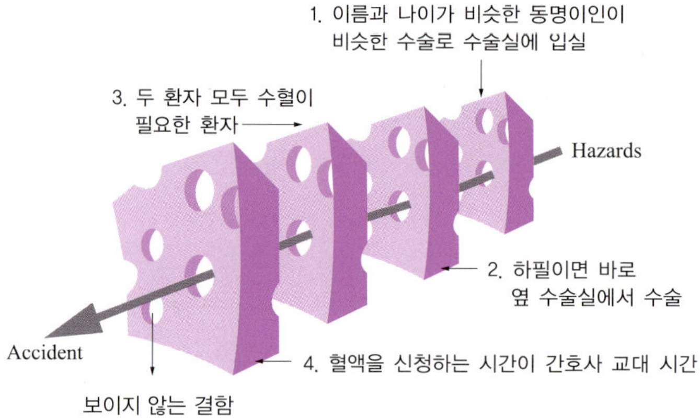

그림 11-1 스위스치즈 모델

(2) 하인리히 법칙

1931년 하인리히(H. W. Heinrich)가 제시한 이론이며, 일명 '1:29:300법칙', '빙산의 일각법칙'이라고도 한다. 대형사고가 발생하기 전에 그와 관련된 수많은 경미한 사고와 징후들이 반드시 존재한다는 법칙으로, 산업재해가 발생하여 중상자가 1명 나오면 그 전에 같은 원인으로 발생한 경상자가 29명, 같은 원인으로 부상을 입을 수 있는 잠재적 부상자가 300명이 있다는 법칙이다.

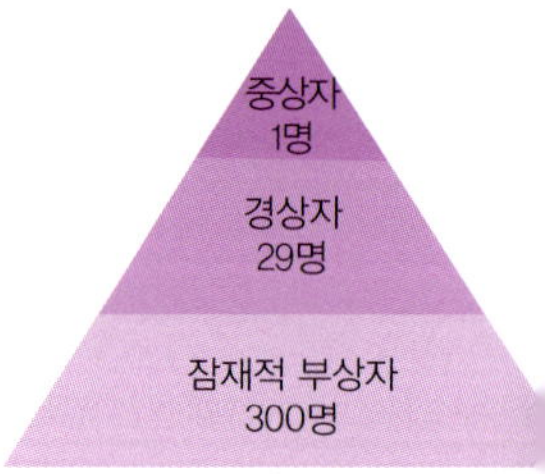

1 : 29 : 300 법칙
(빙산의 일각 법칙)

(3) 환자안전 보고시스템

하인리히 법칙을 보건의료분야에 적용하면, 1개의 적신호사건이 발생하기 전에 29개의 위해사건과 300개의 근접오류가 있었다는 것이므로, 환자안전사고 예방을 위해서는 다양한 환자안전사건의 사례·유형·원인을 파악하고 개선하는 활동이 필요한데, 이를 위해서 심각한 환자안전사고가 발생하기 전에 근접오류 사례를 수집해 원인을 파악하고 개선방안을 찾을 수 있도록 환자안전보고시스템 구축이 필요하게 된다.

빙산 밑에 숨겨져있는 근접오류를 파악하기 위해서는 자발적 보고문화, 자발적 보고 시 비난·처벌하지 않는 조직문화가 중요하다.

보고 방법으로 서면보고, 전산보고, 구두보고, 전화보고 등이 있다.

2. 환자안전관리의 방법론

(1) 근본원인분석(RCA, root cause analysis)

① 어떤 문제나 사건과 직접적으로 관련된 근접 원인에 기여한 시스템이나 프로세스 상의 원인을 찾아내 유사한 문제나 사건의 재발을 예방하는 개선방안을 마련하는 것이다.

② 사건이(what) 왜 일어났는지(why), 그런 일이 다시 일어나지 않게 하려면 무엇을 해야 하는가에 대한 해답을 찾아가는 과정이다.

분석과정은 6장 원인분석 도구를 참조한다.

(2) 고장유형 및 영향분석 (FMEA, failure mode and effect analysis)

① 프로세스 내에서 발생할 수 있는 모든 고장(사건)유형(failure mode)을 찾아 그 원인 및 영향(effect)을 분석하여 우선순위를 정하고 개선계획을 실행하여 실행결과를 측정하는 것이다.

② **고장유형**(failure mode) : 진료과정, 장비, 업무프로세스 내에서 발생 가능한 오류 유형

③ **영향**(effect) : 각 고장유형에서 발생할 수 있는 결과

④ **분석**(analysis) : 각각의 고장유형에 따른 영향을 평가하고 분석

⑤ **위험우선순위점수** (risk priority number or criticality) : 가장 점수가 높은 항목이 프로세스 내에서 개선 우선순위가 높은 부분

- 위험우선순위점수(RPN, risk priority number) = 심각성(severity) × 발생가능성(probability of occurrence) × 발견가능성(detachability)
- CI(criticality index) = ΣRPN(프로세스 내 여러 고장유형 위험우선순위점수(RPN) 합계)

분석과정은 7장 개선안 선정 및 관리도구를 참조한다.

3. 위험관리(RM)의 시행과정

위험관리 프로그램에서는 잠재 위험 발견이 필수적이며, 손실을 발생시키는 사건을 적절히 대응하는 능력이 필요하다.

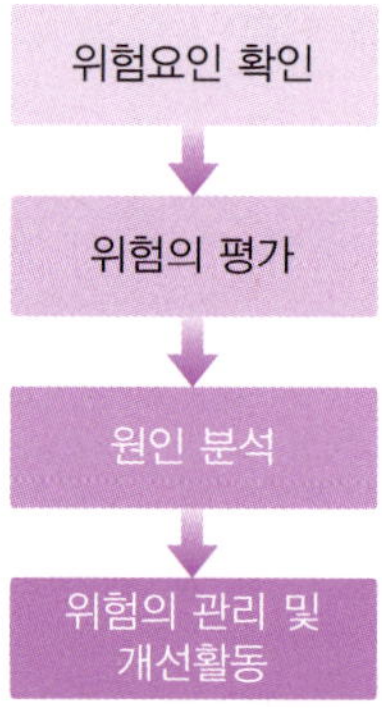

그림 11-2 위험관리 활동 순서

1. 위험요인 확인(risk identification)

위험요인의 확인은 사건보고서, 의료소송 내용, 병원에서의 비용 손실을 경험했던 내용, 보도자료 등을 참고하여 확인한다. 의료기관 내에서 발생하는 문제를 발생 즉시 확인하고 이로 인한 손해 또는 손상에 대하여 적절한 조치를 취할 수 있도록 문제 보고 체계의 구축이 필요하다.

의료기관 위험요인 확인을 위한 내부 자료는 사고보고서(incidental report) 및 문제 사례선별(generic screening), 환자의 불평 및 불만, 모니터링 지표 자료(사망률, 재입원률 등) 등이며, 외부 자료는 병원신임평가, 의료기관인증조사 자료 등이 있다.

(1) 특정상황 발생 스크린의 기준

① 저번 입원의 부족한 치료 혹은 합병증으로 인한 재입원
② 외래 치료의 부작용 또는 합병증으로 인한 입원
③ 절차 중 기관의 천공, 열상, 찢어짐(tear) 혹은 그 외의 손상(injury)을 받은 경우
④ 수술실 혹은 분만실로 계획에 없이 되돌아 온 경우
⑤ 약물 혹은 수혈에 대한 부작용, 부적당한 사용
⑥ 수술/분만 중 혹은 후에 과도한 출혈이 있는 경우
⑦ 수술 48시간 이내에 심정지 혹은 심근경색이 있는 경우
⑧ 병원감염
⑨ 심정지 또는 호흡정지
⑩ 환자사고(원내)

⑪ 사망

⑫ 기타 위험상황

(2) 사고 보고서(incident report)

① 사고 보고서에서 잠재적 또는 실제 손실이 있는 부분 확인

② 사고관리에서 기관에 책임이 있는 문제와 사고로 인한 경제적 영향 등을 파악

③ 사고 보고서는 사고 목격자, 사고 발견자 또는 사고발생에 관하여 직접적으로 알고 있는 사람이 작성

사건 보고서 해당사항

- 병상에서 추락
- 미끄러짐
- 자의퇴원
- 탈원
- 도난
- 자살
- 자살기도
- 사고사
- 살인
- 자해
- 폭행
- 환자들의 싸움
- 사고로 인한 손상
- 약의 부작용
- 투약착오
- 약의 남용
- 약의 과용
- 재산상의 손상
- 화재(사고/고의)
- 장비불량으로 인한 손상

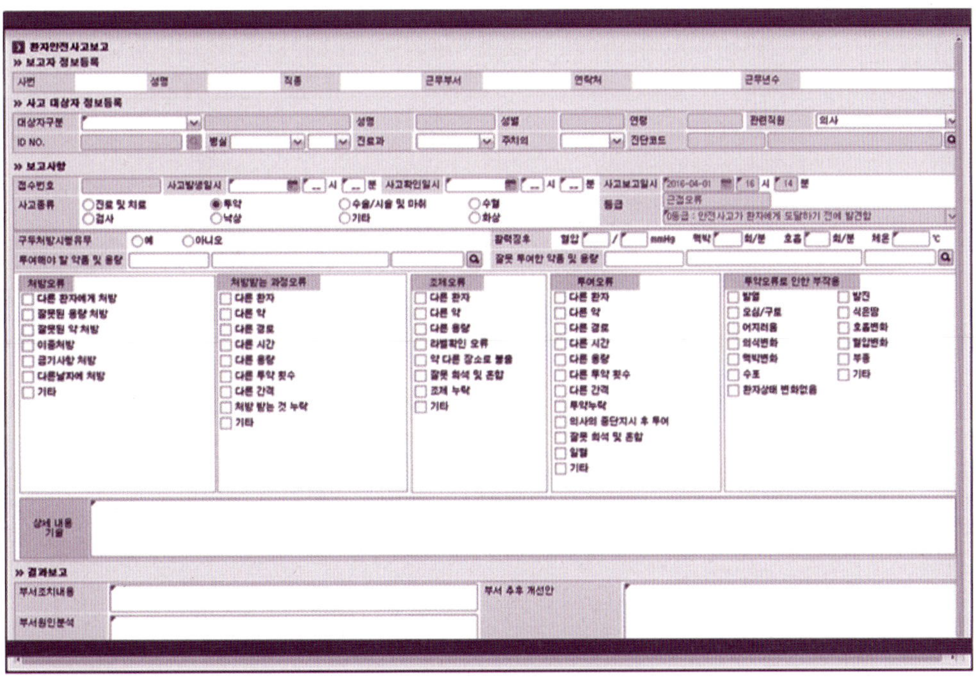

그림 11-3 환자안전 보고시스템

표 11-1 사고 보고서 양식 1

환자안전사고 근본원인 분석 보고서

<table>
<tr><td>보고일</td><td colspan="2"></td><td>보고자</td></tr>
<tr><td>단계</td><td>항목</td><td>내 용</td><td>비 고</td></tr>
<tr><td rowspan="3">1단계
(문제확인)</td><td>발생일시</td><td></td><td></td></tr>
<tr><td>발생장소</td><td></td><td></td></tr>
<tr><td>문제요약</td><td></td><td></td></tr>
<tr><td>2단계
(원인분석)</td><td></td><td></td><td></td></tr>
<tr><td>3단계
(관련요인분석)</td><td></td><td></td><td></td></tr>
<tr><td>4단계
(개선활동)</td><td></td><td></td><td></td></tr>
<tr><td>5단계
(사고처리방법 및
모니터링계획)</td><td></td><td></td><td></td></tr>
</table>

2. 위험의 평가(risk assessment)

일종의 평가 과정으로 발생 문제의 유형, 발생 빈도 및 추이, 손실 비용 및 예상되는 상황을 통합하여 평가한다.

3. 원인분석

문제와 관련된 인적자원, 시스템(과정, 장비, 환경, 의사소통) 등 모든 관련 요인을 중심으로 근본원인을 분석한다. 적신호사건은 반드시 근본원인분석이 필요하며, 근접오류는 유형과 추이를 살피고 필요 시 고장유형영향분석을 실시하고 분석을 토대로 적절한 개선방안을 강구한다.

4. 위험의 관리 및 개선활동

발생된 위험상황에 대하여 광범위한 전략으로 해결한다. 이 단계에서는 상급관리자를 팀에 참여시켜 가장 심각한 위험 상황을 검토하고 가장 알맞은 통제방법과 적절한 자금지원 방안을 확보하여 재정적 지원, 장비지원, 인력 재배치, 전산프로그램 수정, 보완 및 개발, 프로세스 수정, 직원교육 등 개선활동을 한다.

위험관리 활동을 통하여 모든 위험을 제거할 수는 없지만, 문제검토, 원인분석, 개선방안 마련 및 적용을 통하여 위험의 관리가 가능하다.

4. 위험관리 활동의 평가

개선안 적용 후 위험관리 활동의 주기적 효과를 평가하고, 새로운 전략 또는 특정한 손실에 대하여서는 더 자주 모니터링 할 필요가 있다.

위험관련 자료 모니터링 체계

필요한 위험을 확인하기 위해서 직접보고시스템을 구축하고 의료기관 내에서 발생하거나 생성된 각종 사례와 지표들을 해당 위원회에서 모니터링 할 수 있도록 포괄적으로 자료를 취합할 수 있는 시스템이 필요하다.

(1) 환자안전 보고체계

근접오류, 위해사건, 적신호사건 등을 포함하는 환자안전사고를 정의하고 사건의 심각성에 따라 보고의 강제성, 보고기한의 제한 규정을 설정한다.

① **근접 오류**(아차 사고, near miss)

환자에게 위해를 끼칠 수 있었으나 사고 발생 전 발견되어 환자에게 위해가 가지 않은 사건이다. 우연히 발견되어 실제로는 발생되지 않은 프로세스 오류 등이 해당한다. 근접오류는 익명으로 수집할 수도 있으며, 보통 부서장 또는 위험관리 담당자에게 7일 이내 보고한다.

② **위해 사건**(adverse event)

환자 및 가족, 방문객에게 제공되는 의료서비스 제공 과정 중에 계획된 서비스 제공이 정확하게 수행되지 않거나 또는 예기치 않게 사고가 발생하여 신체적, 정신적 상해가 발생하거나 부작용이 발생한 사건이다. 위해사건 발생 시 직원은 환자에 대한 응급처치 후 부서장을 통하여 사건발생 3일 이내에 보고서를 작성하여 보고한다.

③ **적신호 사건**(sentinel event)

위해사건 중 환자의 기저질환 및 질병으로 인한 증상과 관계없이 진료과정에서 발생한 환자의 사망, 영구적 손상(사지절단 및 마비 또는 주요기관의 기능상실)을 동반한 심각한 신체적, 정신적 손상과 그로 인하여 발생된 예기치 않게 발생한 사건이다. 보통 적신호사건의 유선보고는 공휴일포함 24시간 이내에 보고한다.

(2) 직원안전 보고체계

주사침 자상이나 화상, 위험물질에 의한 노출, 직원의 낙상이나 환자, 보호자 및 직원들 간의 폭행 등 직원안전과 관련된 사건사고 발생 시 1차적 대처와 처리과정 및 보고체계가 된다.

(3) 질 지표 모니터링 체계

병원차원에서 관리하는 지표관리체계에서 생산되는 예기치 않은 사망, 계획에 없던 재입원 등 진료의 질과 관련되는 지표 관련 정보접근활용체계의 내용이다.

(4) 분쟁사례 검토체계

의학적 오류 등과 관련된 분쟁사례를 검토하는 체계에 해당한다. 이는 의료기관 내 위험관리위원회 기능 중 하나가 된다.

(5) 환자의 불평 및 불만

여러 경로를 통해 취합된 환자의 불평, 불만에 대하여 보고하는 체계를 말한다.

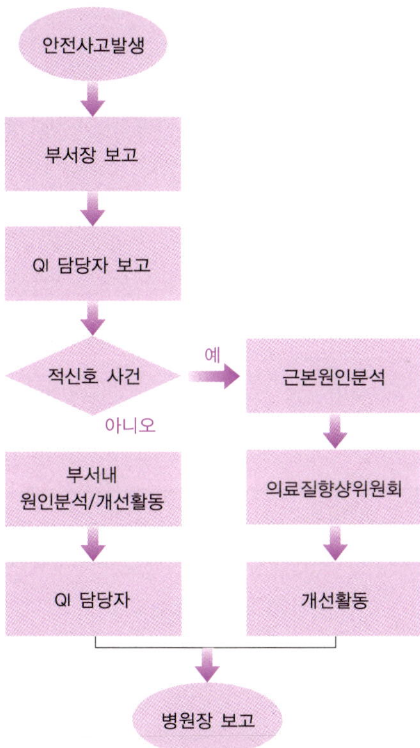

그림 11-4 사고발생 처리 절차 흐름도 예시

표 11-2 환자 안전관련 개념

개념	영어	정의	자료원
환자안전	Patient Safety	의료제공 과정에서의 오류의 예방과 오류로 인하여 환자에게 발생하는 손상의 제거 또는 완화	National Patient Safety Foundation(2003)
		의료와 관련된 불필요한 위해의 위험을 허용되는 최소한으로 낮춘다.	WHO(2009)
환자안전 사건	Patient Safety Incident	환자에게 불필요한 위해를 주었거나 줄 수 있었던 사건이나 상황	WHO(2009)
건강관리 관련위해	Healthcare Associated Harm	기저 질환이나 손상 때문이 아니라 의료 제공 과정의 계획이나 처치에서 기인하거나 이와 관련되어 발생한 위해	WHO(2009)
의료오류	Medical Error	의료제공 과정에서 계획된 활동을 의도한 대로 성취하지 못했거나 목표 달성을 위한 계획이 잘못 수립된 경우로, 환자에게 위해를 입혔거나 입히지 않은 결과를 모두 포함한다.	Institute of Medicine(2000)
위해사건	Adberse Event (harmful enent)	환자가 현재 앓고 있는 질환에 의해서라기보다는 건강관리로 인한 손상	Institute of Medicine(2000)
		환자에게 위해를 유발한 사건	WHO(2009)
오류	Error	계획된 활동을 의도대로 수행하지 못하거나 또는 잘못된 계획의 적용	WHO(2009)
위해	Harm	신체의 기능 또는 구조의 장애나 이로부터 발생한 모든 해로운 효과. 위해는 질병, 손상, 고통, 장애, 사망을 모두 포함한다.	WHO(2009)
근접오류	Near Miss (close call)	위해를 끼치지 않는 사건	WHO(2009)
적신호 사건	Sentinel Event	사망 혹은 심각한 신체적이나 정신적 손상을 동반하거나 그러한 위험을 동반한 기대하지 않은 사건	JCAHO(2005)
의료과오 (의료과실)	Medical Malpractice (negligence)	현재의 표준 진료에 충실하지 못하여 환자에게 손상을 유발하는 과실로, 사회적이고 법적인 판단이 필요하기 때문에 사례에 대한 판단이 지역마다 다르다.	JCAHO(1998)
이상반응	Adverse Reaction	올바른 과정으로 진행된 정당한 처치로부터 발생한 예상하지 못한 위해	WHO(2009)
부작용	Side Effect	약물의 약리학적 특성으로, 주된 효과 이외에 부수적으로 발생하는 알려진 효과	WHO(2009)

5. 병원감염(hospital acquired infection)

1. 병원감염의 정의

병원감염이란 입원 이전에 감염되지 않았던 사람이 입원 후 병원 환경에서 병원성 미생물에 폭로되어 발생하거나 이미 가지고 있던 내인성 미생물에 의해 발생된 감염증을 말한다.

일반적으로 입원 후 48~72시간 이후에 발생하는 감염을 의미하는데, 입원 당시에 잠복상태가 불분명한 경우는 일단 병원감염으로 간주하며, 입원 당시 이미 나타난 감염이라도 과거 입원과 연관이 있으면 병원감염으로 간주한다. 병원에서 획득한 감염이란 뜻에서 'Hospital Acquired Infection' 혹은 'Nosocomial Infection'으로 통칭한다.

2. 감염관리의 중요성

현대 의료 환경은 새로운 항생제 개발과 각종 소독제의 사용, 장갑과 가운 등의 보호장구의 착용이 강화되었음에도 불구하고 항암요법의 발달, 면역억제제 사용의 증가로 인한 면역기능저하 환자의 증가, 침습적 시술의 보편화, 무분별한 항생제 사용, 항균제 내성균주의 증가 등으로 인해 병원감염이 지속적으로 증가하고 있다. 국내의 경우 입원환자의 약 3.7~15.5%에서 병원감염이 발생하는 것으로 추정되고 있다.

병원감염으로 인해 유병률 증가, 치료의 지연, 심각한 경우 환자의 사망까지 발생할 수 있으며, 병원감염을 유발하는 주요 원인균들이 항생제 내성을 획득한 경우가 많으므로 이로 인한 치료의 어려움 등 의료의 질 저하가 우려된다.

병원감염으로 재원일수 증가, 항생제 사용 등으로 인한 추가비용 부담 등 경제적 손실을 초래한다.

병원감염은 의료인이나 의료기관의 부주의나 과실로 인해 발생하는 것으로 오해되기 쉬워 의료소송으로 진행되기도 한다. 병원감염을 100% 예방하는 것은 불가능하므로 이러한 의료소송이 발생되면 의료기관의 과실이 인정되거나 병원감염을 예방하기 위한 노력을 증명하지 못하는 경우에는 이에 대한 손해배상으로 이어지기도 한다.

병원감염의 발생은 의료인의 윤리적 문제, 관련 내용의 언론보도로 인한 의료기관의 이미지 손상, 환자의 신뢰감 저하 등 여러 가지 문제로 확산될 수 있어 의료기관 병원감염관리는 의료의 기본이며 위험관리 측면에서 중요하다.

3. 병원감염 관리체계

조직적이고 체계적인 감염관리 조직을 구축하고 이를 효과적으로 운영하기 위해 병원장이 감염관리위원장 업무를 수행하도록 2002년부터 의료법으로 규정하였다. 병원감염 예방에 필요한 적절한 조치를 취하는데 용이하도록 한 법적 조치라고 하겠다.

대부분 감염관리 사업은 감염관리위원회의 토의와 의준을 거치며 감염관리실의 업무로 수행하며, 감염관리 교육, 상담, 병원감염 감시, 동일한 규정에 의해 표준화된 방법으로 무균시술 등 모든 절차가 이루어져야 하므로 의료기관 내 모든 부서의 의료인과 전 직원의 협조가 중요하다.

'보건복지부령으로 정하는 일정 규모 이상의 병원급 의료기관의 장(병상이 200개 이상인 경우) 및 종합병원으로서 중환자실을 운영하는 의료기관의 장은 병원감염 예방을 위하여 감염관리위원회와 감염관리실을 설치·운영하고 보건복지부령으로 정하는 바에 따라 감염관리 업무를 수행하는 전담 인력을 두는 등 필요한 조치를 하여야 한다.'고 규정하였다(의료법 제47조 병원감염예방 1항).

(1) 감염관리위원회

감염관리위원회는 병원감염의 효율적 관리를 위한 최고 의사결정 기구이며, 감염관리 프로그램을 총괄한다. 감염관리실 실무담당자로부터 감염발생 관리 대책에 대한 보고를 받고, 정책과 규정을 심의하며 결정된 정책이 원내 각 부서에 잘 전달되고 시행되도록 지원한다.

감염위원회의 역할(의료법 시행규칙 제43조 제2항)

① 병원감염에 대한 대책, 연간 감염예방계획의 수립 및 시행에 관한 사항
② 감염관리요원의 선정 및 배치에 관한 사항
③ 감염병환자 등의 처리에 관한 사항
④ 병원의 전반적인 위생관리에 관한 사항
⑤ 병원감염관리에 관한 자체 규정의 제정 및 개정에 관한 사항
⑥ 그 밖에 병원감염관리에 관한 중요한 사항

(2) 감염관리실

감염관리실은 의료법에 명시된 의료기관 내 감염관리의 핵심을 이루는 감염관리담당 상설기구로 감염관리의사와 감염관리 전문간호사를 중심으로 구성된다.

감염관리실 업무(의료법 시행규칙 제43조 제3항)

① 병원감염의 발생 감시
② 병원감염관리 실적의 분석 및 평가
③ 직원의 감염관리교육 및 감염과 관련된 직원의 건강관리에 관한 사항
④ 그 밖에 감염 관리에 필요한 사항

주요 내용

① 위험관리란 의료서비스 중에 발생하는 위험상황이나 사고의 결과로 비롯된 환자의 부상, 병원의 손실로 인한 재정적 부담을 최소화하여 의료기관을 보호하기 위한 프로그램이다.

② 병원에서의 위험관리는 금전적 범위를 넘어서 병원 내에서 발생하거나 발생가능성이 있는 임상적이고 행정적인 위험, 환자, 보호자, 방문객 및 직원의 안전과 관련된 위험을 개선하여 위해사건의 발생을 감소시켜 병원자산을 보호하고 경제적 손실을 최소화하는 예방활동이라고 할 수 있다.

③ 환자안전관리는 환자에게 나타날 수 있는 손상 가능성을 조기에 발견하고 환자안전을 위협하는 요인을 사전에 제거하여 안전한 진료를 받을 수 있는 시스템을 구축하는 것이다.

④ 환자안전관리를 위해 환자안전시스템 구축과 의료종사자 및 의료기관의 환자안전 문화 형성이 필요하다.

⑤ 의료사고(medical accident)는 의료서비스를 제공해서 발생한 예상하지 못한 나쁜결과(악결과)로 가치중립적인 단계이다.

⑥ 의료분쟁(medical dispute)은 의료사고 등으로 잘잘못을 다투는 상태로 가치개념의 개입단계에 해당한다.

⑦ 의료과오(medical malpractice)는 법원에 대해 객관적 판명을 요구하는 단계로 의료과오는 소송의 진행단계이다. 의료에서 일정한 사실을 인식할 수 있었는데도 부주의로 인식하지 못한것, 의료에서 발생한 판단 및 시술의 잘못, 잘못된 의료행위에 대하여 법적인 책임을 인정한 것으로 의사가 주의 의무를 위반하여 환자에 좋지 못한 결과를 발생하게 한 것을 의미한다.

⑧ 의료과실(medical negligence)는 법원의 객관적 판단 이후 단계로 손해배상금을 지급하는 단계며, 넓은 의미의 의료과오에 포함된다.

⑨ 스위스치즈 모델(the swiss cheese model)은 심리학적 측면에서 인간이 실수를 범할 수 있는 요인에 대한 시스템적 접근방법을 제시한 모델로 환자안전사건은 의료제공시스템의 다양한 수준(제도·조직·팀·개인·기술 등)에서 발생할 수 있는 결함(오류)의 연속으로 인해 발생한다는 것이다.

⑩ 하인리히 법칙은 일명 '1:29:300법칙', '빙산의 일각법칙'이라고도 한다. 대형사고가 발생하기 전에 그와 관련된 수많은 경미한 사고와 징후들이 반드시 존재한다는 법칙이다.

⑪ 환자안전 보고시스템은 환자안전사고 예방을 위해서 다양한 환자안전사건의 사례·유형·원인을 파악하고 개선하기 위해서 근접오류 사례를 수집해 원인을 파악하고 개선방안을 찾을 수 있도록 하는 환자안전사건보고시스템이다.

⑫ 근본원인분석(RCA, root cause analysis)은 어떤 문제나 사건과 직접적으로 관련된 근접원인에 기여한 시스템이나 프로세스 상의 근본원인을 찾아내 유사한 문제나 사건의 재발을 예방하는 개선방안을 마련하는 도구이다.

⑬ 고장유형 및 영향분석(FMEA, failure mode and effect analysis)은 프로세스 내에서 발생할 수 있는 모든 고장(사건)유형(failure mode)을 찾아 그 원인 및 영향(effect)을 분석하여 우선순위를 정하고 개선계획을 실행하여 실행결과를 측정하는 도구이다.

⑭ 근접오류(아차 사고, near miss)는 환자에게 위해를 끼칠 수 있었으나 사고 발생 전 발견되어 환자에게 위해가 가지 않은 사건이다.

⑮ 위해사건(adverse event)은 환자 및 가족, 방문객에게 제공되는 의료서비스 제공 과정 중에 계획된 서비스 제공이 정확하게 수행되지 않거나 또는 예기치 않게 사고가 발생하여 신체적, 정신적 상해가 발생하거나 부작용이 발생한 사건이다.

⑯ 적신호사건(sentinel event)은 위해사건 중 환자의 기저질환 및 질병으로 인한 증상과 관계없이 진료과정에서 발생한 환자의 사망, 영구적 손상(사지절단 및 마비 또는 주요기관의 기능상실)을 동반한 심각한 신체적, 정신적 손상과 그로 인하여 발생된 예기치 않게 발생한 사건이다.

⑰ 병원감염(Hospital Acquired Infection)이란 입원 후 병원성 미생물에 노출되거나 이미 가지고 있던 내인성 미생물에 의해 입원 후 발생된 감염을 의미한다.

학습 문제

1. 위험관리의 목적으로 옳지 않은 것은?
   ① 손실 극소화 ② 환자 만족도 향상
   ③ 의료의 질 증진 ④ 재정적 손해를 최소화
   ⑤ 문제점의 후유증을 감소하거나 극소화

2. 의사의 주의 의무 위반으로 환자의 생명이나 신체에 좋지 못한 결과를 발생시킨 것은?
   ① Medical Accident ② Medical Dispute
   ③ Medical Malpractice ④ Medical Negligence

3. 인간이 실수를 범할 수 있는 요인에 대한 시스템적 접근방법을 제시한 유용한 모형은?
   ① 근본원인분석 ② 하인리히 법칙
   ③ 스위스치즈 모델 ④ 해돈 매트릭스
   ⑤ 고장유형 및 영향분석

4. 대형사고가 발생하기 전에 관련된 수많은 경미한 사고와 징후들이 존재한다는 이론은?
   ① 근본원인분석 ② 하인리히 법칙
   ③ 스위스치즈 모델 ④ 해돈 매트릭스
   ⑤ 고장유형 및 영향분석

5. 어떤 문제나 사건과 직접적으로 관련된 근접 원인에 기여한 시스템이나 프로세스 상의 원인으로 찾아내 유사한 문제나 사건의 재발을 예방하는 개선방안을 마련하는 것은?
   ① 근본원인분석 ② 하인리히 법칙
   ③ 스위스치즈 모델 ④ 해돈 매트릭스
   ⑤ 고장유형 및 영향분석

6. 위험관리 대상(사고보고서)으로 옳은 것은?
① 수면제 과다 복용
② 병원도착 시 사망
③ 합병증으로 인한 입원
④ 입원 후 48시간 이내 사망
⑤ 입원환자가 미끄러져 부상

7. 특정상황 발생 스크린의 기준이 아닌 것은?
① 병원감염
② 호흡정지
③ 자의퇴원
④ 합병증으로 인한 재입원
⑤ 수술 48시간 이내에 심정지 혹은 심근경색이 있는 경우

8. 환자에게 위해를 끼칠 수 있었으나 사고 발생 전 발견되어 환자에게 위해가 가지 않은 사건으로 우연히 발견되어 실제로는 발생되지 않은 프로세스 오류는?
① 근접오류
② 위해사건
③ 적신호 사건
④ 의료오류
⑤ 환자안전사건

9. 감염위원회의 역할이 아닌 것은?
① 위생관리
② 병원감염관리 규정 제정
③ 감염관리 교육
④ 감염관리 요원 선정 및 배치
⑤ 병원감염에 대한 대책

10. 의료분쟁의 원인으로 옳지 않은 것은?
① 의료사고와 의료과실의 혼동
② 의사와 환자간의 의사소통 원활
③ 사회적으로 보상이나 배상제도 부재
④ 인체에 대한 침습적인 의료행위 증가
⑤ 의료소비자들의 의료에 대한 권리의식이 증대

[정답] 1. ② 2. ③ 3. ③ 4. ② 5. ① 6. ⑤ 7. ③ 8. ①
9. ③ 10. ②

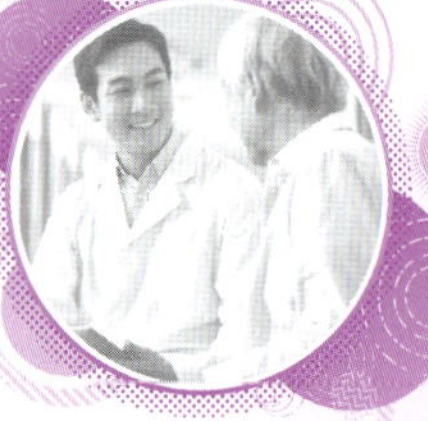

Chapter 12

환자만족도 관리

학습목표

1. 환자만족도의 개념과 모형을 이해한다.
2. 환자만족도의 영향요인과 질을 이해한다.
3. 환자만족도 조사의 개념 및 필요성을 이해한다.
4. 환자만족도 조사 단계를 체계적으로 정리할 수 있다.
5. 설문조사 대상의 선정 종류를 이해한다.

1. 정의

오늘날 전 산업분야에 걸쳐 주목을 받는 키워드는 고객 만족(CS, Customer Satisfaction)으로 고객을 경영의 우선순위에 두고 있다는 것이다. 특히, 의료분야는 환자와의 관계 형성이 매우 중요하므로 고객 만족은 경쟁이 심화되는 환경에서 유일한 선택일 수밖에 없으며, 의료분야의 고객 만족은 환자가 의료서비스를 받으면서 경험하는 매우 주관적인 개념에 해당한다.

대부분 환자는 요구, 바램이나 기대를 하고 의료서비스를 받게 되며 의료제공자로부터 제공받는 의료서비스의 충족 정도에 따라 환자의 만족도 수준이 결정된다. 그러므로 성공적인 의료제공 서비스를 수행하려면 환자를 조직운영의 중심에 두고 환자중심 의료서비스가 이루어져야 한다.

의료기관으로부터 받은 의료서비스에 환자가 만족하지 못한다면 환자는 불만족한 의료서비스에 대해 환자와 관련된 주변 사람들에게 전달되어 더 많은 사람이 다른 의료기관으로 이동하게 될 것이다.

환자만족도 파악을 위한 환자만족도 조사는 의료라는 상황 안에서 환자들이 받은 진료에 대하여 어떻게 느끼는가를 측정하는 기초적인 수단으로 QI와 CS 조사는 의료서비스의 질을 평가하고 관리한다는 점에서 공통점이 있으며, 양질의 진료는 의료전문인의 양질의 행위와 밀접한 연관이 있다.

2. 환자만족도 모형

(1) 그레고리 파스코(Gregory Pascoe) 정의 (대조모형과 동화모형)

환자만족은 환자들이 미리 상당한 정도의 지식과 판단능력을 갖추고 기대하는 부분 그리고 환자들이 정확히 알 수 없기 때문에 기대할 수 없는 부분(예: 임상경과·치료판단과 같은 서비스)의 2가지로 분류된다. 전자는 대조모형(contrast model)으로 환자의 기대와 실제 경험한 것과의 차이가 만족을 결정하는데, 기대보다 더 나은 경험을 할 때 만족을 느끼게 된다는 이론이다.

후자는 동화모형(assimilation model)으로 환자가 지식이나 경험의 부족으로 완전히 이해할 수 없는 상황과 만나게 될 때 실제 경험이 기대수준을 밑돌더라도 만족하는 경향이 있다는 이론이다. 일반적으로 환자들이 의사에 대한 만족도를 평가할 때 높게 나타나는 이유가 여기에 있다고 볼 수 있다.

(2) 린더 펠츠(Linder-Pelz) 정의 (가치-기대모형 : value-expectation model)

환자 만족에 대한 고전적인 정의의 하나로 가치-기대모형(value-expectation model)을 들 수 있다. 환자의 속성은 의료에 대한 믿음(신념강도)과 의료에 대한 긍정적 태도(의료차원) 두 가지가 있는데, 이에 따라 만족도가 평가된다. 이처럼 린더 펠츠(Linder-Pelz)는 환자 만족의 경험은 환자를 만족하게 할 수 있는 다양한 요소와 맥락 안에서 이해하여야 한다는 것을 의미한다.

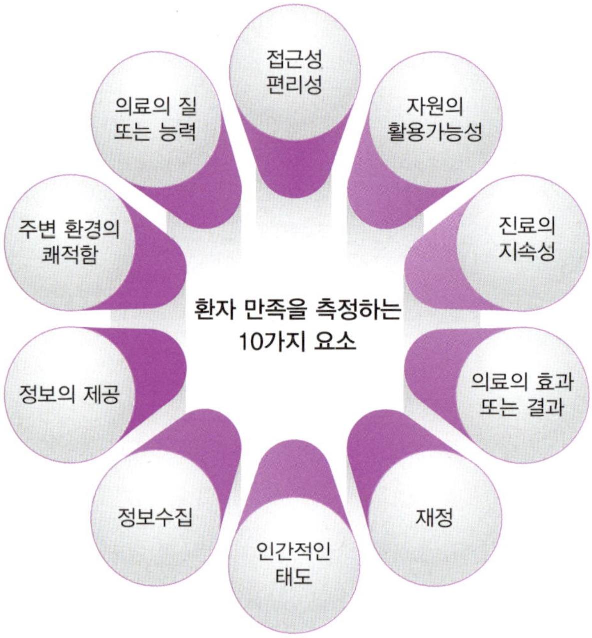

그림 12-1 환자 만족을 측정하는 10가지 요소 (Linder-Pelz 정의)

(3) 라울러(Lawler) 정의(3가지 모형이론)

라울러(Lawler)는 대부분의 환자 만족의 정의는 다음과 같은 몇 가지 모형에 기초하고 있다.

① **불일치모형**(discrepancy model) : 환자만족은 개인적으로 바라는 것(기대하는 것, 중요한 것, 꼭 필요한 것)과 경험한 것의 불일치 비율로 정의

② **충족이론**(fulfillment theory) : 환자만족은 받기로 원하는 것과 실제로 받은 것의 차이로 정의(만족의 비율이 아니라 단순한 차이로 나타냄)

③ **형평이론**(equity theory) : 환자만족은 투입과 산출 사이의 균형 또는 다른 사람과 비교한 각자의 균형(형평)을 평가하는 것

3. 만족도 영향요인과 의료의 질

(1) 환자만족도에 영향을 미치는 요인

① **의사** : 전문적인 영역(의료지식)과 태도문제(의사소통)를 평가한 실제 조사결과에서는 자세히 설명해 주는 의사 → 치료능력이 뛰어난 의사 → 용

기와 희망을 주는 의사 → 환자의 말을 잘 들어주는 의사 → 병실 회진을 자주 하는 의사 → 환자가 원할 때 만날 수 있는 의사 → 인사를 잘 받고 환자의 인격을 무시하지 않는 의사 순으로 만족도가 높았음

② **간호사** : 원활한 의사소통, 민첩성, 친절 등이 환자만족도에 영향을 미침

③ **청결** : 의료기관 내의 감염전파에 대한 최우선 방어방법으로서의 청결은 중요한 영향요인으로 작용

④ **병동 시설 및 환경** : 비교적 환자들이 중요하게 생각하기는 하지만, 모든 환자가 관심을 두는 것은 아닌 것으로 병동 시설과 환경은 환자만족도의 영향에 있어서 낮음

⑤ **입·퇴원절차** : 환자들은 입·퇴원 과정, 특히 입·퇴원의 대기시간에 대한 불만족이 있으므로 입·퇴원절차는 중요한 영향 요인

⑥ **주차** : 외국의 경우는 주차의 편리성이 미치는 영향이 그리 크지 않지만, 우리나라에서는 매우 중요한 영향 요인

⑦ **음식** : 질병의 치료나 회복과 관련지어 중요한 영향 요인

⑧ **진료비** : 대부분 환자는 전반적으로 낮은 진료비를 기대하고 있으며, 비싼 진료비에 대해 불만을 가짐. 그러므로 전반적인 환자만족도의 중요한 영향 요인

(2) 의료의 질과 환자만족도의 상관관계

원칙적으로 의료의 질(medical quality)은 의료제공 과정에 참여하는 모든 사람이 느끼고 판단하는 것이라고 할 수 있다. Davies&Ware의 연구결과에 의하면, 환자들이 평가하는 의료의 질은 객관적인 의료의 질 지표와 일치하는 경향이 있으며, 아래와 같은 의미가 있다고 본다.

① 환자들의 개인적인 편견으로 인해 진료의 대인관계적 측면 또는 기술적인 질에 대해 환자들이 평가하는 점수가 크게 달라지지 않음

② 환자들이 평가하는 기술적인 질은 얼마만큼 서비스를 받았는가에 따라 달라짐

③ 환자들도 의사들이 판단하는 양질의 진료와 그렇지 못한 진료를 구분하는 능력이 있음

④ 환자들의 기술적인 질을 가늠하는 능력이 대인 관계적 특성 때문에 없어지지 않음

⑤ 환자들이 평가하는 의료의 질은 의료제공자 중 누구를 선택할 것인가에 영향을 미침

⑥ 환자들은 비교적 높은 수준의 의료의 질에 대해서는 좋은 점을 밝히지 못하지만 낮은 수준의 의료의 질에 대해서는 구체적으로 지적할 수 있음

⑦ 질과 환자만족도는 분명히 다르지만 동시에 강력하게 연관되어 있음

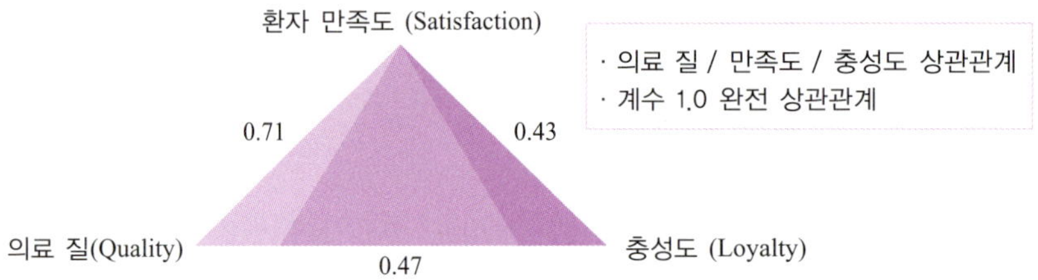

그림 12-2 의료의 질과 환자만족도, 충성도의 관계

4. 환자만족도 조사의 개념 및 필요성

(1) 환자만족도 조사의 개념

Zeithaml 등의 서비스 갭(gap) 모델(1990)

환자만족은 상대적인 개념이고 정량적으로 측정하는 것은 불가능하며 자신이 기대한 정도와 비교하여 좋게 느끼는 정도를 말하는 것이다. 따라서 동일한 의료서비스에 대해서도 환자경험·구전·개인욕구 등의 차이로 인해 만족 정도에 차이가 나타날 수 있다.

기대하는 서비스와 지각하는 서비스와의 차이를 갭(gap)이라고 하고, 결국 환자가 만족하기 위해서는 이 갭(gap)을 극복하는 것이 중요하다는 이론으로 다음과 같은 요인이 있다.

① 고객 관점에서 기대서비스에 영향을 미치는 요인

- 가족·친지들로부터 전해 들은 간접 경험
- 개인의 성격·가치관·인생 경험과 건강에 대한 신념
- 비슷한 상황에 대한 과거 경험

② 의료제공자 관점에서 지각서비스에 영향을 미치는 요인

- 고객 기대를 파악하는 단계(고객인지)
- 어떤 서비스를 제공할 것인지 결정하는 단계(서비스 결정 및 표준)

- 계획된 서비스를 제공하는 단계(서비스전달)

③ 갭(gap)을 줄이는 3가지 전략

- 지속적이고 체계적인 의료의 질 향상 활동
- 고객 접점(MOT, moment of truth) 관리활동을 통한 표준화되고 일관성 있는 서비스 제공
- 고객 기대수준 파악 : 1:1 인터뷰, 초점집단인터뷰, 설문조사, 관찰, 고객 불만 파악, 의료서비스 제공자 의견파악

(2) 환자만족도 조사의 필요성

① 의료기관에서 제공되는 부서별, 접점별 서비스에 대해 고객이 느끼는 만족·불만족의 내용을 구체적으로 수집하고 개선을 위한 자료로 활용할 수 있음

② 의료기관의 전반적인 고객 만족 수준의 변화 추이를 모니터링함으로써 병원경영의 참고자료로 활용할 수 있음

③ 의료기관을 방문하는 고객들이 필요로 하고 기대하는 부분에 대해 정확하게 파악함으로써 고객에 대한 이해정도를 높이고 수준 높은 의료서비스를 제공하는데 활용할 수 있음

④ 의료서비스제공자들이 더욱 효과적인 방법으로 고객을 응대함으로써 업무만족도를 향상시킬 수 있는 간접적인 효과도 있음

5. 환자만족도 조사의 종류

(1) 한국산업의 서비스품질지수 (KSQI, korean service quality index)

① KSQI는 한국능률협회가 주관하고, 고객의 의사결정을 도와주고 편의를 제공하기 위해 요구되는 모든 활동의 총체적 개념을 서비스품질이라 하며, 기술적 품질을 전달하는 역할을 하는 기능적 품질에 대한 만족도 조사

② 2004년 국내 최초로 콜센터 부문에 대한 측정모델을 개발

③ 평가모델은 SERVQUAL 측정모형을 채택

④ SERVQUAL 측정모형은 1988년 Parasuraman이 개발하였고, 고객의 기대수준과 실제 성과 수준을 측정한 후 성과 수준에서 기대수준을 차감하는 방식

(2) 한국산업의 고객만족도 지수 (KCSI, korean customer satisfaction index)

KCSI는 한국능률협회컨설팅이 주관하고, 1992년 고객만족학회와 공동 개발한 한국형 고객만족도 측정모델이다. 고객의 전반적인 만족도 40%, 요소별 만족도 40%, 재구매 의향률 20%의 가중치를 반영한다.

(3) 한국산업의 브랜드 파워 지수 (K-BPI, korea brand power index)

K-BPI는 한국능률협회컨설팅이 주관하고, 소비자가 인지하고 있는 브랜드 자산에 대해 측정할 수 있는 구성요소들을 브랜드 인지도(brand awareness)와 브랜드 충성도(brand loyalty)에 대한 영향력과 표현력을 중심으로 구매예측이 가능하도록 설계되어 있다. 브랜드 인지도에 70%, 브랜드 충성도에 30%의 가중치를 반영한다.

(4) 국가고객만족지수 (NCSI, national customer satisfaction index)

NCSI는 한국생산성본부가 주관하여 국내외에서 생산, 국내 최종소비자에게 판매되고 있는 제품 및 서비스에 대해 해당 제품을 직접 사용한 경험이 있는 고객이 직접 평가한 만족 수준의 정도를 모델링에 근거하여 측정하고 계량화한 지표로 측정되었다.

설문항목은 고객기대수준, 인지품질수준, 인지가치수준, 종합만족수준, 고객 불만 수준, 고객충성도, 고객유지율 등이며, 0점 척도로 조사하여 100점 점수지수로 변환하는 방식으로 표본은 1개 기업당 250~278명, 1 대 1 개별면접 조사로 이루어졌다.

6. 환자만족도 조사 단계

환자만족도 조사를 위해서는 ① 목표설정 ② 조사방법론 결정 ③ 조사도구 개발 ④ 자료수집을 위한 조사 실시 ⑤ 조사결과를 분석하여 해석 ⑥ 분석결과를 기반으로 대안수립 및 개선 활동을 수행하여야 한다. 이때, 초기 단계에서 목표를 명확하게 설정하지 않으면 적절한 조사 방법의 선택과 조사 계획을 수립하는데 어려움이 따르게 된다.

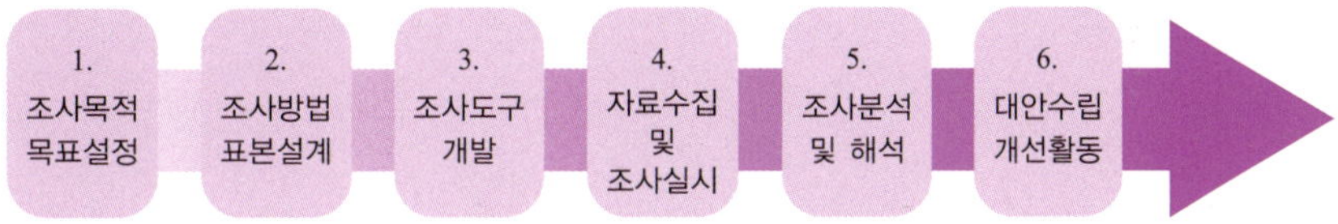
1.
조사목적
목표설정
2.
조사방법
표본설계
3.
조사도구
개발
4.
자료수집
및
조사실시
5.
조사분석
및 해석
6.
대안수립
개선활동

그림 12-3 환자만족도 조사 단계

1. 목표설정

① 환자, 부서, 서비스의 어떤 부분을 조사하는가?
② 왜 이 조사를 하는가?
③ 이 조사의 결과를 통해 개선할 수 있는 업무는 어떤 것인가?
④ 환자들이 어떤 것을 기대하고 있는가? : 만족도 목표치를 정확하게 설정

(1) 환자만족도 조사원칙

① **계속성** : 정기적인 측정, 지속적인 관리
② **정량성** : 개선 효과 확인을 위해 조사 자료를 정량적으로 관리
③ **정확성** : 측정 도구의 신뢰성, 정확한 자료수집 및 처리, 정밀한 해석

(2) 조사설계서(기획서)에 포함되어야 할 내용

① 조사목적
② 조사내용
③ 조사대상자 선정기준
④ 자료수집 방법
⑤ 표본설계
⑥ 표본추출 방법
⑦ 조사일정표 : 조사계획서 작성 → 설문지 작성 → 예비조사 → 조사원 교육 → 본조사 → 자료분석 → 보고서 작성 → 조사결과 발표
⑧ 소요비용
⑨ 업무별 담당자

2. 조사방법 선택

환자만족도 조사를 위한 조사방법으로 정성적 방법과 정량적 방법으로 구분한다. 정성적 방법으로는 환자관찰·면담 등이 있고, 정량적 방법으로는 설문지를 작성하는 것이 좋은 방법이다.

(1) 정성적 조사방법(qualitative methods)

환자가 받은 서비스와 환자의 경험을 기술하는 것으로 환자의 관점을 자세히 알 수 있다.

정성적 방법을 사용하는 경우

① 서비스에 대해 무엇을 알고자 하는지, 왜 알고자 하는지에 대해 불분명할 때

② 질을 어떻게 개선할 것인가를 이해하는 데 우선으로 도움을 얻고자 할 때

③ 서비스, 환자의 특성, 문제점, 기대수준, 의료요구도 등을 정확하게 이해하지 못할 때

④ 환자만족도에 관한 정량적 자료를 해석하기 어려울 때

(2) 정량적 조사방법(quantitative methods)

정도를 이용하여 환자만족도를 측정하는 것으로, 예를 들면, 불만을 표시한 환자의 수, 의사 및 간호사의 의료제공에 만족한 환자의 수, 병원을 다른 사람에게 소개할 의향이 있는 환자의 수 등이다.

정량적 방법을 사용하는 경우

① 환자가 얼마나 만족하였는가?

② 서비스의 변화가 환자만족도에 영향을 미쳤는가?

③ 다른 병원 또는 다른 병동(부서)과 비교할 때 어느 곳이 더 만족하였는가?

④ 지난 몇 년간 환자만족도는 변화되었는가?

⑤ 환자들이 어떤 서비스로 인해 더 만족하였는가?

정량적 방법에 사용되는 척도의 종류

① **명목 척도**(nominal scales) : 응답 내용에 이름을 붙여 환자를 명확히 구분하는 것
예) 대상자의 성

② **순위 척도**(ordinal scales) : 하나의 점수가 다른 점수보다 상대적으로 높거나 낮다는 것을 나타냄
예) 경제 수준 상, 중, 하(순서는 있으나 간격이 같지는 않음)

③ **등간 척도**(internal scales) : 모든 척도가 일정한 간격을 갖고 나뉘어 있는 상태
예) 매우 좋다, 그저 그렇다, 나쁘다, 매우 나쁘다 순위로 나누는 것 (순위 간격이 같다는 가정)

④ **비율 척도**(ratio scales) : 간격이 일정하고 절대적 '0'이 있다는 특성까지 갖춘 척도. 즉, 점수 사이의 연관성을 부여할 수 있음
예) 대표적 사례는 온도. 차이는 말할 수 있으나 비율(배수)의 개념은 없음

⑤ **리커트 척도**(likert scale) : Rensis Likert가 개발. 4점, 5점, 7점, 11점 척도가 많이 활용
예) Likert 5점 척도 → 강력하게 동의한다, 동의한다, 중립적이다, 반대한다, 강력하게 반대한다(의미상 수적인 값으로 변환할 수 있음, 절대적 '0'은 존재하지 않음)

표 12-1 조사 방법에 따른 결과 형식

조사분류	조사방법	결과형식	
		정성적 조사방법	정량적 조사방법
능동적 방법	인터뷰(interview)		
	포커스그룹 인터뷰(FGI)	○	
	설문조사(survey)	○	○
	관찰(observation)	○	
수동적 방법	고객의 소리함	○	
	실무자 의견취합	○	
기타 방법	전문가 조언	○	○
	경쟁병원 벤치마킹	○	

(3) 설문조사 대상의 선정

1) 무작위성(randomness)

개개인이 표본으로 뽑힐 확률이 동일하다는 의미이다. 모집단에서 표본을 편견(bias) 없이 뽑고 싶다면 무작위로 추출하면 되는데, 이는 곧 대표성이라 할 수 있다.

2) 표본추출오류(sample error)

표본에서 측정한 반응이 실제 모집단의 반응과 다르게 나타날 수 있다는 의미이다. 주로 사용하는 신뢰구간은 95%로 모수의 참값이 주어진 범위 내에 위치할 확률이 95%라는 의미이다.

3) 대표성 있는 표본추출법(representative sampling)

표본추출에서 계통적 편견(systematic bias)을 없애려면 무작위성을 유지하고 대상자로 택한 환자집단이 비교적 동질성을 갖도록 주의해야 한다.

① **계통적 표본추출법**(systematic sampling) : 표본대상자들의 명단을 만들어서 명단 중에서 일정 순서의 사람들을 계속해서 추출하는 방법
- 시작점을 선정하거나 선택 간격을 지정하는 방법 등을 사용

② **연속적 추출법**(sequential sampling) : 단순히 편리한 대로 연속해서 표본을 추출하는 방법
- 과학적으로 바람직한 방법은 아니며, 주로 비공식 여론조사에 사용

③ **층화적 표본추출법**(stratified sampling) : 사전에 어느 정도 알고 있는 집단에 대해 좀 더 작은 크기로 분류하여 표본을 추출하는 방법

④ **군집 표본추출법**(cluster sampling) : 병원 내 조사에서 지리적으로 군집을 형성하여 표본을 추출하는 방법
- 예를 들면, 각 병동 중에서 절반에 대해서만 격일로 조사를 수행한다면 비록 특정일에 특정층이 누락되었더라도 이런 생략이 최종결과를 크게 왜곡시키지는 않는다.
- 면접자는 시간을 절약할 수 있고 병원은 조사비용을 줄일 수 있다.

⑤ **편의 표본추출법**(nonrandom sampling) : 조사가 가장 편한 병원에서 퇴원한 환자만을 대상으로 하거나, 각 분기 중 한 날만을 지정해서 표본조사를 시행하는 것
- 공정성과 무작위성이 떨어지는 방법

환자만족도 설문조사

안녕하십니까?

○○병원에서는 고객 여러분들께서 최고의 의료서비스를 받으실 수 있도록 최선의 노력을 다하고 있습니다.

귀하께서 저희 병원을 이용하시면서 느끼셨던 점을 응답하여 주시면 보다 더 나은 서비스를 제공하는 데 귀중한 자료로 사용하겠습니다.

응답해 주신 내용은 통계법 제33조에 의해 그 내용이 보호될 것입니다.

다소 번거로우시더라도 솔직한 답변을 부탁드립니다. 귀하의 빠른 쾌유와 가족의 건강을 기원합니다.

2022년 10월
○○병원장
QI팀(연락처: 900-0000)

▣ 성별 : ① 남 ② 여

▣ 고객님의 나이는 만으로 어떻게 되십니까?
만 ______________ 세 (소아청소년과는 보호자 대상으로 조사)

1. 고객님께서는 최근 2년간 저희 병원에서 진료(진찰과 입원)을 받으신 횟수는 모두 몇 번입니까? 약 (　　　)회
2. 그럼 그 중에서 최근 1년간 저희 병원에서 진료(진찰과 입원)를 받으신 횟수는 각각 몇 번입니까?
   ① 외래(진찰) 약 (　　　)회
   ② 입원 약 (　　　)회/약(　　　)일
   총합 약 (　　　)회 ☞ 1회 미만 면접 중단
3. 대상자 구분 ① 외래 ② 입원
4. (외래진료 응답자의 경우)
   그럼, 저희 병원의 어느 진료 과목에서 외래진료서비스를 받으셨습니까?
   ____
   (입원경험 응답자의 경우)
   그럼, 저희 병원의 어느 진료 과목에서 입원진료서비스를 받으셨습니까?
   ____
5. 저희 병원의 첫 내원 예약시 불편한 점이 있었습니까?
   ① 예 (이유: 　　　　　　　　　　　　)
   ② 아니오
6. 첫 방문시 접수창구 및 진료안내에 대한 설명의 만족도는 어떠셨습니까?(0~10점 중 선택)
   6-1. 만약 0~6점을 평가하셨다면 그 이유는 무엇입니까?
7. 첫 진료 상담시 의사의 상담 및 진료서비스에 대한 만족도는 어떠셨습니까?(0~10점 중 선택)
   7-1. 만약 0~6점을 평가하셨다면 그 이유는 무엇입니까?
8. 진료 받을 때 가장 아쉬웠던 점이 있습니까?
   ① 있다 (이유: 　　　　　　　　　　　　)
   ② 없다
9. 현재 저희 병원을 친구나 동료에게 추천할 의향이 얼마나 있으십니까?(0~10점 중 선택)

9-1, 만약 0~6점을 평가하셨다면 그 이유는 무엇입니까?

설문에 응해 주셔서 감사 드립니다. 항상 노력하는 ○○병원이 되겠습니다.

○○병원 직원 일동

그림 12-4 환자만족도 조사 사례

3. 조사도구 개발

환자만족도를 조사하기 위해서 일반적으로 사용되고 있는 도구는 설문으로 설문 개발에 대해 살펴보고자 한다.

환자 설문조사 도구의 내용은 차원항목 → 핵심지표항목 → 설문 문항 순으로 설문 내용을 구성하는데, 미국에서 개발된 H-CAPHS 설문시스템으로 우리나라 각 고객만족도 조사기관이 설문시스템을 참고하여 각 의료기관에 적합한 방법으로 변경하여 사용하고 있다.

(1) 설문 개발 및 작성

1) 개방형 설문의 질문

자유응답형 질문으로 응답자가 할 수 있는 응답 형태에 제약을 두지 않고 자유롭게 표현하는 방법이다.

- 장점 : 어느 하나를 선택해야 하는 강제성이 없고 다양한 응답을 유도할 수 있음
- 단점 : 응답에 일관성이 없고 상이한 해석을 할 수 있고 무응답이 높음

2) 폐쇄형 설문의 질문

사전에 응답할 항목을 제시해 놓고 그 중에서 선택하게 하는 방식으로, 다수의 항목을 제시해 놓고 중요도나 선호도 순으로 순위를 매기는 방식이다. 폐쇄형 질문의 종류는 다음과 같다.

① **양자택일형** : 긍정이나 부정, 해당이나 비해당 등 두 가지 범주의 응답 중에서 하나를 선택하는 방식

- 장점 : 응답이 쉽고 자료처리가 간단
- 단점 : 분석상의 한계가 있음

② **다중택일형** : 하나의 질문에 몇 개의 항목을 제시한 후 하나 또는 두 개 이상의 항목을 선택하는 방식

- 장점 : 항목 간 의미나 경계가 모호한 경우 선택이 난처해짐
- 단점 : 중요한 응답항목이 빠지는 경우 치명적 오류가 발생할 수 있음

③ **서열형** : 응답자가 좋아하거나 싫어하는 순서로 항목을 선택하게 하는 방식(보통 10개 항목 이내로 하는 것이 무난하고 결과도 정확)

④ **평가식 질문** : 응답에서 강도를 알아내고자 하는 질문방식

- 리커트(Likert) 척도, 서스톤(Thurstone) 척도, 구트만(Guttman) 척도 등
- 척도의 점수를 잘 결정해야 함
- 많을수록 민감도는 높아지나 측정상 어려움이 있음
- 척도의 점수 편중이 없어야 함(부정이나 긍정 어느 한쪽에 치우치는 척도점수가 많지 않아야 함)
- 중립 점수(보통이다)에 대한 고려가 필요(무응답이나 모르겠다는 항목을 두어야 함)

(2) 설문 작성의 기본원칙(언어사용 문제)

① 표현을 명확히 함
② 하나의 질문에 두 가지 내용을 포함하지 않음
③ 어려운 용어를 사용하지 않음
④ 부정이나 이중 부정적인 표현을 사용하지 않음
⑤ 편견이 작용할 가능성이 있는 용어는 사용하지 않음
⑥ 미묘한 차이가 있는 용어는 사용할 때 주의
⑦ 질문의 초점을 명확히 함
⑧ 당연한 질문은 삭제
⑨ 응답자의 자존심을 건드리는 표현은 피함
⑩ 유도하는 표현은 피함

(3) 문항의 수 및 순서

문항의 수는 문항 수 자체보다는 문항 난이도를 고려하여 소요시간을 기준으로 문항수를 결정하는데, 면접조사의 경우 15~20분 정도에 마칠 수 있는 문항수, 자기기입식 설문지의 경우 45~75문항 정도가 적당하다.

문항의 순서는 다음과 같다.

① 인사문으로 응답자의 협조를 얻을 수 있도록 조사기관명, 조사목적을 소개
② 본문으로 조사목적에 관계된 문항을 질문. 질문순서의 배치는 다음 원칙에 따름
  - 응답자에게 흥미를 갖게 할 수 있는 질문을 앞에 배열
  - 어렵고 지루한 질문은 설문의 중간에 배열
  - 질문내용이 심각하거나 민감한 내용은 뒷부분에 배열

- 관련 질문은 한 곳에 묶어 배열하되 가끔 응답의 일관성을 검증하기 위해 몇 개 질문은 분리
- 일반적인 질문부터 시작해서 차차 구체적인 질문순으로 나열
- 핵심이 되는 질문은 전체 설문자료에서 중간 이후에 배열함

③ 인적사항은 마지막 부분에서 묻는 것이 좋음

④ 기타 기재사항으로 설문지 조사명, 조사기관, 조사일자, 일련번호, 조사원 이름, 조사 협조 감사 인사말을 기재

(4) 설문양식 디자인

① 너무 크지도 않고 작지도 않은 크기로 일반적으로 A4 크기의 용지가 좋으며, 이는 사람들에게 익숙하고 관리에도 용이

② 자기기입식 설문일 경우에는 시각적인 효과와 여백을 많이 두는 것이 좋음

③ 활자의 크기와 글자체도 고려한다. 질문은 보통 활자, 응답항목은 고딕체로 하는 것이 좋은데, 이는 질문과 응답항목을 쉽게 구별하기 위함

④ 중요한 단어와 문구는 밑줄을 그어 강조

⑤ 하나의 질문이 두 쪽에 걸쳐 분리되지 않도록 여백을 잘 구성함

(5) 설문 문항의 표현 시 주의사항

① 일반적이고 단순 직선적이며 핵심단어를 사용하고, 모호한 질문은 피하며, 간단 명료한 문장을 사용하는 것이 좋음

② 두 개 이상의 문제를 제기하고 하나의 응답을 요구하면 응답자를 혼동시킬 수 있어 결과에 영향을 미칠 수 있음

③ 굵은 활자나 다른 글자체, 밑줄 등 부적절한 강조는 감정적인 답이 유도될 우려가 있으므로 주의해야 하며, 중립적 단어나 문구를 사용

④ 일반화하거나 추정을 요구하는 형식의 질문은 피함

⑤ 만족도 조사결과를 부서성과 평가에 활용하고자 할 때는 설문 문항 표현에 있어 해당 부서와의 의사소통을 많이 할 필요가 있음

4. 조사 실시

환자만족도 조사의 순차적인 단계를 거쳐 개발된 환자 설문 도구를 사용하여 실제 적용기관, 적용부서, 적용 질환 등을 확인하여 조사한다.

(1) 면접조사

① 미리 훈련된 조사 요원이 지정된 조사대상을 방문하거나 면접하여 설문을 작성하는 방법

② 유능한 조사원을 확보, 충분한 훈련을 한 경우(조사목적, 문항검토, 작성법, 의사소통기술 등), 환자의 익명성을 보장하는 경우 가장 좋은 조사 방법

③ 조사방식

- 타기식 : 조사원이 구두로 질문하여 응답자의 응답을 기입하는 방법
- 자기식 : 응답자 자신이 질문을 읽고 직접 기입하는 방법

④ **장점** : 응답률이 높음. 환자가 질문의 의미를 잘 이해하지 못하는 경우 조사원이 보충설명을 해 줄 수 있고, 설문지 내용에 따른 질문보다는 조사원이 직접 관찰하여 얻는 정보가 정확할 수 있음

⑤ **단점** : 조사비용이 많이 소요되고, 조사원 방문 시 환자가 부재중이면 조사할 수 없으며, 조사원의 편견과 의견이 개입될 수 있음

(2) 전화조사

① **장점** : 조사의 속도가 빠르고 경비가 적게 듦

② **단점** : 설문이 10분 이상을 초과하면 응답률이 떨어지므로 설문내용을 간결하게 작성

③ 저녁 시간이나 주말에 설문조사 응답률이 높음. 사무실로 전화할 때는 퇴근을 앞둔 시간, 집으로 전화할 때는 저녁 식사 후 시간에 응답률을 높일 수 있음. 원하는 적정 응답을 받기 위해서는 낮시간을 피하는 것이 좋음

(3) 우편설문조사

① 설문지를 환자에게 우송하여 반송을 의뢰하는 방법

② 인사장, 반송 우표와 봉투를 동봉하여 조사 협조를 구해야 함

③ 아무런 도움 없이 설문지에 기재할 수 있도록 설문내용과 작성법이 쉽고 간단해야 함

④ **장점** : 조사비가 적게 소요되고 조사대상이 넓은 경우에 유리하며, 조사대상자가 부재중이라도 응답을 기대할 수 있음. 또한, 조사원이 개입하지 않으므로 조사원으로 인한 오해와 편견이 발생하지 않음

⑤ **단점** : 응답률(회수율)이 낮음

5. 결과 분석 및 해석

환자만족도 조사로 획득한 자료의 1일 조사 분량을 계획된 일정에 맞게 진행한 후 조사 당일 코딩을 해서 조사 자료의 완전성과 정확성을 검증할 필요가 있다. 결과입력은 개방형 질문(주관식 문항)과 폐쇄형 질문(숫자형 코딩)으로 구분하여 실시하며, 자료의 입력이 끝나면 이를 토대로 통계적 기법을 적용하여 결과를 분석하고, 분석한 결과를 토대로 전체적인 불만족의 사유를 해석해 낸다.

(1) 결과 분석

① 코딩된 데이터를 검증 및 분석하기 용이하도록 정리
- 엑셀 또는 SPSS 분석프로그램에서 요구하는 방식에 맞춰 데이터 표현 형식을 정리
- 무응답 처리 확인

② 가장 기본적인 빈도 분석 실시

③ 전체, 차원별, 문항별 고객만족도 점수 산출

④ 전반적인 만족도, 재이용의향, 추천의향(NPS, net promote score, 순수고객추천지수) : 0~10점 척도를 활용하여 9~10점(강력히 추천하겠다는 답변) 비율에서 0~6점(절대로 추천하지 않겠다는 답변) 비율을 빼서 %로 표시한 값]을 분석

⑤ 결과값은 100점으로 환산하여 평균을 내는 방법 사용 : 척도별 몇 점을 줄 것인지 계획단계에서 결정

⑥ 전체, 차원별, 문항별 결과에 대한 기술적 통계 결과를 바탕으로 평균 차이 검증 등 분석방법을 통해 응답자 특성(연령별, 성별, 건강상태별, 이용경험별, 거주지역별 등)을 분석

⑦ 전년도 비교 추이를 분석하고 차원별 가중치를 조사하여 중점개선과제 도출에 활용

순수 추천고객 지수(NPS, net promote score)

NPS는 프레데릭(Frederick F. Reichheld)이 발표한 새로운 고객 충성도(loyalty) 측정 방법으로 특정제품, 서비스, 기업 혹은 브랜드에 대해 고객이 타인에게 추천하고자 하는 의지의 정도를 나타내는 지수이다.

프레데릭은 기존의 고객 만족점수는 진정한 고객의 충성도(loyalty)를 대변하기 어렵고 실제 고객의 반복 구매 행동이나 추천 행동과 높은 연관성을 보이는 지표가 바로 추천의향(NPS)이라고 했다.

NPS는 고객의 비율에서 비추천 고객의 비율을 뺀 것을 말한다. 고객 만족도를 11점 척도(0~10)로 나누고, 보통 11단계 중 6점 이상이면 만족한다고 계산을 하지만 NPS는 9점과 10점의 고객이 만족한 고객(추천고객)으로 규정하고, 6점 이하의 고객은 모두 비추천 고객으로 규정한다. 즉, 충성도가 매우 높은 고객의 수에서 보통 수준 이하의 고객을 빼는 것이다.

NPS는 단 하나의 문항인 "저희 회사를 친구나 동료에게 추천할 의향이 얼마나 있으십니까?"라는 질문을 통해서 일반적으로 11점 척도를 기준으로 응답한 고객을 분류한다. 9~10점을 응답한 고객들만을 추천고객(promoteres)이라고 간주하고, 7~8점은 중립고객(passives), 0~6점 사이로 응답한 고객은 비 추천고객(detractors)으로 분류한다. 전체 응답자 중 9~10점 추천고객(promoteres)의 비율에서 0~6점 비 추천고객(detractors) 비율을 빼서 %로 표시하며 NPS지수를 계산하기 위해서는 다음 공식을 따른다.

NPS = (promoteres수 − detractors수)/응답 수

NPS를 측정했을 때 평균적인 기업들은 5~10%를 나타내는 수준이고 NPS가 평균 이상인 기업들은 보통 10%에서 50% 수준을 나타낸다. 만약 NPS가 50%를 넘는 수준이라면 고객충성도가 매우 우수한 기업이라고 판단할 수 있다.

NPS는 매우 단순한 질문으로 측정되기 때문에 실행이 용이하다. 세계적인 기업인 GE와 마이크로소프트 등의 기업들이 NPS를 성과지표로 도입하면서 대외적인 만족도 조사 등에서 홍보효과를 보고 있으며, 많은 기업들이 이를 도입하고 있다.

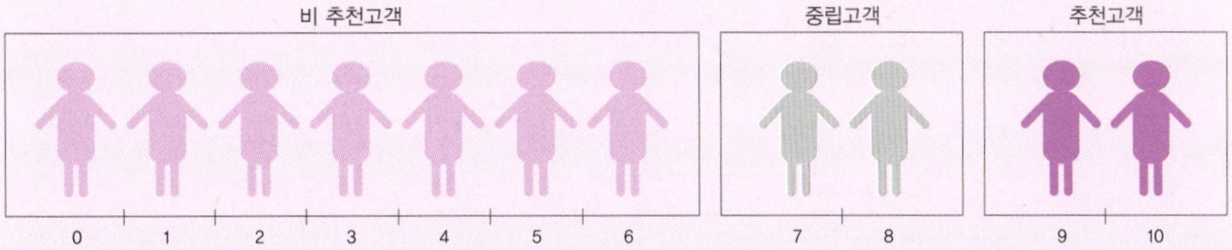

(2) 보고서 작성

고객만족도 조사 자체가 중요한 것이 아니라 조사결과의 내용을 의료제공자들이 공유하고 서비스개선에 활용할 수 있도록 해야 한다. 결과보고서는 완벽, 정확, 명확, 간결하게 작성하고 문제해결방안(중점개선과제)과 대안을 압축적으로 제시해야 한다.

6. 대안수립 및 개선활동

위 단계에서 분석한 결과로 알게 된 불만족의 사유를 관련 부서(팀)에서 우선순위를 정하고, 개선 활동을 수행한다. 이때, 이루어진 개선활동은 지속적, 반복적으로 수행되어야 한다.

7. 환자경험평가

① 건강보험심사평가원은 국민이 평가한 입원서비스의 질을 파악하고, 환자 중심의 의료문화를 열어 가기 위하여 2017년부터 환자 경험 평가를 진행함

② 환자경험평가는 의료서비스가 환자 중심으로 제공되었는지를 평가하는 것으로, 환자와 의료진과의 의사소통, 투약 및 치료과정 중에 겪었던 경험 등을 전화조사를 통하여 시행

③ 2017년 처음 실시한 환자경험평가에서 의료진의 환자를 대하는 태도는 높게 나타났으나, 의료진과 환자 간 의사소통 개선이 필요함을 알 수 있었으며, 우리나라 의료 환경에서 전체적으로 대인적 측면에 대한 의료의 질 향상이 필요한 것으로 확인됨

④ 조사방법

- 평가대상자의 전화번호 수집을 위해 청구자료 기반으로 대상자 선정
- 입원서비스를 경험한 국민에게 구조화된 설문지를 이용하여 전문조사업체 위탁을 통한 전화조사 실시

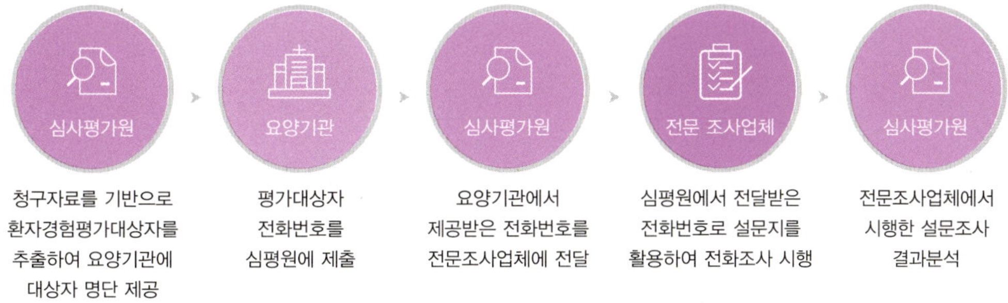
심사평가원
청구자료를 기반으로 환자경험평가대상자를 추출하여 요양기관에 대상자 명단 제공
요양기관
평가대상자 전화번호를 심평원에 제출
심사평가원
요양기관에서 제공받은 전화번호를 전문조사업체에 전달
전문 조사업체
심평원에서 전달받은 전화번호로 설문지를 활용하여 전화조사 시행
심사평가원
전문조사업체에서 시행한 설문조사 결과분석

⑤ 2023년(4차) 평가 세부시행계획(안)

- 평가도구(설문지)
- 입원 경험 6개 영역 및 개인특성, 24개 설문 문항

구분	평가영역	문항 내용	
입원 경험	1.간호사 영역	① 존중/예의 ③ 병원생활 설명	② 경청 ④ 도움 요구 관련 처리 노력
	2. 의사 영역	⑤ 존중/예의 ⑦ 의사와 만나 이야기할 기회	⑥ 경청 ⑧ 회진시간 관련 정보 제공
	3. 투약 및 치료과정	⑨ 투약/검사/처치 관련 이유 설명 ⑪ 통증 조절 노력 ⑬ 퇴원 후 주의사항 및 치료 계획 정보 제공	⑩ 투약검사 처치 관련 부작용 설명 ⑫ 질환에 대한 위로와 공감
	4. 병원 환경	⑭ 깨끗한 환경	⑮ 안전한 환경
	5. 환자권리보장	⑯ 공평한 대우 ⑱ 치료 결정 과정 참여 기회	⑰ 불만 제기의 용이성 ⑲ 신체 노출 등 수치감 관련 배려
	6. 전반적 평가	⑳ 입원 경험 종합평가	㉑ 타인 추천 여부
개인 특성		① 입원경로(응급실 경유 여부) ③ 교육수준	② 주관적 건강수준

주요 내용

① 환자만족도의 개념을 정의한 학자는 그레고리 파스코(Gregory Pascoe)의 대조모형과 동화모형, 린더 펠츠(Linder-Pelz)의 가치-기대모형, 라울러(Lawler)의 3가지 모형이론 등이 있다.

② 환자만족도 영향요인은 의사, 간호사, 청결, 병동시설 및 환경, 입·퇴원 절차, 주차, 음식, 진료비 등이 있다.

③ 환자만족도 조사는 환자들이 의료기관에서 받은 서비스를 환자의 경험적 입장에서 포괄적으로 측정하고 의료서비스의 질적 수준에 대해 평가한 결과지표이다.

④ 환자만족도조사 단계는 ① 목표를 설정 ② 조사방법론을 결정 ③ 조사도구 개발 ④ 자료 수집을 위한 조사 ⑤ 조사 결과 분석 ⑥ 대안수립 및 개선 활동 순이다.

⑤ 설문조사 대상 선정의 종류로는 크게 무작위성, 표본추출로 나누고 표본추출에는 계통적, 연속적, 층화적, 군집, 편의표본추출법이 있다.

학습 문제

1. 린더 펠츠(Linder-Pelz)의 환자 만족의 10가지 차원이 아닌 것은?
   ① 자원의 활용 가능성
   ② 인간적인 태도
   ③ 정보의 제공
   ④ 의료의 효율성
   ⑤ 환경의 쾌적함

2. 환자만족을 신념의 강도와 의료에 대한 긍정적 태도로 평가한 학자는?
   ① 라울러(Lawler)
   ② 그레고리 파스코(Gregory Pascoe)
   ③ 린더 펠츠(Linder-Pelz)
   ④ 도나베디언(Donabedian)
   ⑤ 리와 존(Lee & Jones)

3. 환자의 경험, 지식부족으로 완전히 이해할 수 없는 부분에 대해 만족도를 낮게 설정하는 모형은?
   ① 대조모형(contrast model)
   ② 동화모형(assimilation model)
   ③ 형평이론(equity theory)
   ④ 불일치모형(discrepancy model)
   ⑤ 가치-기대모형(value-expectation model)

4. 환자 만족도의 구성요소가 아닌 것은?
   ① 병원의 위치
   ② 대기시간
   ③ 진료비 수준
   ④ 주차시설
   ⑤ 의료진의 친절

5. 설문 작성의 주의사항이 아닌 것은?
   ① 이중 부정적 표현 금지
   ② 질문의 표현과 초점 명확화
   ③ 편견이 작용할 용어는 사용 금지
   ④ 하나의 질문에 한 가지 내용만 포함
   ⑤ 당연하고 꼭 필요한 질문은 필수적으로 사용

6. 최종보고서에 포함되어야 할 요소가 아닌 것은?
① 조사목적
② 조사방법
③ 자료수집방법
④ 질문내용별 연구결과
⑤ 조사 대상자의 인적사항

7. 모집단의 구성단위를 몇 개의 집락으로 구분 후 무작위로 필요한 집락을 추출하는 방법은?
① 연속적 추출법
② 군집 표본추출법
③ 편의 표본추출법
④ 계통적 표본추출법
⑤ 층화적 표본추출법

8. 고객 개념의 변화로 옳은 것은?
① 공급이 수요보다 많을 시 손님은 고객이다.
② 수요가 공급보다 많을 시 손님은 왕이다.
③ 수요가 공급보다 많을 시 판매 지향적이다.
④ 공급이 수요보다 많을 시 손님은 봉이다.
⑤ 수요와 공급이 같을 시 생산 지향적이다.

9. SERVQUAL 측정모형을 사용하는 환자만족도 조사는?
① 환자경험평가(PEA)
② 국가고객만족지수(NCSI)
③ 한국산업의 서비스품질지수(KSQI)
④ 한국산업의 고객만족도 지수(KCSI)
⑤ 한국산업의 브랜드 파워 지수(K-BPI)

10. 환자만족도 조사설계서에 포함되어야 할 내용으로 옳지 않은 것은?
① 조사 목적
② 표본설계
③ 개선 내용
④ 자료수집방법
⑤ 조사 대상자 선정기준

[정답] 1. ④ 2. ③ 3. ② 4. ① 5. ⑤ 6. ① 7. ② 8. ① 9. ③ 10. ③

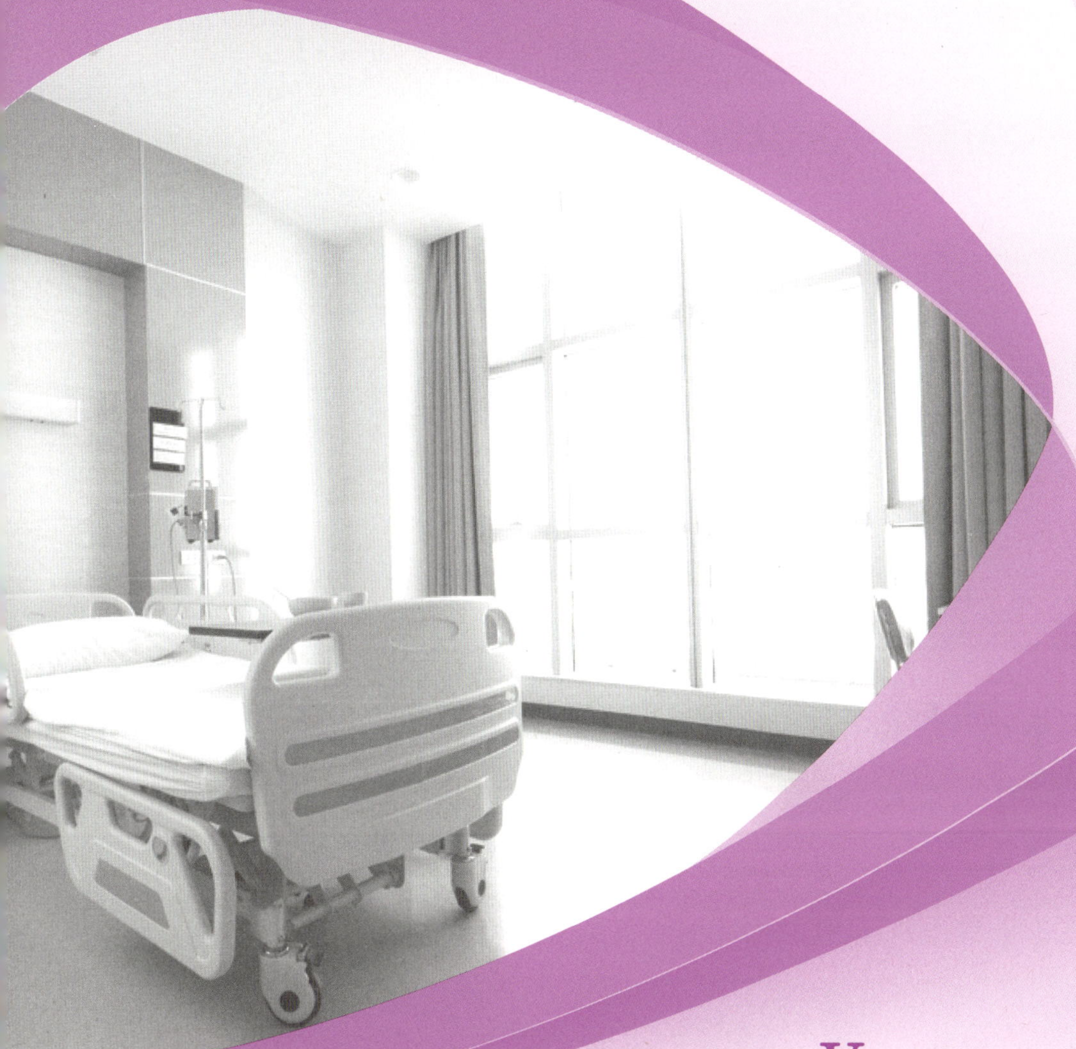

PART V

의료의 질 평가 활동 및 제도

Chapter 13

의료의 질 평가 활동

학습목표

1. 의료이용도관리(UM)의 종류와 관련 제도에 대해 이해한다.
2. 의료감사(MA)에 대해 이해한다.
3. 적절성 평가지침(AEP)에 대해 이해한다.
4. 지연이유목록에 대해 이해한다.
5. 동료심사제도에 대해 이해한다.

1. 의료이용도 관리(UM, utilization management)

1. 개념과 필요성

의료이용도 관리란 진료의 질적 수준은 유지하면서 인적·물적 의료자원을 효율적으로 활용하도록 조절하는 활동을 내용으로 한다. UM의 전신은 의료이용도 조사(UR, utilization review)로 의료비 조절을 위해 미국 연방정부와 보험자들이 권고했던 방법이고, UR은 특정한 의료서비스가 환자의 치료에 필요한 것인지 그러한 의료서비스가 적정한 수준·강도·비용으로 제공되었는지에 대해 보험진료비청구명세서나 진료기록부 등의 자료를 통해 조사하는 방법이다.

의료의 질적 수준에 대해 '과정(process)'을 평가하는 활동의 한가지이다.

목적은 부적절한 의료이용을 줄임으로써 의학적으로 타당한 적정진료 제공 여부를 평가하여 병상이용의 효율성을 증대하고, 불필요한 의료비 지출 및 국민의료비를 절감하는 것이다.

UR의 검토내용으로는 미국에서 개발된 적절성 평가지침(AEP)을 이용하여 다음의 내용을 평가한다.

① 진료제공내용, 즉, 의학적 필요성 충족도
② 진료제공 시점 즉, 수술 전 입원기간의 적정성
③ 진료제공량/진료시간 및 빈도 즉, 재원기간, 검사횟수의 적정성
④ 진료제공 장소 즉, 외래, 병실, 통원수술센터 등

2. 의료이용도 발전과정

표 13-1 의료이용도조사(UR)의 발전과정

년도	명 칭	UR의 내용
1950	의료이용도조사(UR)	• 의료이용도조사(UR) 시작 – 입원의 타당성 검토 – 의료의 질과 진료비 초점
1953	진료활동연구(PAS)	• 가입병원들의 퇴원요약 자료수집 – 질병별 재원기간의 분석
1955	의료활동위원단(CPAH)	• 진료활동연구(PAS) : 주사업 – 참여병원들의 자료수집 – 진료의 질 평가 – 진료형태 연구
1965	의료보호제도 (medicare/medicaid)	• 사회보장제도(medicare와 medicaid) 시작 • 의료이용도조사 실시 의무화 – 모든 병원에 의료이용 심사위원회 설치
1972	의료수준검토기구(PSRO)	• 재원기간의 초점 – 입원 및 재원기간의 필요성 검토 • 의료의 질적인 면 중 부족한 부분 검토 • 퇴원요약지를 이용한 분석 • 퇴원환자에 대한 진료의 평가 : 의료감사
1984	동료검토기구(PROs)	• PSRO → PROs 대체 • 3가지 관점에서 검토 – 의료이용도조사(UR), 적정진료보장(QA), DRG • 진료비 선불제도(PPS) 재원기간이 진료비 상환금액에서 거의 영향을 주지 않음 • 입원전 심사 : 입원·수술의 적합성 • 보다 더 적극적인 의료이용도조사 활동

년도	명 칭	UR의 내용
2002	QIOs(동료검토기구)	• PROs → QIOs 명칭 변경 • CMS의 UM 활동을 위임받음 • 1990년 동료심사 (전통적인 감시/감독) → 지역사회 지속적 의료의 질 향상 개념을 촉진하는 역할

3. 의료이용도 범위

(1) 입원의 타당성 검토

환자가 입원하기 전에 의사가 충분한 시간을 갖고 환자 상태를 관찰하여 입원치료가 필요한지를 결정하며, 입원 타당성 검토기준은 치료의 강도(IS, intensity of service)와 질병의 중증도(SI, severity of illness)가 이용된다.

표 13-2 질환의 경중에 따른 진료서비스 강도

	전반적인 검토기준	호흡기 질환 환자의 검토기준
질환의 경중도	• 활력 증상 – 체온 : 38.9℃ 이상이면서 – 백혈구 : 15,000 이상 • 임상병리–혈액검사 – 포타슘이 2.5 mEq/L 이하이거나 6.0mEq/L 이상인 경우 • 기능장애(갑자기 발생된) 의식이 없는 상태	• 방사선 촬영 결과 – 폐 허탈 – 기흉 • 주사 결과 – 전색 • 신체 상태 – 흉벽 천공 열상
진료서비스 강도	• 매 2시간마다 활력증상 점검 여부 • 투약 – 혈관내 투약 여부 • 치료 – 호흡장애를 도와주는 기구들 사용 여부 • 수술(24시간 이내에 계획된) – 외래진료시 할 수 있는 수술을 제외한 전신마취 또는 국부마취하의 수술 여부	• 치료 – 흉부에 튜브를 삽입 여부 • 수술(24시간 이내 계획) – 림파결절 생검 여부

(2) 재원기간의 타당성 검토

우리나라 종합 전문요양기관에서는 재원기간을 검토하여 불필요한 재원기간을 단축시켜 의료서비스 이용의 효율성을 증대시킬 수 있다.

(3) 과잉진료 또는 과소진료 검토

① **진료비 지불자의 관점** : 행위별수가제는 과잉진료, 포괄수가제는 과소진료 우려

② **의료경영자의 관점** : 포괄수가제의 경우 과잉진료를 한다면 병원은 경제적 손실 발생

의료이용도 관리(UM)를 통하여 진료의 필요성과 적절성을 검토하고 입원기간의 단축, 진료비 절감, 환자만족도를 향상할 수 있다.

(4) 퇴원계획 수립, 실시

퇴원은 의료기관에서 입원을 종결하는 것을 의미하는 것으로 퇴원계획을 환자의 상황에 맞게 조정하여 퇴원시키는 것으로, 전원이나 지속적 진료계획을 수립할 수 있다. 퇴원계획 조정은 선택한 방법에 필요한 사항을 미리 통보하여 준비하고 환자에게 가장 적합한 방법을 택하여 적시에 퇴원하는 것이다.

① **전원**

- 3차 의료기관에서 진료 후 2차 의료기관으로 전원
- 재활병원 등 특수진료 기관으로 전원

② **지속적 진료**

- 퇴원 후 집에서 가정간호제도를 이용하는 것
- 퇴원 후 외래 통원 진료를 받는 것

(5) 진료지원 업무 검토

진료지원 업무의 지연 여부를 조사하여 장비의 고장 또는 부족, 준비 불충분, 의사의 개인적 사정 및 일정상 문제 등 지연요인을 파악하여 개선한다.

4. 의료이용도 종류와 업무

(1) 이용도 검토의 종류

① **전향적 검토(prospective review)**

환자가 의료서비스를 이용하기 전에 의사의 입원 이유 및 진료계획을 근거로 의료서비스의 적절성을 검토하는 방법으로 미국의 경우 입원승낙서, 우리나라의 외래진료 후 입원 여부를 결정하는 과정이 된다.

② 재원 중 검토(concurrent review)

환자가 입원 중인 상태에서 의료서비스의 적절성을 검토하는 방법으로 입원자들의 재원기간의 타당성 및 재원기간 연장의 타당성을 검토하고 승인하는데, 장점으로는 의료서비스의 적절성 여부를 심층적으로 판단할 수 있다.

③ 후향적 검토(retrospective review)

환자가 퇴원한 후 의무기록을 통해 의료서비스의 필요성과 적절성 등을 검토하는 방법이다.

- 장점 : 다수의 환자를 대상으로 검토 가능하며, 다음 입원일에 대한 의학적 처치에 대한 불확실성 등 모호함이 없음. 또한, 검토 결과가 환자에게 직접적인 영향을 미치지 않아 객관적인 검토가 가능함
- 단점 : 추가적 자료가 적절히 탐색되지 않음

④ 선별적 중점 검토(focused review)

검토가 필요한 중요사항을 선택하여 의료서비스와 시설 등의 이용실태를 중점적으로 검토한다.

(2) 의료이용도 업무

① 효율적인 진료를 위해 진료 지연요인 파악

- 장비 고장
- 불충분한 지식
- 의사의 개인적인 사정
- 예약제도의 문제점

② 비 진료대상에 대해 통보

- 부적합한 입원
- 부적합한 재원
- 입원 전 부적합성 판단

③ 진료의 수준 검토

- 급성/아급성
- 만성
- 재활치료 의뢰
- 전문 간호 시설 이송
- 가정 치료
- 말기 환자 치료

④ 사례관리

의사소통과 자원의 적절한 활용을 통해 제공된 의료서비스를 사정, 계획, 수행, 조정, 모니터링하고 평가하는 협력적인 과정으로, 증례관리의 장점은 입원기간을 단축하고, 진료비를 절감하며, 환자만족도를 향상시킬 수 있다.

증례관리의 목적은 효과적인 비용과 적절한 방법으로 진료가 적시에 행해지고 있는가를 확인하는 것이다. 실제 이루어진 진료행위의 최종 결과가 미리 설정된 진료 전달체계 및 예상결과와 얼마만큼 일치하는가를 평가하게 된다.

⑤ 단계별 진료과정을 파악

흐름도로 특정 진단에 대한 환자 진료과정의 주요단계와 내용을 파악하고, 공통 진단군 환자의 진료 결과의 기대치를 보여주게 된다.

⑥ 진료비 내용의 포괄적 검토

- 진료행위자의 능력과 진료의 효율성을 추적
- 검사와 처치 일정을 조정함으로써 재원기간 단축
- 보조적 진료행위 감소
- 물자, 장비 및 인건비로 지급된 내용 검토

⑦ 병원운영체계의 개선 모색

- 의무기록과 원무 체계의 개선
- 의사들의 협조 모색
- 재원기간 단축 모색
- 경비 절감 방안 모색
- 보조 진료행위 감소
- 수익 증가를 위한 진료의 특수화 추진
- 수익 대비 경비 비율개선을 위해 의사들 간의 경쟁 유도
- 외래진료 활동 촉구

2. 의료감사(medical audit)

1. 개념

의료감사는 1972년 미국의 JCAHO가 개발한 의료의 질 평가방법으로 의사들이 환자의 의무기록을 정기적·조직적으로 검토·조사하여 환자 치료의 질을 평가하고 문제점을 확인, 해결하고 조치하여 진료의 질을 향상시키는 프로그램이다.

또한, 의료감사는 업적평가감독, 회계감사 및 환자관리개선을 위한 환자 관리 감사 및 개선을 위한 수행평가 절차(PEP, performance evaluation procedure for auditing and improving patient care)를 개발하여 병원들이 객관적으로 의료의 질을 검토하고 평가하도록 한다.

2. 특징

미국 병원협회에서는 1974년 병원의 주요 진료 부서에서 연 2회 의료감사를 하라는 규정을 병원심사규정에서 본격적으로 강조하고 의무화하였다. 1979년 병원신임합동위원회는 의료감사의 수적인 요구사항을 삭제하고 포괄적인 새로운 기준을 제시하였다. 또한, 1979년경까지 미국에서 상당히 활발히 진행되었다.

1979년 이후 적정진료체계가 문제지향(problem-focused) 접근방법에서 병원 지향체계(facility-oriented system)로 변화하였다. 의료감사의 내용으로는 환자 진료의 진단 및 결과에 대한 평가 등 전문가들의 의료행위 평가, 동료 간 심사 등이 있다.

3. 의료감사 평가기준

의료감사위원회 위원은 의료감사 평가기준을 설정하며, 평가항목은 전문가 의견, 참고문헌, 타 병원과의 비교자료 및 합의사항 등을 참조하여 설정한다. 평가기준은 묵시적 평가기준(implicit criteria)과 명시적 평가기준(explicit criteria)으로 분류된다.

① **묵시적 평가** : 전문가(주로 의사)가 의무기록을 검토하고 의료의 적절성을 평가하는 방법

② **명시적 평가** : 의사가 아닌 열람자가 의무기록을 검토하는 것으로 사전에 적절한 진료에 대한 기준이 설정된 평가방법

4. 의료감사 기준 및 절차

일리노이스 병원협회 톰슨박사(Richard E. Thompson, M.D.)의 저서 「Patient Care Audit」에서 의료감사의 시행과정을 아래의 15 단계로 구성하고 있다.

① 주제선정

• 예) 당뇨병- 혼수동반 당뇨병, 인슐린 의존성 당뇨병, 백내장 동반 당뇨병, 케토산증을 동반한 당뇨병

② 표본의 수 결정 : 6개월 이내 감사 가능한 건수

③ 감사목적 결정

④ 평가기준 설정 : 의료감사위원회 위원, 의료평가 시 사용되는 기준 – 병원협회 진단, 치료, 입원, 합병증, 퇴원, 생존 등

⑤ 감사대상 의무기록 검색, 감사자료 추출

⑥ 담당 직원이 검토 결과 정리 및 위원회 상정

⑦ 위원회의 자료 검토확인

• 의료감사 업무 주관 : 의무기록위원회, 약사위원회, 감염위원회, 조직위원회, 사고위원회

⑧ 평가 기준에 맞지 않는 변이(variance)이유 규명

⑨ 타당성이 인정되지 않은 변이사항 정리 요약

• 예) 환자가 응급실 도착 시 사망(DOA)

⑩ 발견된 문제점 성격별로 정리

⑪ 발견된 문제 해결을 위한 방안제시 및 시정조치 시행

⑫ 감사과정의 요약정리 : ①~⑪까지의 내용 총정리

⑬ 추구관리(문제 관련 부분에 관한)보고서 접수 및 재감사

⑭ 보고 : 상기 모든 내용을 요약, 이사회, 병원장 및 임상 의사회에 보고

⑮ 의료감사 장부에 기록, 평가기준 검토 및 수정

5. 보건의료정보관리사의 역할

의료감사에서 보건의료정보관리사의 참여 정도는 병원의 규모, 보건의료정보관리사의 능력, 의료진의 요구에 따라 다양하게 나타난다.

① 자료를 수집하여 제공

② 수집된 자료를 최적의 방법으로 분석하여 정보 생성

③ QI 관련 정보를 작성할 수 있는 정보체계를 구축, 활용

④ 설정된 평가기준에 맞추어 의무기록을 검토 및 자료 검색

⑤ 의무기록 서식의 고안과 선택에 참여

⑥ 비밀을 보장해 줄 방안이나 체계 고안

⑦ 보수교육 프로그램에 참여

⑧ 회의에 관한 문서와 보고서를 작성, 관리

3. 적절성 평가지침(AEP, appropriateness evaluation protocol)

1. 적절성 평가지침 정의

적절성 평가지침은 대규모의 표본에 적절히 적용하면 부적절한 의료서비스 이용의 비중을 매우 정확하게 파악할 수 있다. AEP 도구를 이용하여 입원이나 재원이 부적절한 판단이 내려졌다고 해서 반드시 환자를 퇴원시켜야 함을 의미하는 것은 아니며, AEP의 기준들뿐만 아니라 부적절한 의료이용의 이유와 번복기준을 적절하게 적용하면 이를 분명히 구별할 수 있고 부적절한 의료이용의 문제들을 해결하는 데 필요한 시정 조치 결정에 도움이 된다.

이에 따른 목적은 환자가 급성진료시설에서 치료받을 필요성 여부 판단과 그 치료 시기의 적절성 여부를 판단하는 것이다.

2. 적절성 평가지침의 내용

① 진단명과 무관하게 적용 가능
② 적절성에 대한 의학적 판단
③ 높은 신뢰도와 타당성
④ 의사가 아닌 의료인이라도 조사할 수 있도록 개발
⑤ 미국적 상황을 반영하는 도구

3. 적절성 평가도구의 구성요소

입원 적절성 평가도구의 구성요소는 입원기준, 재원일기준, 수술기준으로 분류한다.

① 입원기준(admission criteria)

- 내용 : 입원의 의학적 필요성에 관한 판단
- 판단기준 : 서비스 강도, 환자 상태 및 중증도 등 고려
- 구분 : 내과계 기준, 외과계 기준
- 항목 : 성인용 기준 16개 항목, 소아용 기준 20개 항목

② 재원일 기준(day of care criteria)

- 내용 : 재원일의 의학적 필요성에 관한 판단, 각 환자의 재원일 각각에 대하여 1일 단위로 재원일 기준을 만족하는지를 판단
- 판단기준 : 의사서비스, 간호서비스, 환자 상태 요인 등으로 구성
- 구분 : 내과계 기준, 외과계 기준
- 항목 : 성인용 기준 25개 항목, 소아용 기준 28개 항목

③ 수술기준 (외과계 진료과만 적용되는 기준)

- 수술 장소 기준(location of surgery)
  - 내용 : 입원이 필요한 수술인지 여부를 판단
  - 판단 : 동반 질환 여부, 수술 후 후유증 발생의 위험성, 수술 후 집중적인 치료의 필요성
  - 항목 : 14개 항목
- 수술 시점 기준(timing of surgery)
  - 내용 : 국소마취는 입원 당일 수술시행에 표준, 전신/부분마취는 입원 다음 날 수술시행에 표준
  - 판단기준 : 수술 전 특수검사 및 치료, 환자 상태, 수술취소 등 입원 당일에 수술이 행해지지 못한 정당한 이유를 반영
  - 항목 : 16개 항목

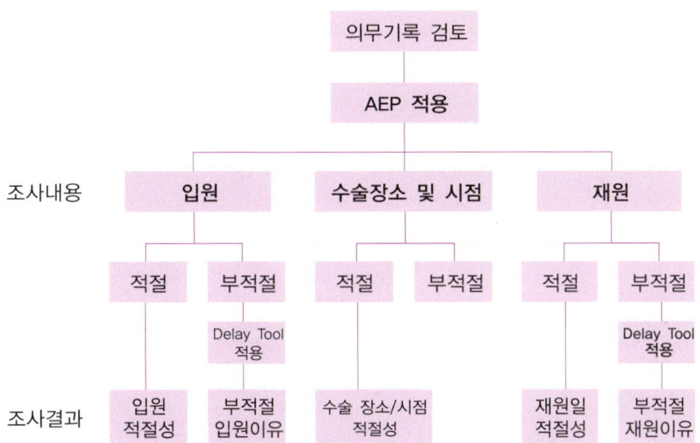

그림 13-1 입원 및 재원일 적절성 평가 흐름도

4. 적절성 평가의 기준 및 번복(override option)

적절성 평가의 기준은 ① 성인 입원기준, ② 성인 재원기준, ③ 소아 입원기준, ④ 소아 재원기준으로 분류한다.

번복된 기준은 적절성 평가지침에서 적절한 것으로 제시한 기준에 합당하지 않아 '부적절'로 판단되었지만 여러 가지 상황으로 볼 때 꼭 입원이나 재원을 할 수밖에 없을 때 '적절'로 판단을 번복하여 인정하는 것이다. 이때, 반드시 의료진과 합의해야하며 자주 번복을 적용해서는 안 된다.

(1) 부적절한 기준을 적절로 번복한 사례

① **입원일 기준** : 흉막 생검을 위해 입원하여 당일 생검을 실시한 경우

② **재원일 기준**
- 복수천자(ascites tapping) 하는 날
- 급성심근경색증 환자로 안정기에 접어든 시기에 bed rest 상태에서도 chest pain이 있으나 적절에 맞는 조건이 없는 경우(oral 투약, EKG monitoring 안 함)

(2) 재원일 적절 기준을 부적절로 번복한 사례

① 특별히 심각한 증세 없이 구강 투여할 수 있는 약물을 정맥으로 투여하고 있는 경우로 이외에는 정맥 투여하는 약물은 없는 경우

② '섭취배설량(I/O) 측정' 처방이 있으나 I/O상 안정적이며, 수액의 추가공급 등 수액의 용량조절이 없는 경우

③ 장기적으로 경관 영양(L-tube feeding) 중이거나 인공유치 도뇨관(foley-catheter)을 가지고 있는 경우

4. 지연이유 목록(delay tool)

1. 지연이유 목록 정의

지연이유 목록은 셀커(Selker, 1989)가 개발한 것으로 적절성 평가지침을 적용하여 의학적으로 불필요한 입원과 재원으로 판단된 경우, 미리 작성된 목록에서 해당 이유를 찾도록 하는 것이다. 즉 Delay Tool은 이러한 부적절 입원 또는 부적절 재원일에 대하여 "그렇다면 왜 이러한 부적절 입원 또는 재원일이 생겨났는가?"를 밝히고자 하는 도구라고 할 수 있다.

표 13-3 지연이유 목록(delay tool)

구분	세부	내용
I. 부적절 입원의 이유		• 외래에서 시행할 수 있는 검사나 시술 • 장기요양시설(nursing home 등)에서도 가능한 진료 • 사회적 이유로 인한 입원 : 거리, 기타 사회적 이유 • 조기입원 • 기타
II. 부적절 재원의 이유	① 검사 시행 대기	• 진단방사선과의 검사 • 임상병리과의 검사 • 핵의학과의 검사 • 내과계 특수검사 – 예약이 필요한 검사 • 예약이 필요하지 않은 검사 시행 당일 • 검사시행과 관련된 대기
	② 검사 결과 획득 대기	• 진단방사선과의 검사 • 임상병리과의 검사 : 미생물 배양검사 등 • 핵의학과의 검사 : 스캔, 혈액검사 등 • 내과계 특수검사 • 병리과 검사 : 조직검사, 세포학적 검사, 전자현미경 검사 등 • 기타 검사 결과 획득 대기 • 두 가지 이상의 검사 결과를 동시에 대기하는 경우 • 주말로 인하여 결과를 알 수 없는 경우 • 결과가 병실로 왔으나 결과를 분실 또는 확인 불가능한 경우 • 검사실에서의 검체 분실로 결과를 알 수 없는 경우
	③ 내·외과계 환자의 조기입원	• 검사 시행 대기 • 검사 결과 획득 대기 • 자문과 관련된 대기 • 단순 시술/수술 일정 대기 • 기타 의료진의 책임과 관련된 수술 시행 대기
	④ 의료진의 책임에 관련된 대기	• 보수적인 진료로 인한 퇴원의 대기 • 의사의 임상적인 의사결정과 관련된 대기 • 의료진의 검사 지시 또는 시행과 관련된 대기 • 자문과 관련된 대기
	⑤ 환자에 관련된 대기	• 환자나 가족이 시술/치료에 대한 결정을 못내려서 발생한 대기 • 환자가 검사, 시술 및 치료를 거절한 경우 • 환자 또는 가족의 요청에 의하여 상태가 안정된 말기질병 환자를 병원에 두는 경우 • 퇴원 준비가 되어 있지만 환자나 가족 때문에 대기가 발생한 경우
	⑥ 병원의 관리 과정과 관련된 대기	• 본원 내 다른 과/병동의 병상을 구하기 위한 대기와 관련된 대기 • 외부 병원/병상을 구할 수 없어서 대기가 생기는 경우 • 주말이라 퇴원 수속을 할 수 없어서 발생하는 대기 • 입원 당일

2. 지연이유 목록 구성

① 부적절한 입원의 이유 : 5개 항목
② 부적절한 재원의 이유 : 6개의 범주, 33개의 중범주, 79개의 소범주로 구성
③ 주범주는 부적절 재원의 이유를 검사 시행, 검사 결과 획득, 조기입원, 의료진의 책임, 환자나 가족 및 병원의 관리과정과 관련된 대기 등 6가지로 구분

구체적인 목록은 표 13-3과 같다. 이 범주의 구체적인 목록은 지역과 병원의 사정에 따라 달라질 수 있다.

3. 부적절한 입원 이유의 사례

① 외래에서 시행할 수 있는 검사·시술 : 항암치료를 위한 항암주사를 맞기 위해 입원한 경우, CT·초음파 등 외래에서 가능한 검사를 위해 입원한 경우, 쌍꺼풀 시술 등이 해당
② 장기요양시설에서도 가능한 진료 : 신경과의 뇌졸중 후유증 환자로 안정기에 접어든 경우, 보존적 진료(conservative management)를 위해 입원한 경우
③ 사회적 이유로 인한 입원 거리 등 : 지방 거주 환자로 거리가 너무 멀어 검사만을 위해 며칠씩 와서 할 수 없는 경우 입원해서 하는 것이 오히려 편리한 경우
④ 조기입원 : 수술에 필요한 사전 검사가 시행되어 있지 않거나 수술 일정이 입원 후 즉시 시행할 수 있도록 준비되어 있지 않은 상태에서 입원하는 경우

4. 적절성 평가 조사 수행

① 조사계획 수립
- 조사 시점 결정
- 입원 전, 입원 중, 퇴원 후 중에서 결정
- 표본추출방법을 결정
- 전수 조사 또는 표본조사를 결정

- 소요인력 및 비용, 조사결과 활용계획 등을 결정하는 단계

② **조사계획보고 및 승인**

- 조사계획을 확정하는 단계
- 조사에 동원되는 인력, 비용을 승인

③ **적절성 평가 기준적용에 대한 의료진 의견수렴** : 적절성 평가기준(AEP) 진료과별 회람 및 기준조정, 번복기준 적용 시 의료진과 협의가 이루어지는 단계

④ **조사자 교육·훈련** : 분산형으로 시행할 경우 자료작성자에 대한 별도의 사전 교육 필요

⑤ **의료진(진료과, 병동)의 협조** : 의무기록열람, 자료작성 등이 수행되는 단계

⑥ **부적절한 입원/재원이유 목록 작성**

⑦ **자료수집 양식 작성** : 환자의 일반적 특성, 병원 재원의 특성, 적절성 평가기준의 종류 등을 수집 항목으로 작성

⑧ **자료의 수집** : 분산형의 경우에는 조사서가 정확히 기록되었는지 자료회수 시 검토 필요

⑨ **자료 분석 및 결과보고** : 통계분석, 보고서작성, 결과보고의 단계

5. 결과분석 및 제시

적절성 평가지침(AEP)을 적용하여 진료과별 입원, 수술 장소 및 시점, 재원일 적정성 수준을 평가하여 진료과별로 입원일별 재원일의 적절성 수준을 평가함으로써 부적절 재원의 양상을 밝힌다.

지연이유 목록(delay tool)을 적용하여 진료과별로 부적절 재원일 이유를 파악하고 주요 이유에 대해서는 구체적인 이유를 밝힌다. 이전에 수행된 결과와 비교를 통해 수행평가 및 병상이용의 적절성 수준을 모니터링한다.

5. 동료 심사제도(peer review organizations)

1. 개요

1982년 진료비 상환방법이 소급되어 결정되었던 지불방법에서 환자의 주진단에 의해 결정되는 전향적인 고정된 가격으로 상환하는 포괄수가제도(DRG, diagnosis related groups)라는 선지불제로 바뀌면서 보건의료재정청(HCFA, health care financing administration, 현 CMS)은 의료수준검토기구(PSRO, professional standard review organization)를 동료검토기구(PROs, peer review organizations)로 전환하였다.

PROs는 주당 하나씩 조직되어 성과급제로 보건의료재정청과 계약을 맺고 의료기관과도 계약을 맺어, 의사 개인의 진료 수행성과를 평가하고 보건의료재정청에 징벌을 건의하는 힘을 갖게 되어 건의 내용을 교육하거나, 메디케어(medicare) 환자 진료에서 제외하거나 벌금을 부여하기도 한다.

PROs는 임상적 치료과정을 평가하기 위하여 전체 치료 건수의 일부만을 감사하지만, 비적정 진료를 찾아내는데 효과적인 것으로 평가되고 있다. 2002년 그 명칭을 질 향상기구(QIOs, quality improvement organizations)로 변경하였다. 연방정부는 주별로 의료의 질을 관리하도록 QIOs에게 위임하고 있으며 3년 단위로 계약을 하고 보고서는 국회에 제출하도록 요구하였다.

2. 심사목적

포괄수가제도(DRG, diagnosis related groups)의 단점을 보완하며, DRG 적용환자의 의료의 질 수준을 유지하기 위한 제도이며, 동료검토기구(PROs)는 의료서비스의 질과 효율성을 확인하기 위해 의료의 질적 내용을 분석하는 데에 중점을 둔다. 즉, 동등한 자격을 갖춘 동료로부터 평가를 받게 하여 자신의 의료 행위가 동료들에 비해 어떤 수준인가를 알 수 있게 함으로써 적정 의료의 수준을 보장하는 방법이다.

주로 개업 의사들로 구성된 위원회, 지역 의사 대표들 또는 의사회의 회원들이 검토, 심사하는 것으로 동료검토기구(PROs)는 의료의 질을 확인하고 의료비 상승 조절에 목적을 두고 있다.

주요 내용

① 의료이용도관리(UM, utilization management)는 진료의 질적 수준은 유지하면서 인적·물적 의료자원을 효율적으로 활용하도록 조절하는 활동이다.

② 의료이용도 종류는 전향적 검토(prospective review), 재원중 검토(concurrent review), 후향적 검토(retrospective review), 선별적 중점 검토(focused review)이다.

③ 의료감사(MA, medical audit)는 1972년 미국의 의료기관 신임합동위원회(JCAHO, joint commission on accreditation of health organization)가 개발한 의사들이 환자의 의무기록을 정기적, 조직적으로 검토·조사하여 환자 치료의 질을 평가하고 문제점을 확인하여 해결하도록 조치하여 진료의 질을 향상시키는 프로그램이다.

④ 적절성 평가지침(AEP, appropriateness evaluation protocol)은 적절한 의료이용의 문제들을 해결하는 데 필요한 시정조치를 결정하기 위한 지침으로 환자가 급성진료시설에서 치료받을 필요성 여부 판단과 그 치료 시기의 적절성 여부의 판단에 대해 파악할 수 있다.

⑤ 지연이유 목록(delay tool)은 적절성 평가지침(AEP)을 적용하여 의학적으로 불필요한 입원과 재원으로 판단된 경우, 미리 작성된 목록에서 해당 이유를 찾는 것이다.

⑥ 동료검토기구(PROs, peer review organizations)는 동등한 자격을 갖춘 동료로부터 평가를 받게 하여 자신의 의료 행위가 동료들에 비해 어떤 수준인가를 알 수 있게 함으로써 적정 의료의 수준을 보장하는 방법이다.

학습 문제

1. 의료이용도 관리의 설명으로 옳지 않은 것은?
   ① 의료의 질적 수준에 대해 과정을 평가하는 활동이다.
   ② 주로 외래나 통원수술센터 등의 비용 감소를 목적으로 한다.
   ③ 불필요한 의료비 지출 및 국민의료비를 절감하고자 하는 목적이다.
   ④ 보험진료비 명세서나, 진료기록부 등의 자료를 통해 조사하는 방법이다.
   ⑤ 진료의 질적 수준은 유지하면서 의료자원을 효율적으로 활용하도록 조절하는 활동이다.

2. 의료이용도 검토 중 환자가 의료서비스를 이용하기 전에 의사의 입원이유 및 진료계획을 근거로 의료서비스의 적절성을 검토하는 방법은?
   ① 전향적 검토(prospective review)
   ② 입원기준(admission criteria)
   ③ 재원중 검토(concurrent review)
   ④ 후향적 검토(retrospective review)
   ⑤ 선별적 중점 검토(focused review)

3. 적절성 평가지침에 대한 설명으로 옳지 않은 것은?
   ① 진단명과 무관하게 적용할 수 있다.
   ② 높은 신뢰성과 타당성을 나타낸다.
   ③ 의료인이 아니라도 조사할 수 있도록 개발되었다.
   ④ 부적절한 의료서비스 이용의 비중을 매우 정확하게 파악할 수 있다.
   ⑤ 적절한 의료이용을 위해 급성진료시설에 대한 시정조치를 결정한다.

4. 진단명별로 의사들이 환자의 의무기록을 정기적, 조직적으로 검토·조사하여 환자 치료의 질을 평가하고 문제점을 확인하여 해결하는 질 향상 프로그램은?
   ① 동료의사심사(peer review)
   ② 의료 감사(medical audit)
   ③ 진료비청구심사(claims review)
   ④ 의료자원이용심사(utilization review)
   ⑤ 적절성 평가지침(appropriateness evaluation protocol)

5. 의료감사에 있어 보건의료정보관리사의 역할이 아닌 것은?
   ① 자료수집제공
   ② 의무기록 서식의 고안과 선택에 참여
   ③ 환자 치료의 질 문제점 해결
   ④ 회의에 관한 문서와 보고서작성 관리
   ⑤ 비밀을 보장해 줄 방안이나 체계고안

6. 동료검토기구(PROs)에 대한 설명으로 옳은 것은?
   ① PROs는 후에 PSRO로 대체되었다.
   ② 퇴원요약지를 이용한 분석을 한다.
   ③ 입원전 심사, 입원, 수술의 적합성을 검토한다.
   ④ 의료의 질과 진료비에 초점을 두고 타당성을 검토한다.
   ⑤ 재원기간에 초점을 두고 입원 및 재원기간의 필요성을 검토한다.

7. 의료감사에 대한 설명으로 옳지 않은 것은?
   ① 연 2회 실시함
   ② 동료간 심사
   ③ 전문가가 묵시적 평가기준으로 감사
   ④ 의사는 명시적 평가기준으로 감사
   ⑤ 환자진료의 진단 및 결과에 대한 평가 실시

8. 의료이용도 관리 활동이 아닌 것은?

① 증례관리
② 진료의 수준 검토
③ 입원의 타당성 검토
④ 시설이용의 필요성
⑤ 진단의 정확성 검토

9. 지연이유 중 부적절한 입원 이유에 해당하지 않는 항목은?

① 조기입원
② 장기요양시설에서 가능한 진료
③ 통원거리로 인한 입원
④ 외래에서 시행할 수 있는 검사나 시술
⑤ 병원 내 타 진료과의 병상을 구하기 위한 대기

10. 의료감사 과정 중 타당성이 인정되지 않는 변이 사항은?

① 평가기준 설정 오류
② 위원회의 자료 검토 오류
③ 평가기준의 제한성
④ 미완결 의무기록 작성
⑤ 환자가 응급실 도착시 사망

[정답] 1. ② 2. ② 3. ⑤ 4. ② 5. ③ 6. ③ 7. ④ 8. ⑤ 9. ⑤ 10. ④

Chapter 14

의료의 질 평가제도

학습목표

1. 우리나라 의료의 질 평가제도에 대해 이해한다.
2. 미국 의료의 질 평가제도에 대해 이해한다.
3. 호주 의료의 질 평가제도에 대해 이해한다.
4. 일본 의료의 질 평가제도에 대해 이해한다.

1. 우리나라의 평가제도

1. 병원 신임평가제도

우리나라의 병원신임제도는 수련병원실태조사와 통합되어 발전하였다.

(1) 우리나라 질 평가제도의 역사

① 1963년 : 국립보건원에서 처음 실시한 수련병원인정제도가 우리나라의 병원신임제도(Hospital Accreditation Program)의 효시

② 1965년 : 수련병원인정제도를 보건사회부(보건복지부)에서 대한병원협회로 이관

③ 1981년~ : 전공의(인턴, 레지던트) 수련병원 지정을 위한 심사를 확대시켜 수련병원실태조사와 병원표준화심사 통합 실시

④ 2003년 : 수련병원실태조사 및 병원신임평가로 평가제도의 명칭 개정

⑤ 2015년 : 전공의의 수련환경 개선 및 지위 향상을 위한 법률 제정(시행 2016.12)

⑥ 2018년 : 수련환경평가(수련병원 지정기준 유지, 수련규칙 이행, 의료법령에 따른 수련교과과정 제공)로 변경

(2) 병원신임평가

병원신임평가는 의료의 질을 구조적 측면에서 평가하는 방법으로 미리 정해진 최소기준(minimum standard)을 적용하여 이를 충족하는지 조사한다. 병원조직, 진료윤리, 건물기능의 안전도, 의사업무의 조직화, 진료수준, 시설장비, 경영관리, 임상각과 수련교육부서별 적정성 등을 평가한다.

목적달성 정도의 불명확성, 심사요강의 불완전성, 사업대상기관의 제한, 사업의 폐쇄성, 사업결과의 활용 및 유인책 미흡 등의 문제점도 있었지만, 수련병원 지정 및 전공의 책정과 연결되어 병원에 대한 직접적인 영향을 미쳤으므로 전국의 거의 모든 수련병원이 참여하였다.

병원신임평가사업은 병원의 수준을 향상시켜 환자에게 최선의 진료를 제공하는 것으로서 국민의 신뢰와 존경을 받는 병원상을 정립하고자 하는 병원계의 자율적인 질 관리 활동이다.

(3) 수련환경평가

1) 배경

2015년 기존 주당 100시간이 넘는 전공의 수련환경을 개선하여 전공의 인권보호 및 환자 안전을 도모하고자 하는 전공의의 수련환경 개선 및 지위 향상을 위한 법률(2016년 12월 23일부터, 수련시간 등에 관한 규정은 2017년 12월 23일부터)이 시행되면서 수련환경 평가가 시작되었다.

2) 목적

전공의 수련환경 개선 및 지위 향상을 위하여 필요한 사항을 규정하고, 전공의 권리 보호, 환자안전과 우수한 의료인력 양성에 이바지함을 목적으로 한다.

3) 수련환경평가 업무 절차

① 수련병원(기관) 지정 신청 접수
② 수련환경평가 계획 수립 및 현지·서류평가 진행
③ 평가 수행 후 이의신청(1차) 접수 및 심의 진행
④ 평가 결과 산출
⑤ 결과 통보 및 그에 대한 이의신청(2차)

⑥ 수련병원(기관) 및 수련 전문과목 지정 결과 통보
⑦ 수련환경평가 결과에 따른 보완사항 관리
⑧ 내용 및 방법

- 현지평가
  - 매년 6월 셋째 주부터 6주간 시행(천재지변, 국가적 재난 상황 등 발생 시 수련환경평가위원회의 심의 및 보건복지부장관의 승인 후 조정 가능)
  - 대상 병원(기관)에게 평가 시행 2주 전 평가 일정을 서면으로 통보
- 서류평가 : 매년 8월 둘째 주부터 2주간 시행

표 14-1 수련환경 평가위원

구분	자격 및 역할
평가반장	• 자격 : 평가반장 유경험자 A군 수련병원의 책임지도전문의 또는 지도전문의 경력 20년 이상인 자 • 역할 : 인턴수련환경평가위원간의견 조율 및 최종 보고서 작성(팀평가주도) 등
학회위원	• 자격: 수련병원에 재직 중인 지도전문의 중 병원 평가 유경험자, 26개 전문과목학회에서 추천한 자, 수련교육부장 유경험자 • 역할 : 수련 전문과목 영역 평가, 수련지원체계 및 수련규칙 이행 여부 평가(전공의 면담, 의무기록 확인 등)
행정위원	• 자격: 수련병원에 재직 중인 자로서 병원행정 10년 이상(수련 행정 3년 이상 포함) 유경험자 및 이와 동등한 자격이 있는 자 • 역할 : 평가단 및 평가대상병원 일정 조율, 평가계획서 작성 및 회람, 식사, 숙소 및 기타 행정사항 담당/병원 현황, 수련병원 지정기준 충족 여부 평가, 수련규칙 이행여부 평가 등
전공의 보조위원 (필요시)	• 자격 : 현재 수련 중인 전공의 • 역할 : 수련규칙 이행 여부 현지 평가 시 학회위원의 업무 중 전공의 면담, 수련규칙 이행 및 의무기록 (EMR 등) 확인 등 보조

표 14-2 수련병원(기관) 군 분류 기준

군	구분	분류 기준
A군	인턴 및 레지던트 수련병원	내과, 소아청소년과, 외과, 산부인과를 포함하여 13과목 이상 수련병원
B군		6과목 이상 수련병원
C군		5과목 이하 수련병원
단과 C군	단과 레지던트 수련병원	단과 레지던트 수련병원
D군	인턴 수련병원	인턴 수련병원 (인턴 및 가정의학과 수련병원 포함)
기관	수련기관	예방의학과 및 직업환경의학과 수련기관

표 14-3 수련전문과목 계열 분류

구분	해당 전문과목
내과계	내과, 소아청소년과, 신경과, 정신건강의학과, 피부과, 결핵과, 재활의학과, 방사선종양학과, 가정의학과, 핵의학과, 직업환경의학과
외과계	외과, 흉부외과, 정형외과, 신겨외과, 성형외과, 산부인과, 안과, 이비인후과, 비뇨의학과
지원계	마취통증의학과, 영상의학과, 진단검사의학과, 병리과, 응급의학과

4) 평가반 구성 및 운영

① 평가반장 1인(단과 C군 및 기관은 제외)과 행정위원 1인 반드시 포함, 학회위원은 수련 신청 전문과목 수 및 수련 신청 과목을 고려하여 배정

② 학회 평가위원 3인 이상 배정 시 내과계 및 외과계 평가위원 가급적 1인 이상 포함

표 14-4 수련신청군별 학회위원 수

구분	수련신청 군						
	A군	B군	C군	D군	D+가정의학과	단과C군	기관
본 평가	4	3	4	1	2	2	1
수련규칙 이행여부 평가	3	3	–	–	–	–	–

5) 수련환경평가 체계 및 평가 부문

수련환경평가는 병원운영 체계, 수련지원 체계, 수련규칙 이행평가, 수련전문과목, 인턴수련환경, 전공의 만족도로 구성되어 있다.

표 14-5 수련환경평가 체계 및 평가 부문

체계	평가항목	세부항목 및 설명
병원운영체계	병원현황	• 병원의 일반적인 현황조사 • 전공의법에 따른 수련병원 지정기준유지 여부
	수련병원 지정기준	
수련지원체계	수련교육현황	수련교육부문, 수련계약서, 수련규칙, 의무기록부문, 의학도서실부문, 질향상, 안전보건 및 재해보상 등
	모자병원/통합병원(선택)	모자수련병원, 통합수련병원
수련규칙 이행평가	수련규칙 이행여부평가	수련시간 계측 및 관리체계, 인턴 수련규칙이행여부 평가, 레지던트 수련규칙 이행 여부 평가(26개 전문과목)
수련전문과목	전문과목별 지정기준	• 전문과목별 지정 기준 • 수련전문과목 공통평가 • 수련전문과목별 평가 : 수련기관평가, 수련교육프로그램평가, 전문의평가, 의무기록평가, 기타
	수련전문과목공통문항	
	수련전문과목별 평가	
인턴 수련환경	인턴순환수련 실적 및 계획	인턴 순환수련실적 및 계획, 인턴수련환경평가
	인턴수련환경평가	
전공의 만족도	전공의 만족도 조사	수련환경, 수련프로그램, 수련규칙 등에 대한 전공의 만족도

6) 수련환경평가 결과활용

수련병원 지정, 신임연한 결정, 전공의법에 따른 수련규칙 이행여부, 전공의 정원 책정 등에 활용한다.

7) 수련병원 신임 연한 결정 기준

① 현지평가 수검 연한이 3년 이상인 수련병원은 서류평가로 대체
  - 수련지원체계 및 인턴 수련환경 부문 결과 기준 배점의 80% 이상 획득한 경우 2년간(3년 신임), 80% 미만 70% 이상을 획득한 경우 1년간(2년 신임)

② 신규 수련병원, 인턴 수련병원에서 인턴 및 레지던트 수련병원으로 격상 신청하는 경우는 최초 3년 간 현지평가 수검 대상. 3년 째 현지평가 결과에 따라 신임 연한 결정

표 14-6 수련환경평가 부문별 결과활용 범위

체계	평가항목	결과 활용
병원운영체계	병원현황	병원의 일반적인 현황 파악
	수련병원 지정기준	수련병원 지정
수련지원체계	수련교육현황	신임 인정 연한 결정
	모자병원/통합병원(선택)	신임 인정 연한 결정
수련규칙이행평가	수련규칙 이행여부 평가	전공의법에 따른 수련규칙 이행 여부 확인
수련전문과목	전문과목별 지정기준	과태료 등 행정처분의 근거로 활용
	수련전문과목 공통문항	수련전문과목별 지정
	수련전문과목별 평가	신임 인정 연한 결정
인턴 수련환경	인턴 순환수련 실적 및 계획	수련전문과목별 전공의 정원 책정
	인턴수련환경 평가	신임 인정 연한 결정
전공의 만족도 조사	전공의 만족도 조사	수련환경, 수련프로그램, 수련규칙 등에 대한 전공의 만족도 모니터링

표 14-7 2021년도 수련병원 지정 현황(총 245개소)

구분		21년 지정
합계		245
수련병원	소계	214
	인턴	33
	인턴 및 레지던트	134
	단과 레지던트	23
	인턴 및 가정의학과 레지던트	24
수련기관		31

2. 상급종합병원 관리 및 평가

(1) 상급종합병원

상급종합 병원은 중증 질환을 가진 환자에게 난이도가 높은 의료행위를 전문적으로 하는 병원으로 보건복지부장관이 「의료법」 제3조의4제1항 각 호를 만족하는 종합병원 중에서 인력 및 시설기준을 만족하는 종합병원을 상급종합병원으로 지정한다.

1) 상급종합병원의 요건

① 20개 이상의 진료과목을 갖추고 각 진료과목마다 전속하는 전문의를 둘 것 (「의료법」 제3조의4 제1항 제1호)

② 「의료법」 제77조 제1항에 따라 전문의가 되려는 자를 수련시키는 기관일 것 「(의료법」 제3조의4 제1항 제2호)

③ 보건복지부령으로 정하는 인력·시설·장비 등을 갖출 것 「(의료법」 제3조의4 제1항 제3호)

④ 질병군별 환자구성 비율이 보건복지부령으로 정하는 기준에 해당할 것 「(의료법」 제3조의4 제1항 제4호)

(2) 종합병원

1) 종합병원의 요건(「의료법」 제3조의3 제1항)

① 병상 수가 100개 이상일 것(「의료법」 제3조의3 제1항 제1호)

② 100병상 이상 300병상 이하인 경우에는 다음 조건을 만족시킬 것

③ 내과, 외과, 소아청소년과, 산부인과 중 3개 진료과목과 영상의학과, 마취통증의학과, 진단검사의학과 또는 병리과를 포함한 7개 이상의 진료과목을 갖추고 각 진료과목마다 전속하는 전문의를 둘 것
(「의료법」 제3조의3 제1항 제2호)

2) 300병상을 초과하는 경우에는 다음 조건을 만족시킬 것

내과, 외과, 소아청소년과, 산부인과, 영상의학과, 마취통증의학과, 진단검사의학과 또는 병리과, 정신건강의학과 및 치과를 포함한 9개 이상의 진료과목을 갖추고 각 진료과목마다 전속하는 전문의를 둘 것(「의료법」 제3조의3 제1항 제3호)

(3) 병원급 의료기관

병원, 치과병원, 한방병원 및 요양병원 등은 30개 이상의 병원(병원, 한방병원만 해당) 또는 요양병상(요양병원만 해당)을 갖춘 의료기관을 말한다(「의료법」 제3조의2).

(4) 평가목적

상급종합병원이 인정 및 취소절차, 질병군에 해당하는 질병의 종류, 진료권역내 소요병상 충족도를 판별하기 위한 기준 및 그 평가 등에 관한 사항을 정하여 상급종합병원의 관리 및 평가에 적정을 기하기 위함이다.

① 상급종합병원의 계속 인정 여부에 대해 평가

② 상급종합병원 인정 시 갖는 경제적 이점 및 지명도 제고 등에 따른 의료기관의 무분별한 대형화 초래를 방지

③ 인정된 상급종합병원의 실제 기능 수행여부 및 사후 관리를 통해 상급종합병원으로서의 적정 진료형태 유도

④ 진료권 내의 전반적인 의료기술 수준의 향상과 의료보험 진료 전달체계 확립

(5) 평가방법

① 중증질환에 대한 질 높은 의료서비스 제공, 의료전달체계의 확립을 통한 의료자원의 효율적 활용을 목적으로 상급종합병원 지정기준을 충족하는 종합병원을 상급종합병원으로 지정

② 상급종합병원 지정방식은 지정요건(절대평가)을 충족하는 병원에 대해 항목별 평가(상대평가)를 실시하고 지역별, 분야별 균형을 고려하여 전문병원심의위원회의 심의를 거쳐 보건복지부장관이 지정

③ 10개 진료권역별로 매 3년마다 종합병원의 신청을 받아 평가하여 우수한 의료기관을 상급종합병원으로 지정

④ 상급종합병원 지정기준은 환자 구성비율, 진료량, 필수 진료과목, 의료인력, 병상, 임상의 질, 의료서비스 수준 등

⑤ 질병군별 환자의 구성비율은 지정 신청일 이전 2년 6개월 동안의 건강보험 및 의료급여 입원환자와 외래환자의 진료실적에 대하여 건강보험심사평가원에 요양급여비용을 심사 청구 자료 기준

표 14-8 상급종합병원 지정 기준

지정기준	세부기준
진료기능	• 필수진료과목(9개)을 포함한 20개 이상 전문과목을 갖추고 진료과목마다 전속전문의 1인 이상 배치 • 선택진료과목(18) : 진단검사의학과 또는 병리과, 흉부외과, 방사선종양학과, 핵의학과, 응급의학과, 신경과, 피부과, 신경외과, 안과, 재활의학과, 정형외과, 이비인후과, 비뇨의학과, 성형외과, 가정의학과, 예방의학과, 결핵과, 직업환경의학과
교육기능	레지던트 수련병원으로 지정받은 종합병원
응급의료기능	권역, 전문 또는 지역응급의료센터로 지정받은 기관
인력	• 의사 : 연평균 1일 입원환자 10인당 1인 이상 • 간호사 : 연평균 1일 입원환자 2.3인당 1인 이상
시설	「의료법 시행규칙」별표 4 제2호에 따른 중환자실 및 신생아중환자실 설치
장비	• 전산화단층촬영장치(CT), 자기공명영상촬영기(MRI), 유방촬영용장치, 근전도검사기(EMG), 혈관조영촬영기, 감마카메라 및 심전도기록기 각각 1대 이상 • 특수의료장비는 품질관리검사 적합
질병군별 환자구성비율	• 지정 신청일 이전 2년 6개월 동안 전문진료질병군에 속하는 입원환자의 비율이 해당 의료기관이 진료한 전체 입원환자의 100분의 30 이상이고, 단순진료질병군에 속하는 입원환자의 비율은 100분의 14이하일 것 • 지정 신청일 이전 2년 6개월 동안 보건복지부장관이 정하여 고시하는 질병에 속하는 외래환자의 비율이 해당 의료기관이 진료한 전체 외래환자의 100분의 11 이하일 것 – 전문진료질병군 : 희귀성 질병, 합병증 발생의 가능성이 높은 질병, 치사율이 높은 질병, 진단난이도가 높은 질병, 진단을 위한 연구가 필요한 질병 – 일반진료질병군 : 모든 의료기관에서 진료가 가능하거나 진료를 하여도 되는 질병 – 단순진료질병군 : 진료가 간단한 질병, 일반적으로 진료의 결과가 치명적이 아닌 질병, 그 밖에 진료난이도 또는 진단난이도가 낮은 질병
의료서비스 수준	「의료법」 제58조의3 제4항에 따른 인정 또는 조건부인증

표 14-9 상급종합병원 상대평가기준

평가항목	가중치	평가항목별 등급 구간 및 배점				
		10점	9점	8점	7점	6점
환자구성상태 (전문진료질병군 구성비)	45%	• 전문진료질병군 비율이 44% 이상인 경우 10점 • 전문진료질병군 비율이 30%인 경우 6점 • 전문진료질병군 비율이 30% 초과 44% 미만인 경우 (전문진료질병군 비율 xx.xx × 0.2857) − 2.5708				
의사 1인당 연평균 1일 입원환자수	20%	4.0명 이하	5.5명 이하~ 4.0명 초과	7.0명 이하~ 5.5명 초과	8.5명 이하~ 7.0명 초과	10명 이하~ 8.5명 초과
간호사 1인당 연평균 1일 입원환자수	10%	1.9명 이하	2.0명 이하~ 1.9명 초과	2.1명 이하~ 2.0명 초과	2.2명 이하~ 2.1명 초과	2.3명 이하~ 2.2명 초과
교육기능	10%	10개과 이상	9개과	8개과	7개과	6개과

3. 요양급여 적정성평가제도

보건복지부에서는 요양급여의 적정성을 관리하기 위하여 국민건강보험법에 따라 요양기관이 제공한 요양급여에 대하여 건강보험심사평가원이 요양급여의 적정성을 평가하고 국민건강보험공단은 그 평가결과에 따라 요양급여비용을 가산 또는 감액 지급할 수 있게 하는 제도를 시행하고 있다.

요양급여 적정성평가제도는 요양기관이 국민에게 제공한 요양급여(의료서비스)가 의학적 측면과 비용효과적 측면에서 적정한지의 여부를 평가하여 요양급여 비용을 가감지급하게 하는 제도이다.

(1) 시행 배경

만성질환자, 고품질 첨단의료서비스 요구 등과 같은 보건의료 환경 변화에 따라 의료의 질 향상과 의료체계의 효율적 관리 및 의료소비자의 선택권 보장 등 소비자중심 의료가 요구되고 있으며 의료비의 급격한 증가를 억제할 필요가 있어 요양급여의 적정성을 평가한다.

(2) 요양급여 적정성 평가 가감 지급 법적근거

① 국민건강보험법 제47조(요양급여비용의 청구와 지급 등) 요양기관이 건강보험심사평가원에 요양급여비용의 심사청구를 하면 심사평가원은 요양급여의 적정성을 평가하여 국민건강보험공단에 통보하고 공단은 그 평가 결과에 따라 요양급여비용을 가산하거나 감액 조정하여 지급한다.

② 국민건강보험법 제63조(심사평가원의 업무 등) 건강보험심사평가원은 요양급여의 적정성 평가업무를 관장한다.
③ 국민건강보험법 시행규칙 제29조(요양급여 등의 적정성 평가) 건강보험심사평가원은 요양급여 등의 적정성에 대한 평가를 하는 경우에 의약학적 측면과 비용, 효과적 측면에서 요양급여를 적정하게 하였는지 평가한다.

(3) 요양급여의 적정성평가결과 활용

① 의료수요자인 국민에게 평가결과에 대한 정보를 제공하여 의료기관 선택정보로 활용할 수 있게 한다. 현재 요양기관의 평가결과를 건강보험심사평가원 홈페이지 및 언론 등에 공개한다.
② 의료공급자인 평가대상 요양기관 등에는 요양급여제공과 관련된 정보자료를 제공하여 자발적인 의료의 질 향상활동을 유도한다. 불이익처분에 대비한 개선을 촉구하며 필요 시 요양급여비용을 가감 지급하여 개선활동에 대해 동기부여한다.
③ 평가기관인 건강보험심사평가원 내부에서는 요양급여비용의 심사 및 현지 확인조사 등의 업무에 참고자료로 활용한다.
④ 국민건강보험공단에는 보험자의 요양급여 관리와 요양기관에 관한 정보 등을 제공한다. 평가등급 등을 통보하여 요양급여비용의 가감지급자료로 활용한다.
⑤ 정부 측인 보건복지부에는 정책 참고자료로 제공한다.
⑥ 기타 의약계 단체, 학계, 연구기관, 언론계 등에 필요한 정보 제공한다.

(4) 평가대상

요양급여의 적정성 평가대상은 요양기관별, 진료과목별 또는 상병(傷病)별로 구분하여 진찰·검사, 약제·치료재료의 지급, 처치·수술 등 요양급여 항목 중 선정, 필요한 경우 평가대상을 세분류할 수 있다.

① **요양기관별** : 병원, 의원, 약국 등 모든 요양기관종별
② **진료과목별** : 의료법에 따른 진료과목 또는 표시과목
③ **상병별** : 한국표준질병사인분류에 따른 대분류·중분류·소분류별 상병 또는 필요한 경우 둘 이상의 복수상병 등
④ **요양급여별** : 진찰·검사, 약제·치료재료의 지급, 처치·수술 및 그 밖의 치료, 예방·재활, 입원, 간호, 이송

1) 평가영역

① **요양기관의 구조** : 인력, 시설 및 장비 등
② **요양급여의 제공과정** : 진찰, 수술, 약제 및 치료재료의 지급 등
③ **요양급여의 제공결과** : 완쾌, 호전, 계속진료, 이송, 회송, 사망 등

2) 평가대상 선정기준

① 의료의 질 저하로 국민보건에 심각한 결과를 초래할 수 있는 경우
② 의료자원 배분의 왜곡 등으로 인하여 요양급여의 비용효과가 낮은 경우
③ 요양급여비용의 심사만으로는 요양급여의 적정성 확보 및 개선을 기대하기 곤란한 경우

3) 평가대상 선정 시 우선순위

① 전체 요양급여에서 차지하는 빈도나 비용의 비중
② 의·약학적 중요성
③ 사회적 관심의 정도
④ 평가실시로 기대되는 건강 혹은 비용상의 개선효과
⑤ 평가 및 자료수집의 용이성

4) 연도별 평가항목

요양급여 적정성평가항목은 연도별로 평가계획을 수립한다.

항목별 평가계획 포함사항(평가실시 2월 전 공개)
① 평가의 목적 또는 필요성
② 평가대상기관 및 평가군의 분류
③ 평가대상기간
④ 평가지표 또는 평가지침 등 평가기준
⑤ 평가조사의 방법
⑥ 평가등급의 설정
⑦ 평가결과의 적용 및 활용방안
⑧ 그 밖의 주요사항

2022년에 계획한 요양급여 적정성평가항목은 10개영역 37항목, 예비평가로 구성되었다.

표 14-10 2022년 적정성 평가항목

구분(총 37항목)		평가항목(54개 세부항목)
신규 (2)	진료행위 및 약제(1)	① 영상검사
	기관단위(1)	② 입원일수
계속 (35)	환자중심(1)	① 환자경험
	급성질환(5)	② 관상동맥우회술, ③ 급성기뇌졸중, ④ 폐렴 ⑤~⑥ 허혈성심질환(급성심근경색증, 경피적관상동맥중재술)[주1]
	만성질환(4)	⑦ 고혈압, ⑧ 당뇨병, ⑨ 천식, ⑩ 만성폐쇄성폐질환
	암질환(5)	⑪ 대장암, ⑫ 유방암, ⑬ 폐암, ⑭ 위암, ⑮ 간암 진료결과
	감염질환(1)	⑯ 결핵
	정신건강(4)	⑰ 의료급여 정신과, ⑱ 정신건강 입원영역, ⑲ 우울증 외래 ⑳ 치매
	진료행위 및 약제(9)	㉑~㉔ 약제급여(급성상·하기도감염 항생제, 주사제, 약품목수, 투약일당 약품비), ㉕ 수술의예방적 항생제 사용(18개 수술)[주2], ㉖ 혈액투석, ㉗ 마취, ㉘ 치과근관치료, ㉙ 수혈
	기관단위(6)	㉚ 요양병원, ㉛ 중환자실, ㉜ 신생아중환자실, ㉝ 병원표준화사망비, ㉞ 위험도표준화재입원비, ㉟ 중소병원
예비	예비평가[주3]	신경차단술, 류마티스관절염, ADHD, 의료관련감염

주1) 향후 평가방향 협의 중

주2) 18개 수술(대장수술, 담낭수술, 고관절치환술, 슬관절치환술, 개두술, 자궁적출술, 제왕절개술, 전립선절제술, 유방수술, 척추수술, 견부수술, 후두수술, 허니아수술, 폐절제술, 골절수술, 혈관수술, 인공심박동기삽입술, 충수절제술)

주3) 인력·예산 등 평가 수행 여건 고려하여 순차적으로 수행예정으로 정책적 우선순위에 따라 항목 변경 가능

(5) 평가기준

요양급여 적정성평가 기준은 요양급여의 적정성을 측정할 수 있는 평가지표 또는 평가지침의 형태로 설정한다.

지표 선정기준

① 표준화 및 계량화의 가능성

② 기존의 임상진료지침이나 진료지표

③ 최근 의·약학적 전문지식

④ 비용효과 등 경제성 지표

평가는 평가기준에 따라 요양기관 간 비교 측정하는 상대평가방식 또는 평가기준과의 부합정도를 측정하는 절대평가방식 사용. 필요한 경우 두 가지 평가방식을 병용한다.

평가는 평가대상 요양기관을 종별·진료과목별·소재지역별 또는 진료형태 등을 감안하여 요양급여의 제공여건이 유사하거나 동질적인 요양기관별로 평가군을 분류하여 실시하며, 평가는 신뢰성과 공정성이 확보될 수 있도록 객관적이고 전문적인 방법으로 실시한다.

(6) 평가조사방법 및 결과의 활용

요양급여 적정성평가의 조사방법 및 결과 활용의 중요 사항은 다음과 같다.

① 평가조사는 조사의 내용 및 사유가 명료하고, 조사방법이 용이하며, 조사결과를 계량화 할 수 있도록 한다.

② 평가조사의 범위는 요양기관의 구조, 요양급여의 제공과정 및 결과와 관련된 요양급여 비용 심사청구 및 심사내역, 진료기록, 요양급여제공자 및 환자, 그 밖에 요양급여의 제공에 영향을 미치거나 연관된 분야로 하며 이를 전수조사 또는 표본조사 한다.

③ 평가조사의 방법은 서면조사, 우편조사, 유선조사, 현지 확인조사 또는 면담 등의 방법으로 하며, 필요한 경우에는 외부 전문가를 평가조사원으로 참여시킬 수 있다.

④ 평가의 결과는 평가군 및 평가기준별로 가중치를 고려한 점수 또는 평가등급을 산정하는 계량화 방법으로 산출한다.

⑤ 평가결과는 보건복지부장관에게 보고하고 해당 요양기관, 국민건강보험공단, 관련 의약단체, 심사평가원 관련부서 등에 통보한다.

⑥ 평가결과는 요양기관종별, 진료과목별, 상병별 등으로 구분하여 공개할 수 있다.

⑦ 평가대상항목에 대한 평가결과가 산출되면 평가보고서를 작성하며, 평가기초자료 및 요양기관별 평가점수, 평가등급 등의 관련 자료는 평가대상기관별, 평가대상항목별로 구분하여 평가시스템으로 구축·관리한다.

⑧ 평가결과 요양기관의 자체 의료의 질 개선 및 관리의 발전 등을 위하여 필요한 경우에는 요양기관에서 활용할 수 있도록 평가기준 및 방법의 개발·보급, 평가제도 및 기법교육, 평가결과 모범사례 확산 등 다양한 활동을 지원한다.

(7) 요양급여비용의 가감지급

요양급여의 적정성 평가결과 요양급여의 적정성이나 그 개선도가 양호한 경우 또는 요양급여가 부적정하거나 개선이 요구되는 경우에는 다음 사항을 종합적으로 고려하여 요양급여비용을 가산 또는 감액하여 지급할 수 있다.

① 평가대상항목
② 요양급여 적정성 또는 부적정성의 정도
③ 가감지급 적용에 따른 효과 등

요양급여비용의 가감지급금액은 공단부담액의 100분의 10의 범위 안에서 정하며 연도별로 누적관리한다.

4. 의료기관 평가인증제도

기존 보건복지부 주관 의료기관평가제도를 2011년 1월 24일부터 의료법에 근거하여 의료의 질 향상과 환자안전 중심으로 개편하여 의료기관평가인증제도로 변경하여 의료기관평가인증원에서 주관한다.

의료기관평가인증제도는 의료기관이 의료서비스를 제공하는 과정에서 국민들이 안전한 양질의 의료서비스를 받을 수 있도록 세부 종류별로 구분되는 수많은 의료기관이 제공하는 의료서비스의 질을 개선하고 촉진시키기 위하여 병원급 이상의 의료기관을 대상으로 해당되는 의료기관은 자율적으로 인증신청. 단, 요양병원과 정신병원은 2013년부터 의무적으로 인증 신청을 하도록 의료법으로 규정하여 강제하였다.

의료기관평가인증원으로부터 인증을 받게 되며 인증을 받은 의료기관은 전문적이고 객관적인 조사와 평가를 통하여 의료의 질과 환자의 안전에 있어 적정 수준을 달성하였다는 의미로 4년간 유효한 보건복지부장관 명의의 인증서를 교부한다.

인증 결과는 인증원 홈페이지 등을 통해 공표하고, 상급종합병원, 전문병원, 전공의 수련병원으로 지정받고자 하는 의료기관은 인증이 지정요건으로 되어 있으므로 지정신청 전에 인증을 받아야 해당병원 지정 신청이 가능하다.

(1) 의료기관평가인증제도의 법률적 근거 및 목적

보건복지부장관은 의료의 질과 환자 안전의 수준을 높이기 위하여 병원급 의료기관에 대한 인증을 할 수 있고, 보건복지부장관은 의료기관 인증에 관한 업무를 인증전담기관에 위탁할 수 있다고 명시(의료법 제58조 의료기관 인증)하고, 의료기관을 대상으로 실시하는 평가를 통합하여 인증전담기관에서 시행하도록 할 수 있다고 규정(의료법 제58조 의료기관 인증)하고 있다.

의료기관평가인증제도는 의료의 질 향상과 환자안전의 수준을 제고함으로써 국민건강의 유지, 증진에 기여하고 의료서비스 제공과정에서의 '의료의 질 향상'과 '환자안전'에 그 목적을 둔다.

(2) 의료기관평가인증제도 시행의 필요성

① 안전한 양질의 의료서비스에 대한 국민들의 욕구 증대
② 의료기관에서 안전사고 발생 증가, 위해사건의 발생 시 인적, 경제적 손실도 증가되므로 의료의 질 관리 및 환자안전 관리체제 필요
③ 종전에 강제 평가였던 의료기관 평가제도의 문제점을 개선하여 의료기관이 자율적으로 의료서비스의 질 향상을 관리하도록 하는 의료문화 혁신 필요
④ 의료공급자 중심의 단편적 평가보다 소비자 중심의 복합적 점검체계 필요
⑤ 국민들과 의료기관의 신뢰는 물론 국제적으로 신뢰받는 의료기관평가인증제도의 도입 필요
⑥ 환자 안전과 의료의 질 향상을 위하여 전문성과 객관성이 있는 정확한 인증 필요

(3) 의료기관평가인증제도의 의의 및 특성

우리나라의 의료기관평가인증제도는 의료기관이 환자 안전을 보장할 수 있는 규정을 갖추고, 그 규정에 따라 수행하는지를 조사함으로써 지금까지의 공급자 중심 의료문화에서 소비자(환자 및 보호자) 중심의 의료문화로 전환시킨 혁신적인 제도로 설계되었다.

이 제도는 의료기관들이 환자의 입장에서 의료서비스의 제공과정에 대한 규정을 만들고, 규정에 따라 일관되게 수행할 것을 요구하는 의료기관 인증제는 소비자를 위한 의료서비스 제공의 계기를 마련하였다.

한편 환자 안전에 대한 의료계의 인식 제고로 국내 의료서비스의 질을 한 단계 향상시키는 성과를 가져왔다.

의료기관평가인증제도 설계

① 환자안전 기준을 포함한 국제 수준(ISQua)의 인증기준 마련
② 추적조사를 이용한 조사방법의 신뢰성 확보
③ 조사인력의 전문성, 객관성 강화
④ 국민, 의료기관, 정부 등에 필요한 인증관련 정보를 제공하여 의료기관의 질 향상을 위한 지속적인 노력 유도
⑤ 의료기관의 질 향상을 지원하는 컨설팅 서비스 제공으로 파트너십 확보
⑥ 인증유효기간 중 의료기관 자체평가를 통해 자발적, 지속적 의료서비스의 질 향상 유도

(4) 인증절차

인증대상은 입원시설이 있는 병원급 이상 의료기관이며 자율신청제로 인증을 원하는 의료기관에서 원하는 시점을 정하여 인증평가를 신청할 수 있다.

상급종합병원 및 전문병원으로 지정받고자 하는 병원(또는 한방병원), 요양병원, 정신병원은 인증이 필수이다.

인증조사과정 및 사후 관리 절차

① **인증신청** : 의료기관이 의료기관평가인증원 홈페이지에 조사시작 2개월 전에 신청, 인증원에서 신청서를 검토하여 의료기관에 접수결과 및 조사일정 통보
② **현지조사 시행** : 인증원 조사팀이 의료기관 방문, 조사
③ 인증원에서 조사결과 분석, 인증심의위원회 등급 판정, 결과 통보
④ **인증결과 이의신청** : 의료기관이 결과통보 후 30일 이내에 인증원에 신청
⑤ **인증결과 최종판정 및 통보** : 인증원이 의료기관에 인증등급 통보 및 개선계획서 요청
⑥ **인증결과 공표** : 인증서 및 인증마크 교부, 인증결과 인증원 홈페이지에 공표
⑦ **중간 자체조사 시행** : 인증 후 의료기관이 인증원에 자체조사 및 기획주제 수행결과 제출

⑧ 중간현장조사 시행 : 인증원 조사팀이 의료기관을 방문하여 필수기준, 최우선 관리기준 개선현황 및 중간 자체조사결과 확인

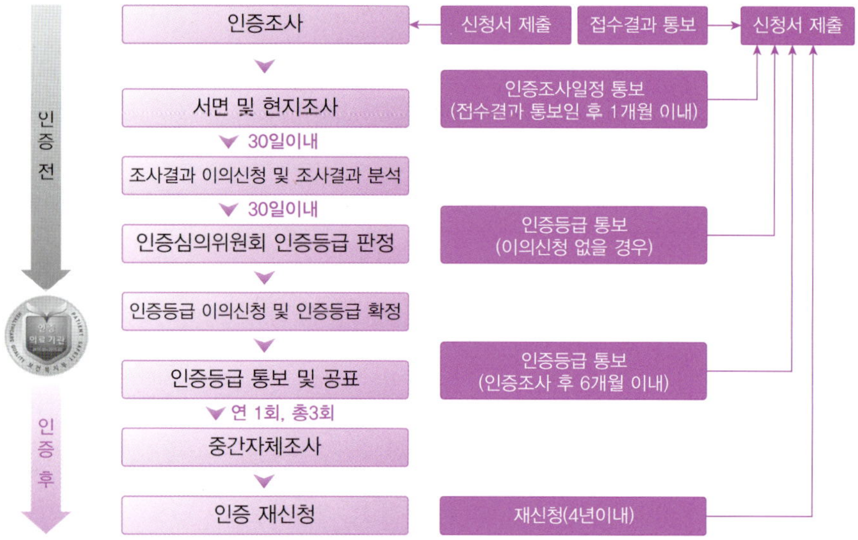

그림 14-1 인증 및 사후관리 절차

(5) 인증기준 및 조사방법

의료법 제58조3(의료기관 인증기준 및 방법 등)의 제1항에는 의료기관 인증기준에 다음 사항을 포함하도록 규정하고 있다.

① 환자의 권리와 안전
② 의료기관의 의료서비스 질 향상 활동
③ 의료서비스의 제공과정 및 성과
④ 의료기관의 조직 인력관리 및 운영
⑤ 환자만족도

1) 인증기준의 틀

의료기관평가인증원에서는 인증기준을 기본가치체계, 환자진료체계, 조직관리체계, 성과관리체계 등 4개 영역(domain)으로 나누고 각 영역별 중점 관리분야를 대상으로 인증기준의 틀을 구성하였다.

기본가치체계와 환자진료체계, 지원체계가 유기적으로 상호 교류하면서 의료의 질을 향상시키고 의료기관이 성과를 내도록 유도하는 것이 목표이다.

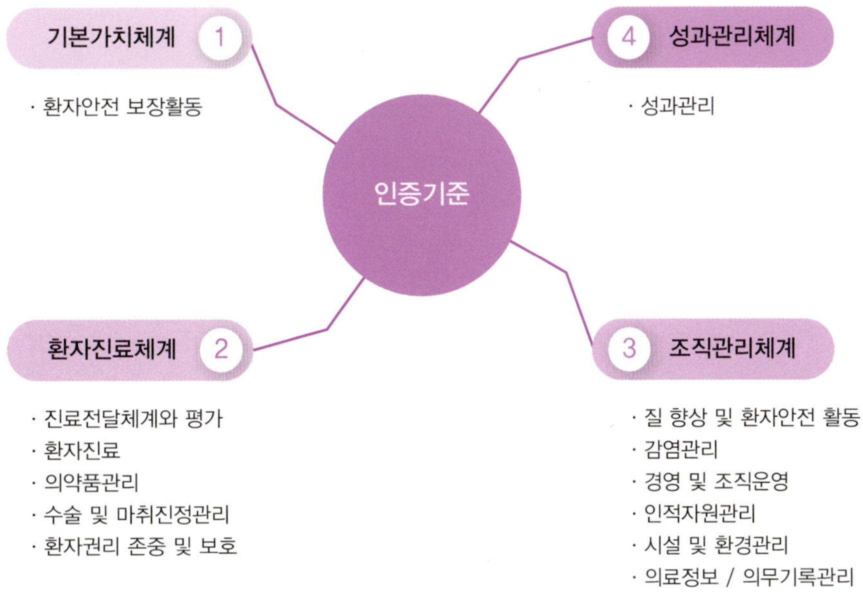

그림 14-2 인증기준의 틀

2) 인증기준의 조사항목

인증기준은 인증기준의 틀에 맞추어 4개 영역에 대하여 장(chapter), 범주(category), 기준(standard), 조사항목(ME, measurable element)으로 분류하여 설계하였다.

조사항목은 구조, 과정, 결과에 관한 항목으로 다음과 같이 S, P, O로 구분한다.

① 구조(system) : 규정, 체계, 계획의 수립
② 과정(process) : 개별교육, 숙지, 인지, 수행정도 확인
③ 결과(outcome) : 성과(성과지표를 선정하고 결과에 따라 관리)

인증기준은 모든 의료기관에 공통적으로 적용 가능한 보편적인 기준을 근간으로 구성되어 있으나, 의료기관의 규모 및 특성에 따라 일부 기준 및 조사항목들을 선택적 또는 단계적으로 적용하도록 구성하고, 급성기병원, 요양병원, 정신병원, 치과병원, 한방병원용으로 구분하여 각각 별도의 기준으로 설계하여 적용하고 있다.

한편 4주기 급성기병원(상급종합병원) 인증기준은 4개 영역, 13개 장, 92개 기준, 512개(병원 507개) 조사항목으로 구성된다.

표 14-11 인증기준의 구성

장(Chapter)		기준(Standard)		상급종합병원				종합병원				병원			
				계	필수	정규	시범	계	필수	정규	시범	계	필수	정규	시범
13		92		512	52	458	2	512	51	454	7	507	51	405	51
Ⅰ. 기본가치체계		5		23	23	–	–	23	23	–	–	23	23	–	–
1장. 환자안전 보장활동		1.1	정확한 환자 확인	5	5	–	–	5	5	–	–	5	5	–	–
		1.2	의료진간 정확한 의사소통	5	5	–	–	5	5	–	–	5	5	–	–
		1.3	수술 시술의 정확한 수행	5	5	–	–	5	5	–	–	5	5	–	–
		1.4	낙상 예방활동	5	5	–	–	5	5	–	–	5	5	–	–
		1.5	손위생 수행	3	3	–	–	3	3	–	–	3	3	–	–
Ⅱ. 환자진료체계		47		256	–	255	1	256	–	255	1	255	–	248	7
2장. 진료전달 체계와 평가	진료 전달 체계	2.1.1	외래 및 응급환자 등록 절차	4	–	4	–	4	–	4	–	4	–	4	–
		2.1.2	입원수속 절차	4	–	4	–	4	–	4	–	4	–	4	–
		2.1.3	중환자실/특수치료실 입실 절차	6	–	6	–	6	–	6	–	6	–	6	–
		2.1.4	환자진료의 일관성 및 연속성 유지	6	–	5	1	6	–	5	1	5	–	5	–
		2.1.5	퇴원 및 전원 절차	6	–	6	–	6	–	6	–	6	–	6	–
	환자 평가	2.2.1	외래환자 초기평가	4	–	4	–	4	–	4	–	4	–	4	–
		2.2.2	입원환자 초기평가/재평가	8	–	8	–	8	–	8	–	8	–	8	–
		2.2.3	응급환자 초기평가	5	–	5	–	5	–	5	–	5	–	5	–
	검사 체계	2.3.1	검체검사 검사과정 관리	8	–	8	–	8	–	8	–	8	–	8	–
		2.3.2	검체검사 결과 보고 절차	5	–	5	–	5	–	5	–	5	–	5	–
		2.3.3	검체검사실 안전관리 절차	5	–	5	–	5	–	5	–	5	–	5	–
		2.3.4	혈액제제 관리	6	–	6	–	6	–	6	–	6	–	6	–
		2.3.5	영상검사 검사과정 관리	8	–	8	–	8	–	8	–	8	–	8	–
		2.3.6	영상검사 결과 보고 절차	4	–	4	–	4	–	4	–	4	–	4	–
		2.3.7	방사선 안전관리 절차	6	–	6	–	6	–	6	–	6	–	6	–
3장. 환자진료	환자 진료 체계	3.1.1	입원환자 치료계획	7	–	7	–	7	–	7	–	7	–	7	–
		3.1.2	협의진료체계	3	–	3	–	3	–	3	–	3	–	3	–
		3.1.3	통증관리	5	–	5	–	5	–	5	–	5	–	5	–
		3.1.4	영양관리	5	–	5	–	5	–	5	–	5	–	5	–
		3.1.5	영양집중지원서비스	5	–	5	–	5	–	5	–	5	–	2	3
		3.1.6	욕창관리	5	–	5	–	5	–	5	–	5	–	5	–
		3.1.7	호스피스·완화의료	4	–	4	–	4	–	4	–	4	–	4	–
	고위험 환자 진료 체계	3.2.1	중증응급환자 진료체계	6	–	6	–	6	–	6	–	6	–	6	–
		3.2.2	심폐소생술 관리	4	–	4	–	4	–	4	–	4	–	4	–
		3.2.3	수혈환자 관리	4	–	4	–	4	–	4	–	4	–	4	–
		3.2.4	항암화학요법	8	–	8	–	8	–	8	–	8	–	8	–
		3.2.5	신체보호대 및 격리·강박	4	–	4	–	4	–	4	–	4	–	4	–
4장. 의약품관리		4.1	의약품관리체계	3	–	3	–	3	–	3	–	3	–	3	–
		4.2	의약품 구매선정	4	–	4	–	4	–	4	–	4	–	4	–
		4.3	의약품 보관	8	–	8	–	8	–	8	–	8	–	8	–

장(Chapter)	기준(Standard)		상급종합병원				종합병원				병원			
			계	필수	정규	시범	계	필수	정규	시범	계	필수	정규	시범
	4.4	처방 및 조제	10	–	10	–	10	–	10	–	10	–	10	–
	4.5	투약 및 모니터링	7	–	7	–	7	–	7	–	7	–	7	–
	4.6	의약품부작용 모니터링	4	–	4	–	4	–	4	–	4	–	–	4
5장. 수술 및 마취진정관리	5.1	수술 계획	5	–	5	–	5	–	5	–	5	–	5	–
	5.2	수술 중 환자안전보장	5	–	5	–	5	–	5	–	5	–	5	–
	5.3	시술 계획, 시술 중 환자안전보장	8	–	8	–	8	–	8	–	8	–	8	–
	5.4	진정치료	4	–	4	–	4	–	4	–	4	–	4	–
	5.5	마취진료	5	–	5	–	5	–	5	–	5	–	5	–
	5.6	환자상태 모니터링	3	–	3	–	3	–	3	–	3	–	3	–
	5.7	수술장 안전관리	5	–	5	–	5	–	5	–	5	–	5	–
6장. 환자권리존중 및 보호	6.1	환자권리 존중 및 안전보장	7	–	7	–	7	–	7	–	7	–	7	–
	6.2	취약환자 권리보호	5	–	5	–	5	–	5	–	5	–	5	–
	6.3	불만 및 고충 관리	5	–	5	–	5	–	5	–	5	–	5	–
	6.4	의료사회복지체계	4	–	4	–	4	–	4	–	4	–	4	–
	6.5	동의서	6	–	6	–	6	–	6	–	6	–	6	–
	6.6	임상연구관리	8	–	8	–	8	–	8	–	8	–	8	–
	6.7	장기이식관리	5	–	5	–	5	–	5	–	5	–	5	–
Ⅲ. 조직관리체계	37		206	29	177	–	206	28	173	5	202	28	144	30
7장. 질 향상 및 환자안전 활동	7.1	질 향상 및 환자안전 운영체계	5	5	–	–	5	5	–	–	5	5	–	–
	7.2	위험관리체계	6	–	6	–	6	–	6	–	6	–	–	6
	7.3	환자안전사건 관리	7	5	2	–	7	5	2	–	7	5	1	1
	7.4	질 향상 활동	5	–	5	–	5	–	5	–	5	–	5	–
	7.5	진료지침 개발 및 관리	4	–	4	–	4	–	4	–	4	–	–	4
8장. 감염관리	8.1	감염예방·관리체계	6	3	3	–	6	3	3	–	4	3	1	–
	8.2	감염감시 및 개선활동	5	–	5	–	5	–	5	–	5	–	5	–
	8.3	감염예방·관리 교육	4	1	3	–	4	1	3	–	4	1	3	–
	8.4	의료기구 감염관리	4	–	4	–	4	–	4	–	4	–	4	–
	8.5	세척·소독·멸균 및 세탁물 관리	7	–	7	–	7	–	7	–	7	–	7	–
	8.6	환자치료영역 환경관리	3	–	3	–	3	–	3	–	3	–	3	–
	8.7	급식서비스 관리	5	–	5	–	5	–	5	–	5	–	5	–
	8.8	감염성질환 및 면역저하 환자관리	7	–	7	–	7	–	7	–	7	–	7	–
9장. 경영 및 조직운영	9.1	합리적인 의사결정	9	–	9	–	9	–	9	–	9	–	7	2
	9.2	의료기관 운영방침	4	–	4	–	4	–	4	–	4	–	4	–
	9.3	부서운영	4	–	4	–	4	–	4	–	4	–	–	4
	9.4	윤리위원회 운영	2	–	2	–	2	–	2	–	2	–	2	–
10장. 인적자원 관리	10.1	인사관리체계	6	–	6	–	6	–	6	–	6	–	6	–
	10.2	의사(전문의)의 진료권한 승인과 평가	5	–	5	–	5	–	–	5	5	–	–	5
	10.3	전문의를 제외한 직원의 직무 확인과 평가	5	–	5	–	5	–	5	–	5	–	5	–

장(Chapter)	기준(Standard)		상급종합병원				종합병원				병원			
			계	필수	정규	시범	계	필수	정규	시범	계	필수	정규	시범
	10.4	인사정보 관리	4	–	4	–	4	–	4	–	4	–	4	–
	10.5	직원교육	6	–	6	–	6	–	6	–	6	–	6	–
	10.6	의료인력 법적기준	6	–	6	–	6	–	6	–	6	–	6	–
	10.7	직원안전 관리활동	6	6	–	–	6	6	–	–	6	6	–	–
	10.8	폭력 예방 및 관리	3	–	3	–	3	–	3	–	3	–	3	–
11장. 시설 및 환경관리	11.1	시설 및 환경 안전관리	9	–	9	–	9	–	9	–	9	–	8	1
	11.2	설비시스템 관리	5	–	5	–	5	–	5	–	5	–	5	–
	11.3	위험물질 관리	4	–	4	–	4	–	4	–	4	–	4	–
	11.4	보안관리	4	1	3	–	4	–	4	–	4	–	4	–
	11.5	의료기기 관리	9	–	9	–	9	–	9	–	9	–	7	2
	11.6	화재안전 관리활동	8	8	–	–	8	8	–	–	8	8	–	–
	11.7	재난관리체계	3	–	3	–	3	–	3	–	3	–	2	1
	11.8	유행성 감염병 대응체계	5	–	5	–	5	–	5	–	3	–	–	3
12장. 의료정보/의무기록 관리	12.1	의료정보/의무기록관리	9	–	9	–	9	–	9	–	9	–	8	1
	12.2	퇴원환자 의무기록 완결도 관리	11	–	11	–	11	–	11	–	11	–	11	–
	12.3	의료정보수집 및 활용	5	–	5	–	5	–	5	–	5	–	5	–
	12.4	개인정보보호 및 보안	6	–	6	–	6	–	6	–	6	–	6	–
Ⅳ. 성과관리체계	3		27	–	26	1	27	–	26	1	27	–	13	14
13장. 성과관리	13.1	환자안전 지표 관리	6	–	6	–	6	–	6	–	6	–	6	–
	13.2	진료영역 지표 관리	15	–	14	1	15	–	14	1	15	–	6	9
	13.3	관리영역 지표 관리	6	–	6	–	6	–	6	–	6	–	1	5

3) 조사방법

조사의 종류는 정기 조사와 비정기 조사로 구분. 정기 조사에는 본조사와 중간 자체조사, 중간현장조사가 있으며, 비 정기조사에는 추가조사와 수시조사를 포함하고 있다.

조사의 방법은 인증기준을 토대로 의료기관에서 정한 규정의 내용과 수행체계, 그에 따른 수행과정, 수행결과, 결과에 따른 개선활동 등을 추적조사 방법(tracer methodology)으로 진행한다. 또한 의료기관이 환자안전과 질 향상의 원칙을 바탕으로 필요한 기준과 절차를 갖추고 그에 따라 전 직원이 일관되게 수행하며 질 향상을 위한 기관차원의 지속적인 노력을 하고 있는지 여부를 의료소비자인 환자의 시각으로 조사한다.

역동성 추적조사 방법(tracer methodology) 진행 순서

① 조사원이 우선 조사대상을 통하여 환자 선택
② 환자의 배경에서 환자의 입장/관점으로 진료 및 치료 경로 추적
③ 의료진과 환자와의 대화, 기록검토, 관찰을 통합하는 역동적인 조사 과정
④ 환자의 안전과 의료의 질 및 서비스를 평가하는 조사방법 (Magnarellli, 2005)

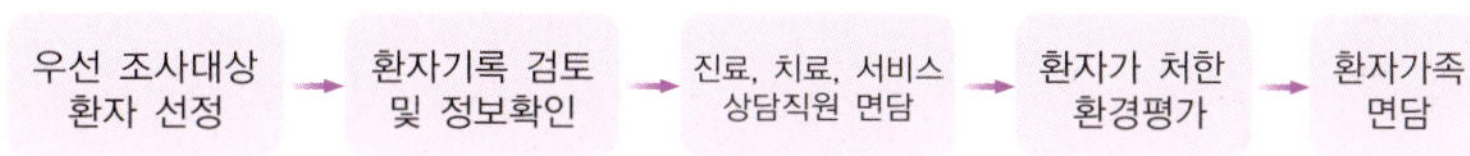

그림 14-3 추적조사 과정

추적조사는 개별 환자 추적조사와 시스템 추적조사로 구분한다.

① **개별 환자 추적조사**(IT, indivisual tracer)

- 의료기관에서 제공하는 서비스를 환자가 겪게 되는 진료 및 치료 경로를 따라 환자의 입장(관점)에서 의료진 및 환자와의 대화, 기록검토, 현장 및 수행과정 관찰 등을 통해 조사하는 방법
- 내원 환자를 무작위로 선택, 의무기록 확인, 내원 배경에 대한 이해를 바탕으로 환자관점 진료 및 치료 경로를 따라 의료진과 환자의 대화, 기록검토 관찰을 통합해 나가는 역동적 조사과정
- 조사의 전문성을 높이기 위해, 의료기관에서 숙련된 지도자 근무 경력이 있는 전문가들을 전담 조사위원으로 위촉, 강도 높은 교육과 훈련을 통해 조사요원 양성

② **시스템 추적조사**(ST, system tracer)

- 질 관리와 안전을 요하는 주요 영역에 대한 의료기관 차원의 체계를 갖추고 있는지 여부를 확인하기 위하여 담당자 면담, 관련자료 확인, 현장 확인 등을 통해 조사하는 방법
- 시스템 추적조사의 대상은 지속적인 질 향상, 의약품관리, 인적자원관리, 감염관리, 시설 및 환경관리, 의료정보/의무기록관리 분야
- 의료기관 전체의 의료절차와 기능에 대한 집단토의로 의료기관 전체 시스템을 조사하는 과정으로 의료기관에서 위험이 높은 시스템에 초점을 맞추어 추적조사

- 시스템 추적조사의 개념은 의료기관의 고위험 과정을 점검하는 것으로 조사위원은 이러한 의료기관의 시스템 기능 방식을 조사. 조사위원과 병원 담당자 간의 상호적인 토론으로 이루어지며 의료기관의 규모와 시스템의 형태에 따라 차이

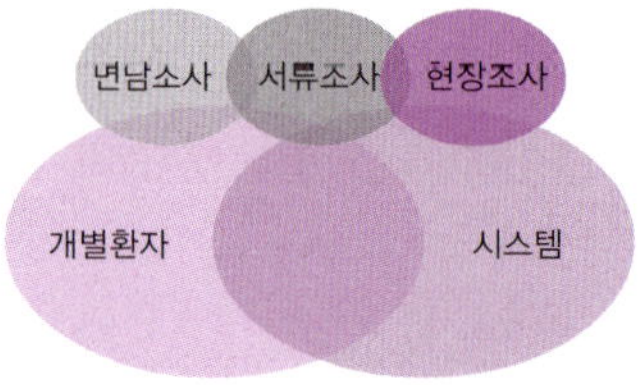

그림 14-4 추적조사 방법

③ 리더십 인터뷰(LI, leadership interview : 경영진 면담)

④ 서류검토(DR, document review : 규정, 업무수행자료 등 검토)

- 인증기준에서는 모든 업무분야의 규정(지침, 내규, 절차, 계획 등) 설정을 중시
- 규정은 의료기관에서 정한 업무표준 및 업무지침으로 관련법규나 국제표준 또는 공인된 지식체계에 따라 필요한 사항들을 합리적으로 제정 또는 개정하여 직원 모두가 준수하고, 조사항목의 업무는 규정에 따라 수행할 것을 요구

(6) 인증평가 결과

1장 안전보장활동의 환자확인, 정확한 의사소통, 정확한 수술/시술, 낙상예방활동, 손위생, 7장 질 향상 및 환자안전 활동의 질 향상과 환자안전 운영체계, 위험관리 체계, 환자안전사건 관리, 8장 감염관리의 감염관리 체계, 감염관리 교육, 10장 인적자원관리 직원안전, 11장 시설 및 환경관리의 방문객 안전, 화재안전은 필수항목이다. 이때 인증 등급은 인증, 조건부인증, 불인증의 3개 등급으로 나누어진다.

1) 인증

해당 의료기관이 모든 의료서비스 제공과정에서 환자의 안전보장과 적정 수준의 질을 달성하였음을 의미하며 인증 유효기간은 4년이다.

2) 조건부 인증

질 향상을 위하여 노력하였으나 일부 영역에서 인증 수준에는 다소 미치지 못하는 기관으로, 향후 부분적 노력을 통해 인증을 받을 수 있는 가능성이 있음을 의미하며 유효기간은 1년이다. 인증기간 내에 개선노력 후, 다시 인증조사를 받아 최종 인증 여부를 판정한다.

의료기관이 지속적으로 의료의 질 향상을 유지할 수 있도록 인증유효기간 중 의료기관이 중간 자체조사, 의료기관평가인증원이 중간현장조사를 시행한다.

또 의료기관이 인증을 받으면 인증원에서는 인증등급을 보건복지부장관에게 보고하고 의료기관에 인증서와 인증마크를 교부하여 활용하게 하며 인증등급 등을 공표하여 해당 의료기관이 환자의 안전보장과 적정수준의 질을 유지하고 있음을 국민들에 공표한다.

이때 의료기관이 거짓 등 부정한 방법으로 인증을 받았거나 개설허가의 취소 또는 폐쇄명령을 받은 경우, 인증의 중대한 근거 등이 변경된 경우에는 인증 취소가 가능하다.

3) 불인증

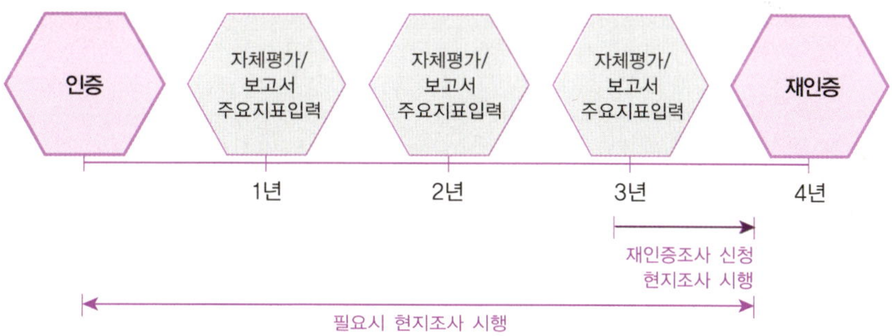

그림 14-5 인증평가 결과

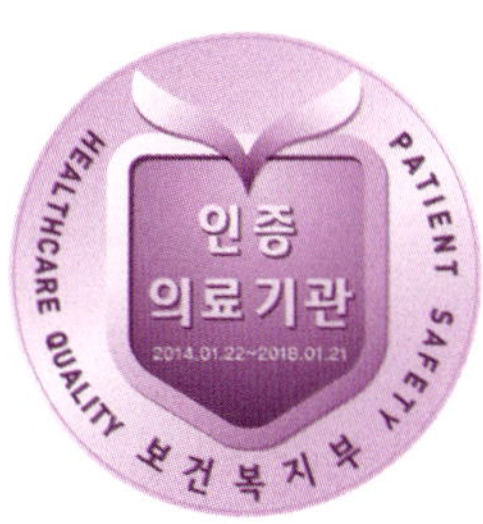

그림 14-6 인증마크

(7) 인증제도의 기대효과

① 환자 안전과 의료의 질 향상으로 국가의 의료수준을 한 단계 발전시킬 수 있다.

② 우리나라 의료수준에 대한 국제적 인식의 변화를 도모할 수 있다.

③ 대형병원의 의료수준에 맞는 안전문화와 안전수준을 중소병원 및 의원으로 확대할 수 있다.

④ 의료기관 간 환자 분산으로 의료비를 절감할 수 있다.

⑤ 의료기관에서는 진료과정을 표준화하여 의료의 과오를 줄이고 의료 및 행정비용을 감소시키며 인력의 활용도를 향상시킬 수 있다.

⑥ 환자들에게 인증관련 정보를 제공하여 병원선택 등 편의성 및 의료기관에 대한 신뢰도를 향상시킬 수 있다.

의료기관평가인증제도 관련 용어

① 조사방법 관련 용어

- LI(leadership interview): 리더십 인터뷰
- DR(document review) : 규정(내규, 지침 등) 및 절차 검토
- IT(individual tracer) : 직원 면담조사, 환자(또는 보호자) 면담조사, 의무기록 검토, 관찰
- ST(system tracer) : 지속적인 질 향상, 약물관리, 인사자격관리, 감염관리, 시설 및 환경 안정, 의료정보관리

② 지표관련 용어

- 조사항목의 S, P, O
- S(system): 구조평가
- P(process): 과정평가
- O(outcome): 결과(성과)평가

③ 평가유형 용어

- A : 유/무 확인
- B : 상/중/하 평가
- C : 상/중/하 평가

표 14-12 의료기관 평가제와 인증제 비교

구분		의료기관 평가제도	의료기관 인증제
목적		의료서비스의 질 향상	의료의 질 향상과 환자안전 수준의 제고
대상		종합병원 및 300병상 이상 병원	병원급 이상 의료기관
참여 방식		법적 강제	자율신청 원칙 [단, 요양병원(의료재활시설 제외)은 의무신청(2013.1.1부터)]
비용 부담		없음	의료기관에 인증비용 부과 [단, 요양병원, 300병상 미만인 의료기관(종합병원 제외) 중 보건복지부장관이 정하는 기준에 해당하는 의료기관은 예산의 범위 내에서 소요되는 비용의 전부 또는 일부를 보조]
평가 기관		이원적으로 운영 • 한국보건산업진흥원(기준개발 및 평가결과 분석) • 대한병원협회(현지조사 수행)	인증전담기관 • 비영리재단법인 설립 예정
조사 측면	관점 절차	• 의료공급자(직능위주, 부서별 평가) • 부서별 평가 및 단기적인 준비 가능	• 의료소비자(환자위주, 부서총괄조사) • 한 부서에서 모든 기준 조사가능, 지속적 준비필요 • 전 직원 대상(의료인, 자원봉사자, 청소원 등) • 병원 내 규정에 근거한 전 부서의 실제 수행조사(추적조사)
	대상 방법	• 대표적인 의료인으로 국한 • 부서별 단면적 평가(서류/현장/면담)	
평가 (인증) 기준 및 규정		• 부서 및 시설·인력·장비 등 H/W 중심으로 설계 • 체크리스트 방식으로 평가(Y/N) • 규정은 수동적, 타율적(최소수준 규정)	• 기능과 의료서비스 제공과정 중심으로 설계 • 환자추적조사방법을 적용, 조사위원의 전문성을 바탕으로 포괄적 평가 • 능동적, 자발적(의료기관 자율규정)
평가 위원		• 의사, 간호사 등 8명으로 평가단 구성(의료기관 종사자 일시차출) • 2일/기관 현지조사 수행	• 상근 및 비상근 전문 인력으로 평가단 구성(2~7명으로 구성) • 2~4일/기관 현지조사 수행
평가시기		평가계획에 따른 특정 기간	인증전담기관과 협의하여 평가 실시(수시)
주기		3년	인증유효기간(4년), 단 조건부인증은 1년
결과공개		일괄적으로 부문별 등급 공표	인증원 홈페이지 등에 인증결과를 상시 게재
결과활용		평가 우수 의료기관에 대한 행정적, 재정적 지원 • 실제적 지원 부재	• 상급종합병원/전문병원 지정 • 다른 법률에서 정하거나 보건복지부장관이 필요하다고 인정한 사항
컨설팅서비스 제공여부		사전 설명회 개최	사전 설명회 외에 컨설팅서비스 제공
자체 평가 여부		없음	인증유효기간 중 주기적으로 자체평가 실시 및 평가결과에 대한 인증전담기관의 모니터링 병행 실시

2. 외국의 평가제도

1. 미국 의료의 질 평가제도 및 주요 기구

(1) 의료기관신임합동위원회(JCAHO)

의료기관신임합동위원회(JCAHO, joint commission on accreditation of health organization)는 1951년 설립된 독립적인 비영리조직으로 1919년 미국 외과학회(ACS) 병원표준화프로그램에서 시작되어 1951년 미국의사협회, 병원협회, 내과학회, 캐나다의학협회가 참여하는 병원신임합동심의회(JCAH)로 발전되었다.

1982년 병원 이외에 다른 보건의료기관까지 포함하는 의료기관신임합동위원회(JCAHO)로 발전된 JCAHO는 미국 내 19,000여 개 보건의료기관 및 보건의료프로그램에 대해 평가, 인증하는 활동을 통하여 모든 국민이 가장 안전하고 가장 질이 높으며 최상의 보건의료서비스를 받을 수 있도록 하는데 목표를 두고 있다.

미국의 보건의료조직 및 프로그램에 대한 평가 및 신임업무를 수행하면서 의료의 질과 안전성을 향상시키는데 초점을 두고, 최고 수준의 표준안을 유지하고, 보건의료서비스의 질을 지속적으로 향상시키고자 한다. 또한, 병원, 응급의료, 행태의료, 중증의료병원, 임상병리서비스를 채택하였고, 국제인증 업무도 수행하고 있다.

1) 인증 자격

JCAHO의 인증 자격은 미국 내 또는 미국 영역 내의 기관이거나, 미국 외의 경우 미국의회의 헌장에 따라 미국 정부에 의해 운영되는 기관, 제공하는 의료서비스의 질을 평가하고 향상시키려는 기관, 계약이나 다른 형태의 조건을 통해 기관이 직접 제공해야 하는 의료서비스가 어떤 것인지를 확인하는 기관, JCAHO의 기준에 맞춰 의료서비스를 제공하는 기관이 여기에 해당한다.

인증을 통한 편익은 환자안전을 위한 조직 구성이 강화되고, 환자관리 및 치료, 서비스의 질과 안전에 대해 지역사회에 신뢰를 얻게 된다. 의료시장에서는 경쟁력을 확보하고, 의료기관 내 위험관리와 감소에 도움을 받을 수 있다.

또한, 의료분쟁이 발생하더라도 법률적 보험비용을 감소시킬 수 있으며, 병원경영을 증진하는 바람직한 의료행위에 대한 교육 효과를 누릴 수 있을 뿐만 아니라 전문적인 조언과 상담을 받게 되고, 문제점을 통한 고객 맞춤 서비스를 제공할 수 있다. 더불어 직원의 고용과 개발에도 도움을 받을 수 있다.

2) JCAHO 인증기준 및 과정

환자관리가 안전한 방법과 안정된 환경에서 제공되는 것이 보장될 수 있도록 평가기준을 구성하고 있다. 환경관리, 응급관리, 인적자원, 감염예방 및 제어, 정보관리, 리더십, 생활안전, 약물관리, 의료진, 환자안전, 간호, 기능개선, 환자관리, 치료, 서비스를 제공 및 기록하고, 개인의 권리와 책임 등을 평가한다.

인증과정은 우선하여 의사, 간호사, 생활안전코드전문가 또는 관리자급 이상 경험을 갖춘 병원행정가 등으로 구성된 JCAHO 조사팀이 심사하며, 조사는 몇몇 경우를 제외하고는 공표되지 않는다. 이전 조사 이후 18~36개월 사이에 비공표 조사를 받을 수 있고, 조사기준은 각 의료기관에 맞게 일관성 있고 기능을 향상시킬 수 있도록 설계되어 있으며, 환자에 대한 성과를 향상시킬 수 있도록 하는 조직의 수행능력 및 과정을 평가한다.

3) JCAHO의 병원분야 평가방법

인증평가의 요소를 점수화한다. 점수는 3점 척도로 구성(2점=satisfactory compliance, 1점=partial compliance, 0점=insufficient compliance)하여 전체 점수를 종합화하여 평가한다. 단, 평가기준의 상위분류에 대해서는 평가점수를 종합화하지 않으며, 모든 평가요소의 가중치는 동일하게 두고 실시된다.

평가요소 유형은 크게 A, B, C형으로 구분한다.

① A형 : 구조부문, 평가를 받기 위해서는 모든 기관이 반드시 수행되어야 하는 항목으로 항목 유무에 따라 2점, 0점으로 구분하여 평가

② B형 : 요구조건 유무, 만족 2점, 일부 만족 1점, 모두 불만족 0점으로 구분하여 평가

③ C형 : 빈도 중심요소, 불이행 회수 1회 이하 2점, 2회 1점, 3회 이상 0점으로 구분하여 평가

추적기록조사는 평가요소의 이행 여부에 대해 추적기록조사를 한다. 현지조사에서 불이행으로 판정될 경우 평가기준이행증거(ESC, evidence of standards compliance)를 45일 이내에 제출하여야 한다.

필요한 경우 그 이행을 확인할 수 있는 성공측정지표(MS, measure of success)를 4개월 후 제출토록 하고 있다. 인증평가 후 현지조사보고서를 작성하는데, 보고서의 내용은 피 대상기관의 중요 점검영역에 따른 개선이 필요한 항목을 작성하고, 평가요소가 1점 또는 0점으로 평가된 평가기준의 수 및 ESC 항목을 체크한다.

평가요소가 1점을 받았지만, 불이행으로 판정되지 않은 평가요소에 대한 승인방법은 5가지가 있고, 이는 곧 최종 판정을 의미한다.

승인의 분류

① **승인** : 평가기준을 모두 충족한 경우 또는 ESC를 통해 개선조치가 받아들여졌을 때 승인

② **잠정적 승인** : ESC가 모두 받아들여지지 않았거나 MS 결과가 적정수준에 도달하지 못한 경우에는 잠정적으로 승인

③ **조건부 승인** : 충족되지 못한 평가기준이 평가 대상 기관의 불이행 평가기준의 평균 +2~3 표준편차에 분포하는 경우(반드시 현지 추가조사를 받아야 함)

④ **임시 비승인** : 충족되지 못한 평가기준이 평가 대상 기관의 불이행 평가기준의 평균 +3 표준편차 이상에 분포하는 경우에 해당한다. 비승인 조건이지만 이의 제기신청이 있는 경우

⑤ **비승인** : 이의제기신청이 끝났는데도 비승인 조건에 해당할 경우

(2) 노인 · 장애인 및 저소득층 대상 의료보험제도(CMS)

메디케어 및 메디케이드 서비스 센터(CMS, centers for medicare and medicaid service)는 1977년 설립된 미국 보건후생부(DHHS, department of health and human services) 산하 연방 조직으로 공공의료보험프로그램인 Medicare(65세 이상 노인과 일부 장애인 대상) 및 Medicaid(저소득층 대상)의 운영 책임을 지고 있다. 질향상기구(QIOs, quality improvement organizations)와 계약을 통해 의료기관에서 제공한 의료서비스의 이용 및 질을 평가한다.

모든 노인·장애인 및 저소득층 대상 의료보험제도(CMS) 계약 병원에게 질환별 질 지표를 제출토록 하고 미제출시 수가 인상률 적용을 제외시키고, 상위 10~20% 내에 속할 때 차등수가를 적용(시범사업)하는 업무를 맡고 있다.

(3) 보건의료연구 및 품질관리원(AHRQ)

보건의료연구 및 품질관리원(AHRQ, agency for healthcare research and quality)은 1989년에 설립된 미국 DHHS 산하 연방조직으로 보건의료분야에서 예방, 임상진료 및 기술, 진료결과 및 보건의료서비스 체계 및 운영에 관한 연구지원을 한다. 더불어 의료의 질 평가 및 환자 안전 활동을 수행한다.

1997년부터 보건기획소비자평가(consumer assessment of health plans, 의료소비자 관점의 설문평가도구 활용)를 통해 의료보험에 대한 소비자평가 시행 및 자료공개로 환자들의 합리적 선택을 지원하는데, 1997년에는 외래소비자를 대상으로 하였고, 2002년에는 입원소비자를 대상으로 하였다. 또한, 의료의 질 측정 도구 및 지표 개발을 지원하고, 조사결과를 국민에게 전달하는 방법도 연구하고 있다.

(4) 국제의료기관평가위원회(JCI, joint commission international)

1994년 The Joint Commission의 국제부서로 설립되어 세계 80개국 보건의료기관·보건국과 협력관계를 맺고 있으며, 2011년 6월 국제의료질협회(ISQua, international society for quality in health care)의 인증을 획득하였다. JCI의 의료기관 인증에 사용하는 기준, 교육, 과정은 세계적인 수준이다.

JCI에서는 의료의 질 향상과 환자안전을 목표로 하고 있으며, 39개국 400개 이상 보건관리기관에서 인증을 받았다. 또한, 교육 및 자문서비스를 하고 있다.

또한 임상서비스 개발, 진료의 질 및 환자안전 향상, 위험관리에 대한 국제기준 달성을 위한 해결책을 제시하고, 15개 분야 임상진료프로그램증명서(CCPC) 발급도 병행하고 있다.

예를 들면, 병원, 외래치료설비, 임상병리검사실, 진료연결서비스, 의료운송기관, 1차 의료서비스 등이 해당한다.

1) JCI의 인증활동

JCI의 평가방법의 특징은 지속적인 질 향상을 장려하고 지원하도록 설계되어, 위험 감소를 위한 틀을 제공하고 있다. 세계 각국의 보건의료 분야 각각의 전문가들이 개발하여 각지에서 모의 테스트 후 평가항목으로 포함하고 있어서 개별 보건의료조직 및 국가 보건의료제도에 적용할 수 있다. 또한, 인증화를 통하여 국제 보건의료사회와 연결에도 앞장서고 있다.

나아가 국제 질 평가 체계의 벤치마킹과 바람직한 진료행위 데이터베이스에 온라인 접속이 가능하며, 세계지역에 연간 보고프로그램을 운영하고 있다.

JCI는 국제적인 전문가집단(보건의료전문가 국제위원회)에 의해 운영되고 있으며, 이 중 유럽, 중동, 아시아태평양지역의 전문가자문위원회를 두고 있다. 인증프로그램 종류로는 병원, 1차 의료, 외래치료, 진료연결, 임상병리검사실, 의료운송, 임상진료프로그램 등으로 구분하여 인증을 시행하고 있고, 병원인증기준은 공립 및 사립병원, 의료 및 정신병원과 연관된 외래환자진료소 등이 있다.

2) JCI의 인증방법

인증을 위한 평가항목은 크게 환자진료부문 및 병원관리부문으로 나누고 1,033개 세부 항목으로 구성되어 있다.

① **환자진료부문**(patients-centered standards) : 진료의 접근성과 연속성, 환자와 가족의 권리, 환자평가, 환자진료, 마취와 수술진료, 투약관리와 약물사용, 환자와 가족의 교육 등

② **병원관리부문**(healthcare organization management standard) : 질 향상과 환자안전, 감염 예방과 관리, 조직운영과 리더십 및 관리, 시설관리와 안전, 직원의 능력향상과 교육, 의사소통과 정보관리 등

평가주기는 3년이 기준이며, 그 사이에 추가조사 또는 집중분야조사가 이루어지기도 한다. 이는 JCI 평가기준이나 국제환자안전기준에 미달하는 분야가 있을 때 실시한다. 추가조사는 초기 본조사 이후 6개월 이내 또는 다음 주기 본조사 이후 2개월 이내에 보고서를 제출한다.

평가기준에 미달한 부분에 대한 이행계획·정책 방향·과정을 기술하여 제출한다. 또는 현지조사원의 현지조사방법으로 시행할 수도 있다.

추가조사 대상

① 1개 이상 중점 평가기준에서 5점 이하를 받은 경우

② 1개 중점 평가기준에서 2개 이상 평가요소가 0점을 받은 경우

③ 1개 이상 비 중점 평가기준에서 0점을 받은 경우

④ 1개 이상 국제환자안전기준 항목에서 5점 또는 0점을 받은 경우가 해당

최종 판정

① **인증** : 모든 중점 평가기준에서 6점 이상이고, 평가요소 중 2개 이상에서 0점이 없으며, 총점은 9점 이상 획득 + 비 중점 평가기준에서 0점이 없고, 총점은 7점 이상 획득해 + 국제환자안전기준의 모든 항목이 5~10점을 획득한 경우
② **불인증** : 인증기준을 충족하지 못하는 경우
③ **불신임** : 추가조사에서 만족할만한 성과를 내지 못하는 경우, 1개 이상 중점 평가기준에서 5점 미만인 경우, 중점 평가기준의 평가요소 중 2개 이상이 0점인 경우가 여기에 해당

2. 호주 의료의 질 평가제도

(1) 오스트레일리아 의료표준위원회(ACHS)

오스트레일리아 의료표준위원회(ACHS, australian council on healthcare standards)는 1974년에 설립된 정부지원이 없는 독립기구로 의료관계 이해자들의 대표기관이다. 호주의학협회, 호주병원협회 등 의학, 간호학, 연합의료분야의 대학 및 협회, 의료산업분야, 정부, 소비자 등이 이사회로 참가하고 있고, 의료의 질과 안전을 촉진하고 개선하여 표준개발·평가프로그램, 활동지표프로그램을 제공, 인가, 교육하고자 설립되었다.

인증프로그램

인증프로그램으로 1997년 EQuIP(evaluation and quality improvement program)를 개발하였고, 지속해서 업데이트되고 있다. 인증을 통하여 달성하고자 하는 목적은 다음과 같다.

① **첫째** : 최소한의 표준을 정하여 정부가 규제할 수 있도록 하는 것
② **둘째** : 정부 또는 업계가 지속해서 잘 개선을 할 수 있도록 전문가가 평가하도록 하는 것
③ **셋째** : 환자 중심의 질과 안전을 담보하는 구체적인 표준개발

ACHS가 설립된 배경은 호주 내 위기관리 및 소송이 증가하고, 이로 인한 책임 및 투명성에 대한 요구가 제기되면서 의료 활동의 개선, 의료관광의 활성화 등의 이유로 설립되었다.

ACHS의 인증단계는 다음의 5 단계로 분류

① LA(little achievement) : 성취 부족
② SA(some achievement) : 약간 성취
③ MA(moderate achievement) : 보통 성취
④ EA(extensive achievement) : 우수 성취
⑤ OA(outstanding achievement) : 현저 성취

인증표준 및 기준은 임상영역, 지원영역, 조직영역으로 구분한다.

① 임상영역

- 소비자, 환자가 의료전달과정을 통해서 질 높은 의료서비스를 받고 있는가?
- 소비자, 환자, 지역사회가 의료서비스에 접근할 수 있으며 니즈에 적절한 의료서비스를 받고 있는가?
- 의료기관이 제공하는 의료서비스가 효과적으로 성과를 달성하고 있는가?

② 지원영역

- 관리부서가 의료기관이 수행능력을 향상시키며 효과적으로 조직 및 임상적인 위험을 관리하는데 기여하는가?
- 인적자원관리를 통해서 질 향상, 직원의 업무 능력, 근무환경 등의 개선에 도움이 되는가?
- 정보관리시스템이 조직이 추구하는 목표에 도움이 되는가? 등을 평가한다.

③ 조직영역

- 관리부서는 의료기관이 질 높고 안전한 의료서비스를 제공하기 위해 전략적인 방향으로 움직이도록 하는데 기여하는가?
- 의료기관이 직원·소비자·환자·방문자들을 위해 안전한 환경을 유지하는가? 등을 평가한다.

3. 일본 의료의 질 평가제도

(1) 일본의료기능평가기구(JCQHC)

일본의료기능평가기구(JCQHC, japan council for quality health care)는 1995년에 설립된 중립적, 과학적인 제3자 기관 형태의 공익재단법인으로 설립목적은 환자와 의료제공자 관점에서 국민의 건강과 복지향상에 기여하는 것이다. 인정병원 환자안전추진사업, 산부인과 의료보상제도 운영 사업, EBM 의료정보사업, 의료사고 정보수집사업, 약국의료사고 사례수집분석사업, 병원기능 평가사업 등을 수행하고 있다.

1) 병원기능평가

병원이 조직적으로 의료를 제공하기 위한 기본적인 활동(기능)을 적절하게 하고 있는지를 평가하고, 의료의 질을 향상시키고자 한다. 평가결과 일정 수준을 갖췄다고 인정된 병원은 '인정병원' 지정을 하고 평가절차는 본 평가와 본 평가 심사로 구성된다.

① 본 평가

- 병원의 본래 기능과 관련된 사항과 부가기능평가로 구성
- 부가기능평가는 구급 의료, 재활, 완화 케어의 기능과 관련된 사항

② 본 평가 심사 : 서면심사 및 방문심사로 구성

본 평가 심사 신청은 해당 병원이 신청을 하고, 2개월에 1회 심사를 위한 병원설명회가 개최된다. 이때 심사병원 등록표, 자기평가조사표, 현황조사표 등의 자료를 배부하여 심사흐름·내용·유의점을 전달한다.

방문심사 일정은 심사희망 월 4개월 전에 일정조정을 하고, 방문심사 1.5개월 전에 일정을 확정한다. 방문심사는 2~3일간 실시하며, 서류 확인, 합동 인터뷰, 영역별 면접조사, 케어 프로세스 병동 방문, 영역별 부서방문 등이 이루어지며, 중간결과 보고는 방문심사 6~8주 후에 통지한다.

이때 평점 2점 이하 항목의 유무를 평가하고, 2점 이하의 항목이 있는 경우 보충심사를 받을 것인지에 대한 의향을 묻게 된다. 중간결과보고서 수령 후 1개월 이내에 이의확인신청을 할 수 있다. 보충심사를 받을 때 서류심사 또는 방문심사를 다시 하게 된다.

서면심사는 현황조사표(시설기본표, 부문별조사표, 진료기능조사표, 경영조사표)와 자기평가조사표 작성, 기타 병원자료(병원안내, 입원안내, 병원 연혁, 조직도, 위원회 조직도, 회의록 목록), 방문심사 당일 진행표, 시설기준 사항, 방문 1일차 확인서류목록을 제출한다.

심사결과 통지는 평가위원회 운영회의를 거쳐 확정된 평가결과를 통지하고, 인증의 경우 3주 이내에 인증서를 발송한다.

심사결과보고서는 심사결과 통지로부터 1개월 후에 송부한다.

2) 평가대상 영역

평가 대상 영역은 다음과 같이 7개 분야로 분류하였다.

① **병원조직의 운영과 지역사회 연계** : 조직운영과 관리체계, 정보관리기능, 지역사회와 연계 및 역할, 건강증진 활동과 지구환경 배려, 지속적인 품질개선 활동 등을 평가

② **환자의 권리와 의료의 질·안전의 확보** : 환자권리 존중, 환자의 진료 정보 공유 및 진료참여 촉진, 환자의 안전보장체제, 팀 의료의 추진과 진료의 질 향상 등을 평가

③ **요양환경과 환자서비스** : 환자 안내 기능, 환자 가족의 의료상담체제, 개인정보 확보에 대한 배려, 요양환경의 정비 등을 평가

④ **의료서비스의 조직과 운영** : 진료, 간호, 보조의학, 수술, 마취, 응급의료, 진료기록관리, 외래 등 병원 각 부서(기능)의 조직운영 상황과 '체제정비', '기능발휘', '품질개선' 등을 평가

⑤ **의료의 질과 안전을 위한 관리프로세스** : 병동의 의료정책과 책임 체계, 입원진료의 계획적인 대응체계, 적절한 치료서비스 실시, 감염방지, 진료간호기록, 약제 장비 관리 등을 평가

⑥ **병원운영관리의 합리성** : 인사노무관리, 재무경영, 시설관리 등의 합리성 및 적합성, 위기관리 대응체계 등을 평가

⑦ **정신과에 맞춰진 병원 기능** : 정신과가 있는 경우 중요한 기능을 평가

⑧ **요양 병상에 맞춰진 병원 기능** : 요양 병상이 있는 경우 중요한 기능을 평가

3) 인증방법

2007년 7월부터 개정 일본병원평가인정에 관한 운용규칙을 적용하고 있고, 평가도구는 6개 대분류, 평가기준항목 5점 척도, 하부분류인 평가요소는 3점 척도로 구성이 되어 있다.

평가요소는 다음의 4단계로 구성되어 있다.

① a : 평가요소가 적절히 행해지고 있거나 적절한 형태로 존재하는 경우

② b : a와 c의 중간 상태

③ c : 적절히 행해지고 있지 않거나 존재하지 않은 경우

④ NA : 비 해당

인증서 유효기간은 5년이고, 최종 판정은 다음의 3단계로 구성된다,

① **인정** : 모든 평가기준에서 3점 이상, 인정 기간에 중대한 의료사고 등이 발생한 경우는 5일 이내에 의료사고보고서를 의료기관평가기구에 제출

② **인정유보** : 심사결과보고서 수령 후 1년 이내에 재심사 요청 가능

③ **조건부 인정** : 현지조사에서 개선사항이 지적된 경우, 인정 기간에 개선 필요사항이 지적된 경우

핵심 내용

① 우리나라 의료의 질 평가는 수련환경평가, 상급종합병원평가, 요양급여 적정성평가, 의료기관인증평가 등이 있다.

② 미국 의료의 질 평가 기구는 의료기관신임합동위원회(JCAHO), 노인·장애인 및 저소득층 대상 의료보험제도(CMS), 보건의료연구 및 품질관리원(AHRQ), 국제의료기관평가위원회(JCI) 등이 있다.

③ 호주 의료의 질 평가 기구는 대표적으로 호주의료표준위원회(ACHS)가 있다.

④ 일본 의료의 질 평가 기구는 일본의료기능평가기구(JCQHC)가 있다.

학습문제

1. 중증질환에 대한 질 높은 의료서비스를 제공하기 위한 목적의 평가는?
   ① 수련환경평가
   ② 응급의료기관평가
   ③ 의료기관인증평가
   ④ 요양급여적정성평가
   ⑤ 상급종합병원지정평가

2. 3주기 급성기 의료기관인증평가의 임상질지표 중 환자 안전 지표로 옳은 것은?
   ① 응급실 관련
   ② 이용도 관련
   ③ 직원교육 관련
   ④ 협의진료 관련
   ⑤ 욕창발생보고 관련

3. 의료기관인증평가의 방법 중 시스템추적 조사는?
   ① 환자관찰
   ② 보호자 면담
   ③ 의무기록 검토
   ④ 수행과정 관찰
   ⑤ 관련 영역별 현장 확인

4. 상급종합병원 지정기준 항목이 아닌 것은?
   ① 병상
   ② 진료량
   ③ 필수 진료과목
   ④ 환자구성 비율
   ⑤ 고도의 의료기술 개발

5. 의료기관인증평가에 대한 설명으로 옳지 않은 것은?
① 인증 유효기간은 4년 조건부 인증은 1년이다.
② 요양병원과 정신병원은 당연인증을 받아야 한다.
③ 인증평가 결과는 인증과 조건부 인증으로 나눈다.
④ 인증신청 1개월 이내에 해당 기관과 협의하에 조사 실시한다.
⑤ 인증신청은 자율신청제이며 인증을 원하는 의료기관이 원하는 시점을 정하여 신청한다.

6. 의료기관인증평가와 관련된 용어 설명으로 옳지 않은 것은?
① S(system) : 구조평가
② ST(system tracer): 지속적인 질 향상
③ LI(leadership interview): 리더쉽 인터뷰
④ IT(individual tracer) : 직원, 환자, 보호자 면담조사
⑤ DR(document review) : 시설 및 환경 안정, 의료정보관리

7. 의료기관 인증 기준에 해당하는 영역의 조합으로 옳은 것은?

㈎ 기본 가치체계	㈏ 환자 진료체계
㈐ 행정 관리체계	㈑ 성과 관리체계

① ㈎, ㈏, ㈐　　② ㈎, ㈐
③ ㈏, ㈑　　④ ㈑
⑤ ㈎, ㈏, ㈐ ,㈑

8. 국제의료기관평가(JCI) 인증 준비과정에서 의료정보관련 부서의 역할은?
① 시설안전관리
② 약물 부작용관리
③ 환자와 가족 교육
④ 감염예방관리 교육
⑤ 진료정보의 무결성 관리

9. 인증결과 이의신청기간은?
① 결과통보 후 15일
② 결과통보 후 30일
③ 결과통보 후 45일
④ 결과통보 후 60일
⑤ 결과통보 후 아무때나

10. 우리나라 질 향상 활동의 변화로 옳은 것은?
① 수련병원실태조사→병원신임평가→병원표준화 사업
② 병원신임평가→병원표준화 사업→수련병원실태조사
③ 병원표준화 사업→병원신임평가→수련병원실태조사
④ 의료기관 서비스 평가→의료기관 인증평가→의료기관 평가
⑤ 의료기관 서비스 평가→의료기관 평가→의료기관 인증평가

11. 의료기관 평가와 인증의 차이에 대한 설명으로 옳지 않은 것은?
① 인증수준은 최고수준을 지향한다.
② 평가주체는 항상 외부전문기관이어야 하다.
③ 평가는 타율적인데 반해 인증은 자율적이다.
④ 평가 목적은 평가기준과의 차이 해소를 위한 것이다.
⑤ 평가는 과정에 중점을 두고 인증은 결과에 중점을 둔다.

12. TJC에 대한 설명으로 옳지 않은 것은?
① TJC의 전신은 병원신임합동위원회(JCAH)이다.
② 보건의료기관의 안전과 질을 규제하는 역할을 한다.
③ 의료의 질을 평가하는데 있어 선구자적 역할을 하였다.
④ 2007년 TJC(the joint commission)로 명칭을 변경하였다.
⑤ 보건의료조직을 평가하고 승인하는 규제기관으로 임무는 공공성의 성격을 가진다.

13. 의료기관인증평가에서 의무적으로 인증신청을 하여야 하는 의료기관은?

① 전문병원 ② 상급종합병원
③ 요양병원, 정신병원 ④ 의원, 한의원, 치과의원
⑤ 한방병원, 종합병원, 치과병원

14. 병원표준화 사업이 수련환경평가로 의료기관평가가 인증평가로 변경된 해는?

① 2001년, 1995년 ② 2002년, 2000년
③ 2017년, 2011년 ④ 2007년, 2013년
⑤ 2009년, 2011년

15. 미국의 연방조직으로 보건의료분야의 질병예방, 임상진료 및 기술, 진료결과 및 보건의료서비스 체계 및 운영에 관한 연구지원 기관은?

① 국제의료기관평가위원회(JCI)
② 보건의료연구 및 품질관리원(AHRQ)
③ 호주의료표준위원회(ACHS)
④ 일본의료기능평가기구(JCQHC)
⑤ 의료기관신임합동위원회(JCAHO)

[정답] 1. ⑤ 2. ⑤ 3. ⑤ 4. ⑤ 5. ③ 6. ⑤ 7. ⑤ 8. ⑤
9. ② 10. ⑤ 11. ② 12. ② 13. ③ 14. ③ 15. ②

참고 문헌

- 강정규 외 공저, "의료의 질 관리", 계축문화사, 2022.
- 건강보험심사평가원, "2018년도 신포괄수가제 표준진료지침(CP) 우수사례집", 2018.
- 김남순, "임상 질 지표의 정의와 활용", 한국의료질향상학회, 2010, Vol.10(1), p.7-13.
- 김문주 외 공저, "알기 쉬운 의료의 질 관리", 고문사, 2021.
- 김영랑 외 공저, "의료의 질 관리", 대한의무기록협회, 2015.
- 김윤숙, "한국의료질향상학회 2020년 연수교육 입문과정 진료지침", 2020.
- 김은경·장현숙, "Critical Pathway-이해와 실무적용", 한국보건산업진흥원, 2001.
- 김회창 외 공저, "실무자를 위한 의료의 질 관리", 보문각, 2023.
- 이경미 외 8인, "에센스 보건의료정보관리학",㈜지구문화, 2020.
- 남영희 외 9인, "알기쉬운 보건의료정보관리학", ㈜지구문화, 2022.
- 남철현 외 19인, "보건의료관계법규", ㈜지구문화, 2023.
- 대법원, 사법연감, 2022.
- 대한응급의학회, "KTAS 한국형 응급환자 분류도구: 제공자 교육 매뉴얼", 군자출판사, 2021.
- 박운제, "의료의 질 관리 4판", 고려의학, 2019.
- 박은철 외 6인, "포괄수가제 당연적용 효과평가", 보건행정학회지, 2016,Vol.26(2), p.135-147.
- 서영호 외 4인, "e비즈니스 시대의 경영정보시스템", 한경사, 2004.
- 서울대학교병원, "21년 서울대학교병원 의료 질 지표 보고서", 2022.
- 신동길, "5Why-사고원인분석방법을 통한 건설기계사고 예방 대책 연구", 2016.
- 이상영 외 3인, "의료분쟁조정중재제도 활성화를 위한 정책과제와 대책", 한국보건산업연구원, 2012.
- 이상일, "환자안전 증진을 위한 제도적 개선 방안 개발", 충북: 질병관리청, 2013.
- 인천의료원, "의료 환경의 변화와 QA 경영", 2001.
- 장효강·임정도, "의료 질 관리", 현문사, 2011.
- 정용엽, "원격의료의 민사책임 및 법제개선에 관한 연구", 경희대 박사학위논문, 2005.
- 한국의료분쟁조정중재원, "2022년도 의료분쟁 조정·중재 통계연보", 2022.4.
- 한국의료분쟁조정중재원, "의료분쟁조정제도 시행 10주년 세미나", 2022.
- 한국QI간호사회, "QI실무자에게 배우는 질 향상활동지침서", 이노맥스, 2010.
- 한국QI간호사회, "QI활동지침서 개정판", 효일문화사, 2002.
- 홍준현·부유경, "보건의료정보관리학", 고문사, 2023.
- "4주기 급성기병원 인증기준 및 표준지침서", 의료기관평가인증원, 2023.
- K대학병원, "QI 활동 보고서", 2016.
- LIG손해보험 6시그마연구회, "6시그마 혁신을 혁신하라", 리드리드출판, 2008.
- Deyo RA, et al., Adapting a clinical comorbidity index for use with ICD-9-CM

- administrative databases, J Clin Epidemiol, 1992, Vol.45(6), p.613–619.
- Dziuba, Szymon T., Małgorzata A. Jarossová, and Natalia Gołębiecka, Applying the
- 5 Why method to verification of non–compliance causes established after
- application of the Ishikawa diagram in the process of improving the production of
- drive half–shafts, Production Engineering Archives, 2014, Vol.2(1), p.16–19.
- JAN Mainz, Defining and classifying clinical indicators for quality improvement,
- International Journal for Quality in Health Care, 2003, Vol.15(6), p.523–530.
- Quan H, et al., Coding algorithms for defining comorbidities in ICD–9–CM and
- ICD–10 administrative data, Med Care, 2005, Vol.43(11), p.1130–1139.
- Richard E. Thompson, Patient Care Audit, Illinois Hospital Association 1976.
- 건강보험심사평가원, https://www.hira.or.kr/main.do
- 건강보험심사평가원, 병원평가정보, 2019, https://www.hira.or.kr/
- 건강보험심사평가원, 신포괄수가제 시범사업 안내, 2019, https://www.hira.or.kr/
- 미국 JCI, http://www.jointcommissioninternational.org
- 미국 TJC, http://www.jointcommission.org
- 병원신임평가센터, http://www.kha.or.kr/sinim
- 의료기관평가인증원, http://www.koiha.or.kr
- 일본의료기능평가기구, http://jcqhc.or.jp
- 임상진료지침정보센터, http://www.guideline.or.kr
- 한국의료분쟁조정중재원, http://www.k–medi.or.kr
- 한국의료질향상학회, http://www.kosqua.net
- 호주 ACHS, http://www.achs.org.au
- NSCR KGC, http://www.cpg.or.kr

찾아 보기

인명편

INDEX

에센스 **의료의 질 관리**

2023년 9월 20일 초판 인쇄
2023년 9월 25일 초판 발행

지은이 • 남영희 · 최보영 · 김귀현 · 김재윤
김희영 · 이상희 · 정보영 · 조경희

발행인 • 주병오 · 주민기

발행처 • 메디시인

주 소 • 경기도 파주시 회동길 209
파주출판문화정보산업단지

영업부 • 031-955-7566 · 7577

편집부 • 031-955-7731

F A X • 031-955-7730

홈페이지 • www.ji-gu.co.kr

전자우편 • jigupub@hanmail.net

등록번호 • 2005년 2월 16일
제 406-2005-000045호

ISBN 979-89-90839-95-2 가격 : 30,000원

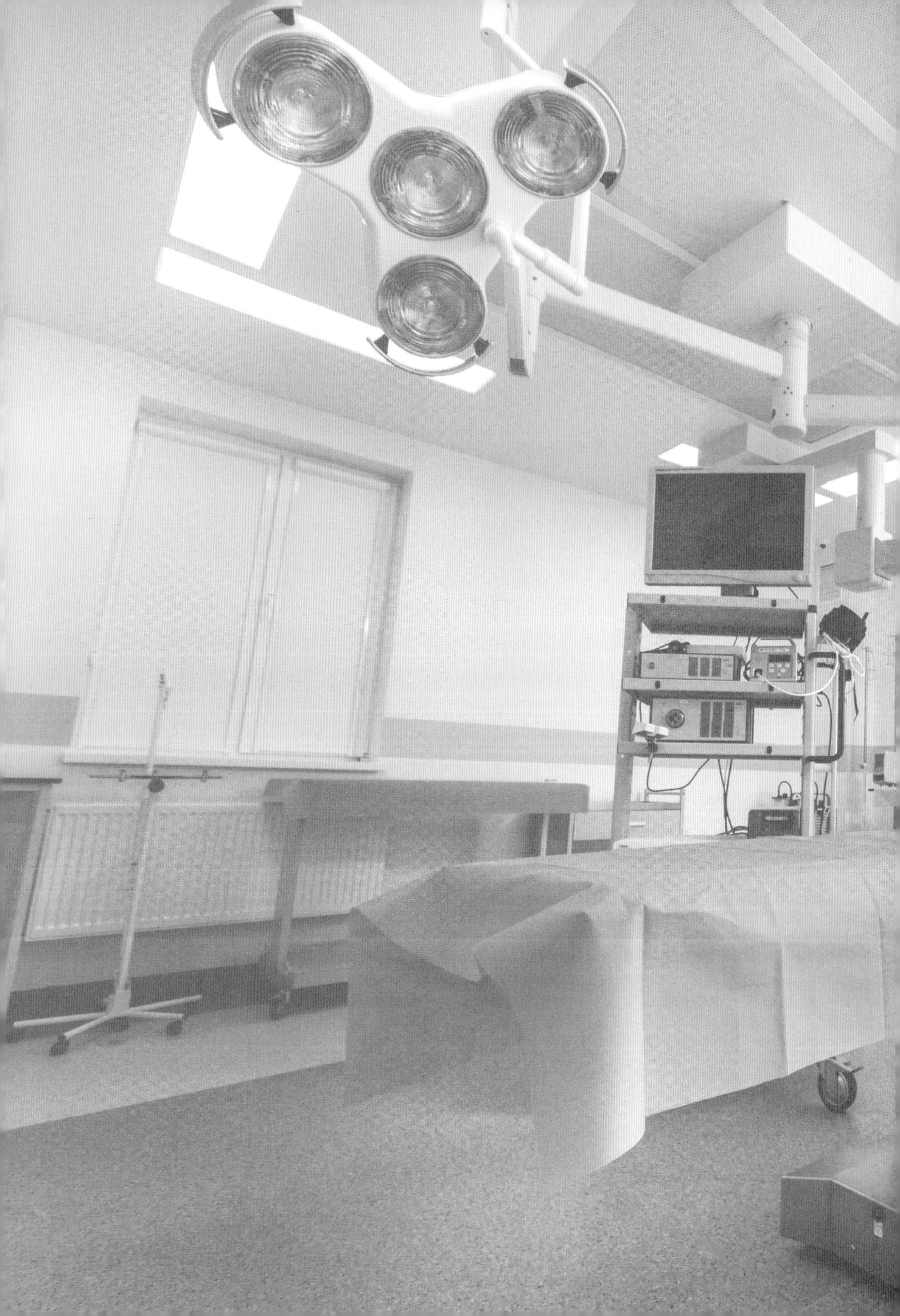

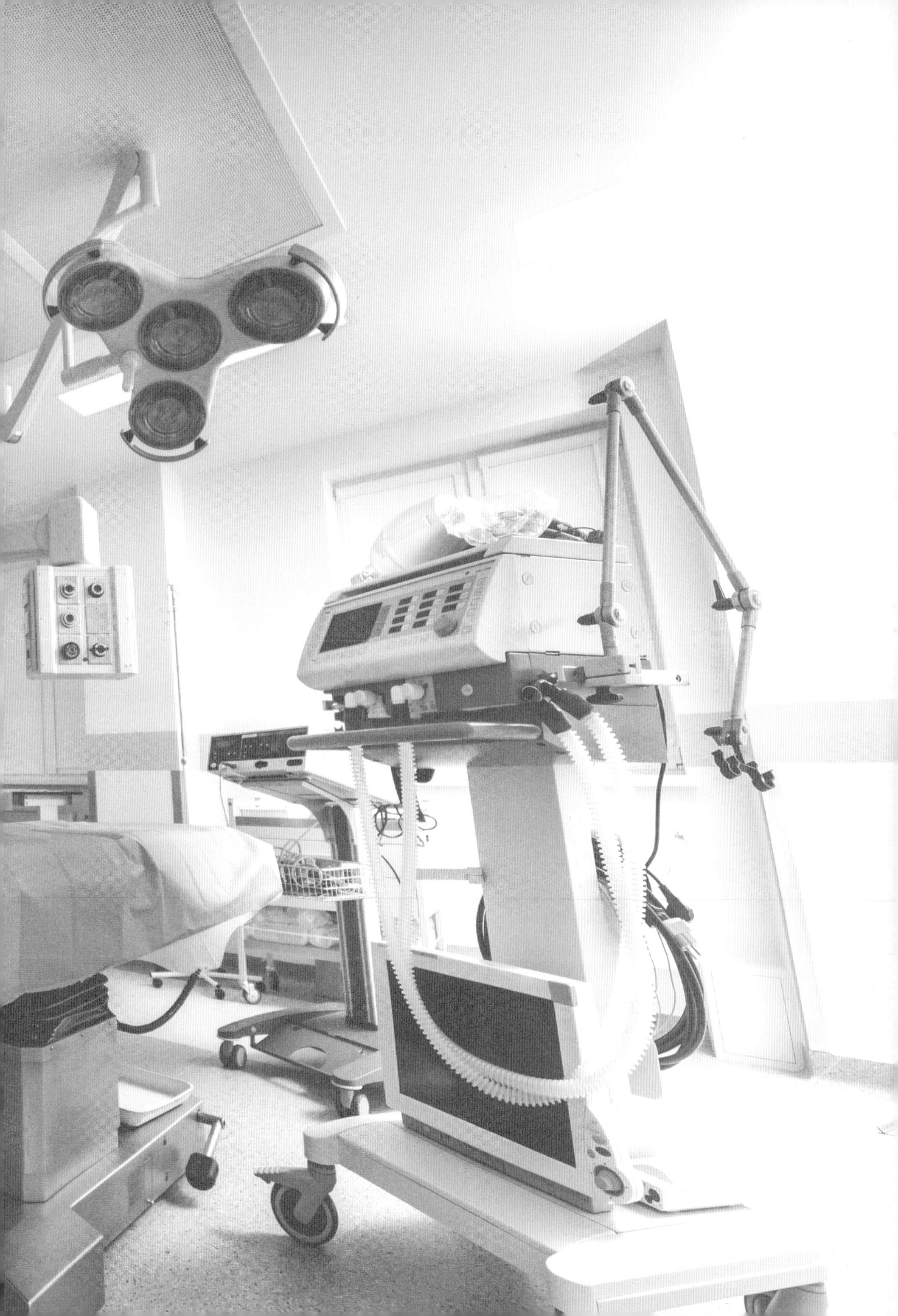